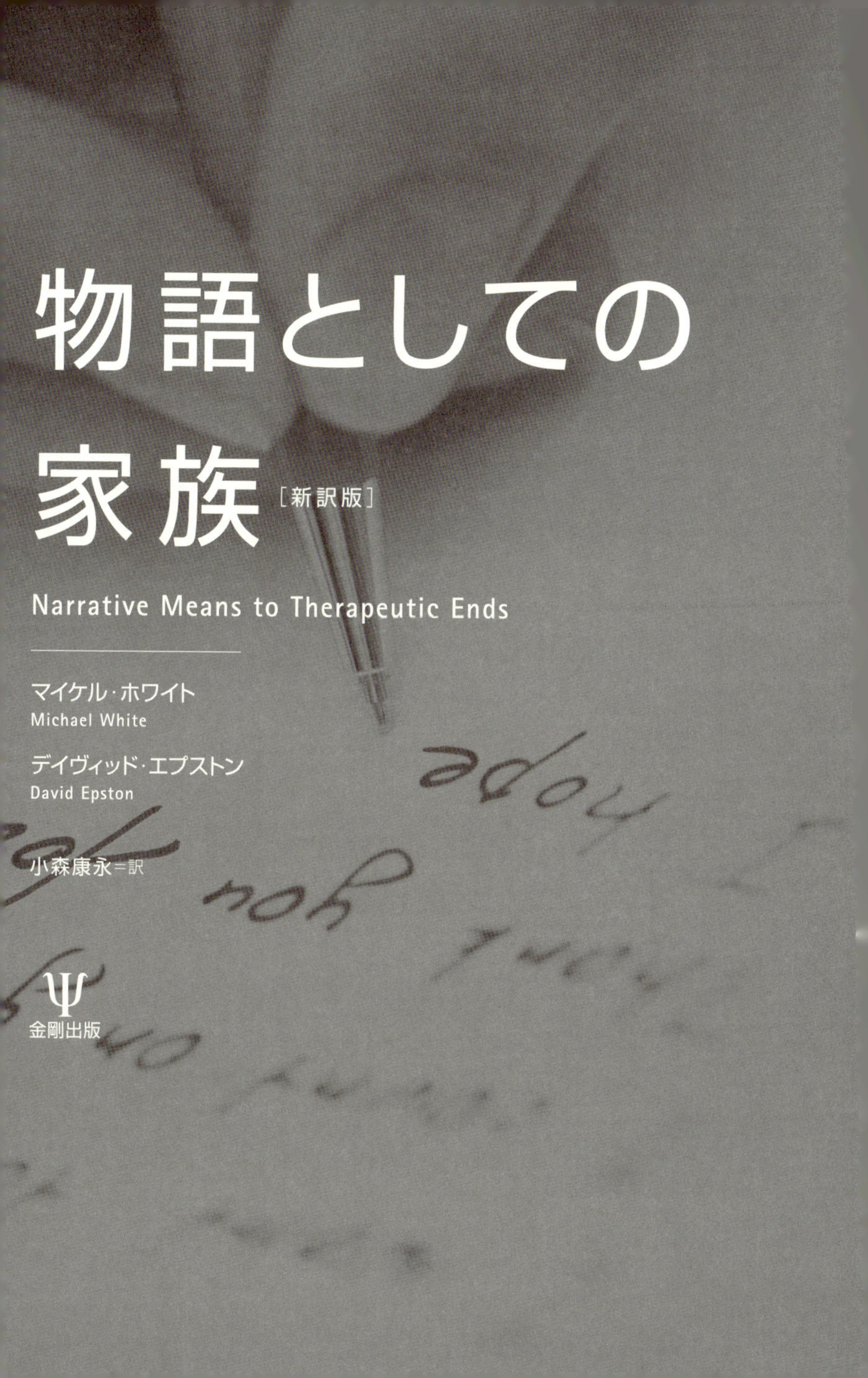

物語としての家族 ［新訳版］

Narrative Means to Therapeutic Ends

マイケル・ホワイト
Michael White

デイヴィッド・エプストン
David Epston

小森康永＝訳

金剛出版

デイヴィッド・エプストンは、ニュージーランドのオークランドにあるファミリーセラピー・センターの共同ディレクターである。マイケル・ホワイトは、オーストラリアのアデレードにあるダルウイッチセンターの共同ディレクターである。著者たちはこの本に対して、形は異なるものの等しい貢献をした。

Narrative Means to Therapeutic Ends

by

Michael White and David Epston

はしがき

いかなる分野においても新しい地平を切り開くのは偉大な業績だ。同時に多方向に手を延ばしつつ、まったく新しい領域を切り開くのは、力業である。私見では、マイケル・ホワイトとデイヴィッド・エプストンは、家族療法の世界でまさにこの種の開拓を行っている。このささやかな本でふたりは、主な業績の骨子をいくつか提示している。人間の抱える問題領域の地図に、彼らの予備調査における一連の大胆な歩みを書き込み、いくつかのオリジナルな治療的貢献さえ明らかにしているのだ。

ホワイトとエプストンはどちらも極めて才能に恵まれた臨床家であり、それぞれユニークなスタイルを持っているが、共通点も多い。彼らのここ数年来の相乗的共同作業は稀に見るほど生産的で、広範囲にわたる新しいアイデアや治療法を生み出した。ふたりは、母国であるオーストラリアとニュージーランドにおいて多くの専門家の臨床実践に大きな影響を与えているが、今や国際的な家族療法シーンにおいてもその影響は際立ってきている。三年前に彼らの仕事に出会って以来、私自身の治療技法も大きく変わった。彼らが切り開いた「新しい道」のおかげで、私もまったく新しい実践領域に踏み込めたのである。言うまでもなく、これは職業的にも個人的にも大変満足のいくものだった。私の友人や同僚の多くも同じ経験をしている。換言すれば、エプストンとホワイトは彼ら自身の臨床的理解や技法を新しい領域へ拡張しただけではなく、他の治療者にも同じことを可能にしてくれたのである。

ところで、エプストンとホワイトが開拓し私たちを誘う新しい領域とは、いったい何か？　私の見たところ、ホワイトが始めたもっとも重要な領域の一つは「問題の外在化 externalizing the problem」である。問題が個人からはっきり区別されるとき、人々と問題のあいだの相互作用に関するダイナミクスとその方向性を注意深く調べ上げることが可能になり、そこで、決定的な質問が可能になる。問題が人々に大きな影響を与えているのか、それとも人々が問題に対してより大きな影響を与えているのか？　この質問についての綿密な理論的探究を進めるなかでホワイトは、問題が典型的に記述される様式のなかに制圧的効果があるだけではなく、記述する知識そのもののなかに構成的で人々を服従させる効果が存在することを明らかにした。そうするなかで彼は、存在論や認識論というすさまじい領域へと突入していった。人生のこのような側面は日常生活からはかなりかけ離れたところにあるように見え、おそらくはすこし私たちをおじけづかせるだろうけれど、私たちは明らかに、いつもそこに根を下ろしている。たとえば、個人的アイデンティティは、私たちが自身について「知っている」ことや、自身を人間としてどのように記述するかによって構成される。しかし、私たちが自身について知っていることの大部分は、私たちが組み込まれている文化実践（記述することとやラベルをつけること、分類すること、評価すること、隔離すること、そして排除することなど）によって定義されている。言葉を使う人間として、事実、私たちは、前提的言語実践と暗黙のうちの社会文化的協働パターンの目に見えない社会「制御」に服従しているのだ。言い換えると、家族の誰かや友人、隣人、同僚、そして専門家が、ある人をある特定の性格ないし問題を「持つ having」人と考えたならば、彼らは、その知識をその人について「遂行すること performing」によって「権力 power」をその人に行使していることになる。つまり、社会領域において、知と権力はもつれあって関係しているのだ。

これらの込み入った主題を探求し展開していくなかで、ホワイトは、フーコーの近代史における哲学的分析をずっしりとした手応えでもって援用する。確かに、この本のもっとも重要でオリジナルな貢献のひとつは、フーコーの視点とその治療への応用妥当性についてのホワイトの分析にある。それが提示される第一章は、事実、いくつもの重要な分野を網羅する主な理論的言明となっている。しかしながら、そこでの最重要事項は、「権力としての知」——家族療法家によって探求され始めたばかりの広大な領域に関する議論だ。このなかでホワイトは、問題の外在化という彼の草分け的仕事の意義を本質的に展開していく。どのように「知の技術」が不注意にも人々の権力を奪い disempower、その過程において問題に手を貸す empower ことになるのかを明らかにしながら、考察を進めていく。（問題を含む記述を人々のなかに封印するような）これらの覆い隠された技術が同定され得るとき、問題を外在化し、人々のそこからの逃走を調整することが、ずっと容易になる。

この本でエプストンとホワイトが披露した第二の領域は、書き言葉の治療的使用法の多様性である。これが「治療目的の物語手段 Narrative Means to Therapeutic Ends」の国であり、この本の残りの部分を構成している。ホワイトとエプストンは「書面での」新しい治療的試みの極めて多様で豊かな例を紹介する。症例を簡単にスケッチし、彼らは、治療的な手紙や招待状、紹介状、認定証、予言、独立宣言など、人を鼓舞するさまざまな例も提供する。（私たちのために、すでに注意深くすき込まれ、水を与えられ、草取りをされた新しい土地から果実を収穫するように）読者として私たちは、さまざまな新しい介入法の中から自由に選んでそれを使うことができる。いろいろな症例から最大の収穫を得るためには、再読と注意深い研究が必要である。実際、読者は自身の臨床活動にとっていかにこれらが実り多いものになるのか気づくと、何度も何度もその領域へと引き戻されることになるだろう。

デイヴィッド・エプストンは特に、各面接を要約するルーチンの手紙の潜在的治療効果をとても強調している。彼は、ほとんどすべての面接後にクライアントや家族へ手紙を書くことを自らに課している。手紙のカーボンコピーがたいてい、彼の唯一の面接記録だ。そうすることによって、臨床「カルテ」は、家族とセラピストの両者によって確実に共有される。この実践パターンが、専門家とクライアントのあいだのより平等な関係を目指す大切な第一歩を構成する。

エプストンとホワイトの手紙でもっとも好奇心をそそるのは、それらの魅力的な内容と文体だろう。単純な「客観的」記述とは大違いだ。内容の注意深い選択は、人々が発見をしていく上で役立つだろう、ある種の区別が生み出されるよう意図されている。難局にあたって機知を約束するよう特定の経験と出来事が関係づけられているし、潜在的治癒力をもつ種類の「ストーリー」を促進するよう意図されている。一方、文体としては、仮定法が多く使われ、日常語の使用が重視されている。平凡な言葉やフレーズが非凡な方法で使われているのだ。これによって、読者の想像力とテクストへの参加を刺激する魅力的な斬新さが生まれてくる。たとえば、「トラブルにもっと巻き込まれてもっと苦しんでいるのか……それともトラブルから抜け出してあまり困らなくなっているのか」のように対照的なフレーズを隣り合わせることによって選択の経験をくすぐる一方、「罪悪感に突き動かされる人生も、人生の一つの季節である」といった文章は、私たちの注意を引く。このような著述スタイルは、自分の人生が直接関与していない「外部の」読者でさえも魅了する。

エプストンとホワイトは「ナラティヴ・テクスト」の概念を援用して、物語手段探求のための解釈枠組みを提供しようとする。彼らは、治療のアナロジーを、問題を提示する人々の人生や経験を「ストーリングする storying」そして／あるいは「リ・ストーリングする re-storying」過程とする。言い換えれば、出来事や意味を選択して書面でたどることによって、治療的な手紙や認定書がとても具体的な形で、新しい解放的物語に貢献するわけだ。このアナロジーは、直観に大いにアピールし、物語に登場する人々の人生を至極生き生きとしたものにしてドラマ性をつけ加えるのに一役買う。

ナラティヴ・テクストのアナロジーは、物語手段の領域と権力としての知の領域をたやすく横切ることのできる橋としても機能する。私たちは、人間として、自分たちの人生を「ストーリングする」ことによって自らの経験に意味を与えるだけではなく、人生についての知識を介して自らのストーリーを「遂行」するように力づけられてもいる。もちろん、ストーリーには長所もあれば短所もある。たとえば、私たちの多くは自身について、他人について、そして自分たちの人間関係について、自分なりにいろいろなストーリーを持つことができる。ストーリーのなかには、競争に向かわせたり、健全さを促進するものもあれば、束縛し、軽視し、資格を奪い、さもなくば自身や他者や私たちの人間関係を病理化するものもある。さらに、自信を回復させたり、人を向上させたり、自由にしたり、再び生き生きとさせたり、癒したりするストーリーもある。人生の出来事を意味づける上で広く普及していたり優勢な特定のストーリーは、私たちの生きられた経験や行動パターンの性質を大方決定するわけだ。問題のしみ込んだストーリーが優勢なときは、繰り返し繰り返し、失望やみじめさの中へ引きずり込まれるものだ。私たちすべてが服従している保守的で自然な成り行きのなかでは、問題を抱えて古びた同じストーリーを何度も習慣的に遂行することから自分自身を解放することは、ますます困難になっていく。「権力としての知」の探求を適切なものとしているのが、問題を孕む知のこの優勢さと病理化するストーリーの執拗なまでの普及なのである。
　エプストンとホワイトは、私たちに自問するよう誘う。ドミナント・ストーリーがあまりに問題のしみ込んだものであるとき、私たちは、どのようにして人々に自由を与え治癒に導く個人的で集合的なストーリーの書き込みを可能にできるのか？　本書の出版によって、彼らはこの質問に関連した自分たちの発見を分かち合っている。私たちは、この探求に加わる用意がどの程度できているのだろうか？　そして、クライアントやその家族の人生を生き生きとさせるのに役立つ物語手段の技法をものにすることによって自身を力づける用意がどの程度できているのだろうか？

カルガリー大学医学部　医学博士
カール・トム

謝辞

私たちは、この本の初期の草稿に目を通し貴重なご意見を下さるとともに、激励し、支持してくださった以下の方々に感謝の意を表したい。アン・エプストン、スージー・チェンバレン、マイケル・デュラン、グレッグ・スミス、カール・トム、シェリル・ホワイト。

ダルウイッチセンターのジェーン・ヘイルズには、この原稿のタイピング、並びに本書執筆過程での多くの変更に対するたゆみなく忍耐強い対応に対して、特別感謝申し上げたい。

序

この本を共同制作するというインスピレーションは、もともとデイヴィッド・エプストンのものだ。彼は最初、「ダルウイッチセンター・レヴュー」で治療における手紙の使用法に関する特集を組むようダルウイッチセンター出版に持ちかけた。すると、編集長であるシェリル・ホワイトはこのアイデアをとても気に入って、私たちふたりが企画を練り、材料を枠組みする時間を確保するよう励ました。その成果が、この本である。

デイヴィッドと私は何通か手紙のやりとりはしていたが、実際に私が彼の仕事を初めて目にしたのは、一九八一年のことだ。アデレードでの第二回オーストラリア家族療法学会だった。彼のワークショップは予約が取れず、私が到着したのもワークショップが始まって一時間半がたってからのことだったが、プログラム委員の何人かが熱心なコメントを加えていた。すぐに私は、そこでの話と彼が症例を提示する方法に好奇心を掻き立てられた。私は、お互いのアイデアと実践におけるある種の一致も認めていた。私たちはワークショップ後に語り合い、それがふたりの友情と専門家的連合のはじまりとなった。

そのとき以来、デイヴィッドは、オーストラリアとニュージーランドのワークショップの聴衆を彼のストーリーで魅了し続け、同世代のセラピストたちをストーリーテリングの伝統へと引きずり込んでいる。そうするなかで彼は、ユニークな「ダウン・アンダー」［訳注／地球の反対側、オーストラリア、ニュージーランドのこと。］セラピー・スタイルとして世に認められることとなったものにおいて中心的貢献を果たしている。多くの人々は、「オーストラリア・アンド・ニュージーランド・ジャーナル・オブ・ファミリーセラピー」の「ストーリーコーナー」欄を通して、この伝統とスタイルに触れることとなった。デイヴィッドは、発刊以来、この欄をまとめており、それは、このジャーナルのもっとも人気のある、いわば顔であり続けている。デイヴィッドは一貫して、広範囲の問題に対して、アナロジーとなるストーリーを斬新な仕方で応用する。詳細は、彼の発表済み論考に譲ろう（Epston, 1983, 1984a, 1985a, 1985b, 1986a, 1986c; Epston & Whitney, 1988; Barlow et al., 1987）。

デイヴィッドの少年時代の魅力的な経験（Epston, 1984b）と過去の文化人類学者としての仕事が、理想的な形で彼をストーリーテリングの往来へ導いたことは、疑いようがない。事実、治療界における彼のユニークな立ち位置を思えば、彼は文化人類学の外へ一歩も出ていないのである。文化人類学者という資格は「知的密猟権」と定義されるが、これこそ、デイヴィッドがもっとも真面目に考える資格に関する適切な記述である。彼は世界中からストーリーのアイデアを集める一方、社会システムでの出来事を解釈するための有益なメタファーを探すなかで「学問の」境界線に深い軽蔑を示す。

私はデイヴィッドから、ストーリー・アナロジーを考えるよう大いに励まされた。シェリル・ホワイトも同様にこれを激励したが、それは彼女のフェミニズムに関する読書からきたものであった。これに応えるなかで私は、ストーリー・アナロジー由来の概念、もっと大まかに言えばテクスト・アナロジーが、文化人類学者グレゴリー・ベイトソン（彼の仕事は長年私の関心を引いてきた）の認識論から私が引用した概念にフィットすることを発見した。

治療的努力においてデイヴィッドと私は、長らく文書実践を試してきた。私たちは、話し言葉と書き言葉にはかなりの重なりがあることは認めていたものの、両者が異なる存在領域を持つとする前提を受け入れていた。文書の伝統は、困難な問題を経験する人々との仕事に特別な次元を提供するはずだ。これらの実践に関して、治療を受けた人々から貰ったフィードバックは、私たちの努力を強化するものだった。私たちは、物語手段と文書手段の使用を発展させる方法を引き続き展望し、探求するつもりだ。

デイヴィッドと私は、地理的に数千キロも離れているので（デイヴィッドはニュージーランドのオークランドに住み、私は南オーストラリアのアデレードに暮らしている）、この本に見られる実際の記述的貢献のほとんどは独立して構成されたものである。しかしながら、お互いの刊行論文を読んだり、ときどき一緒に仕事をしたり、手紙でアイデアを交換したり、共同ワークショップを開催することによって、私たちの構成は非常に影響を受け合っている。読者は、デイヴィッドと私の使う手段を比較して多くの調和に気づくだろうし、ふたりの連合が両者をいかに豊かにしたか知ることになるだろう。私はそう確信している。

マイケル・ホワイト

物語としての家族——————

目次

White | Epston

Narrative Means to Therapeutic Ends

第一章
ストーリー、知、そして権力

Story, Knowledge, and Power

White ｜ Epston
Narrative Means to Therapeutic Ends

本章では、デイヴィッドと私（ホワイト）が大変興味を抱いている社会理論の最新動向と、それらの概念が暗黙のうちに治療に与える影響を展望する。理論的考察には、ミシェル・フーコーの権力と知についての考えもいくらか含まれている。ミシェル・フーコーは、自分自身を「思考体系の歴史家」と呼んだフランスの知識人で、私たちは彼の仕事をとても重要だと信じている。

読者のなかには、近年の家族療法の論文を席巻した、権力についての論議に詳しい人もいるだろうが、まずは、その論議で明らかになった立場を簡略ながら紹介しよう。要約すると、権力など存在せず、それは言葉において構成される何かであり、権力の効果を経験している者は権力を「生み出す」のに加担していたのだという主張がある。これに対して、権力は実際に存在し、他者を抑圧するために誰かの権力が揮われているのだとする立場がある。この論議は行き着くところまで行ったようにみえ、権力とその操作に関する私たちの考えをさほど進めるものとはならなかった。

私たちは、フーコーがこの袋小路から抜け出す道を示してくれるものと考えている。しかしながら、彼の概念や著述様式に親しんでいない者に彼の著作を読みこなすのは難しい。そこで、彼の概念をいくつかできる限りわかりやすく紹介することにした。どれくらいうまくいったかはよくわからない。それを決めるのは、あなたがた、読者である。

読者の好みによっては、本章をとばして、すぐに第二、第三、第四章に進んでもらっても構わない。後で、私たちのやり方の理論的ないし政治的文脈についての疑問に答えが必要になった時、第一章に戻ってもらえばよい。

私が最初に「解釈法」というものに触れたのは、ベイトソンの著作（Bateson, 1972, 1979）を通してであった。ここで私が述べている解釈法とは、精神分析学的なもののことではない。私たちが社会を理解していく過程について社会学者が研究する際、彼らが解釈法と呼ぶところのものである。私たちが客観的現実を知ることは不可能なので、知るという作業には必ず解釈行為が必要となる。

「生きたシステム」の出来事を説明するのに（主にニュートン力学から得られた）直線的因果律を適用することの妥当性に挑戦するなかで、ベイトソンは、私たちが客観的現実を理解することは不可能だと主張した。コルジブスキーの格言である「地図は領土ではない」を参照して、彼は、出来事に対する私たちの理解や私たちが出来事に付与する意味は、出来事を受け容れる文脈、すなわち私たちの世界地図を構築する前提や予測のネットワークによって決定され拘束されている、と提唱した。彼は、地図をパターンに喩えて、すべての出来事の解釈は、その解釈が出来事の既知のパターンにどのように適合するかによって決まると主張し、それを「部分が全体のコードになる」と呼んだ（Bateson, 1972）。出来事の解釈は、それを受け容れる文脈によって決められるだけでなく、「パターン化」され得ない出来事は生き残れないと主張した。つまり、そのような出来事は、私たちにとって事実として存在しないのである。

ベイトソンの著作によって、治療において一般的にほとんど無視されてきた次元である、時間の次元の重要性に、私の注意は向けられた。彼が、すべての情報は必然的に「差異の知らせ news of difference」であるとか、生きたシステムにおけるすべての新しい反応のトリガーとなるのは差異の知覚だと主張するとき、時間を通しての出来事のマッピングが差異の知覚、変化の探知にとっていかに本質的であるかが提示されたのである。

人間の感覚器官は差異の知らせだけしか受け取ることができず、その差異も知覚されるためには、時間の中の出来事（すなわち変化）へと記号化されなくてはならない。（Bateson, 1979, p. 79／邦訳九五頁）

テクスト・アナロジーを思い描いているあいだに、私は、地図の概念と物語の概念のあいだに、考えの家族的類似性［訳注／ウィトゲンシュタインの概念。本質の共有ではなく部分的な共通性による結びつき。］を認めた。しかしながら、物語の概念の方が、時間横断的に出来事の局在化を要求する点で、明らかに地図の概念より優位にある。物語は時間の次元を取り込んでいる。ここで、エドワード・ブルーナーを引用しよう。

物語構造は、物語が公的な意味において秩序とシークエンスを強調するため、メタファーないしパラダイムといった関連概念よりも優位にあり、変化ないしライフサイクル、あるいはさまざまな発展過程の研究により適している。モデルとしてのストーリーは、明らかな二重性を持っている。つまり、直線的、かつ瞬間的なのである。（E. Bruner, 1986, p. 153）

私たちの特別な興味が集まるところの家族療法について言うなら、この解釈法が提唱するのは、家族のなかに潜む何らかの構造とか機能障害が家族の行動と相互作用を決定するというより、家族が出来事に対して付与する意味が家族の行動を決定するという考えである。それゆえ、私はかなりの間、いかにして人々が特別の意味の下に彼らの人生を組織化するのか、そしてそれにより、いかにして人々が問題の「活動」同様、問題の「延命」に対して不注意にも貢献することになるのかということに関心を抱いてきた。そして、何人かの家族療法理論家とは対照的に、つまり問題を人々ないし「システム」によって何らかの方法で必要とされたものと考えるよりは、問題が生き残るために要求するものとその要求が人々の人生や人間関係に及ぼす影響に関心を抱いてきた。私は、問題が要求するものに対する家族の協働的だが不注意からくる反応こそが、問題と手を取り合って、問題の生命維持システムを作り上げていると提唱した（White, 1986a）。

初期の論考において私は、問題がどのように「趨勢」となる文脈のなかに置かれるのか、そして問題の影響力が時間の経過とともにより増大する理由について言及した。また、私は、問題を定義する上で家族は問題を共に作り上げているわけだが、彼ら自身がそれにのめり込んでいき、指示まで出すに至っていることを本人たちがいかに忘れっぽいのかにも言及した。さらに私は、家族の人生や人間関係に関する「問題のしみ込んだ problem-saturated」描写から彼らを引き離すよう援助するための仕掛けとして、問題の外在化を提唱した（White, 1984, 1986a, 1986b, 1986c, 1987）。[1]

テクスト・アナロジーは、人々が特別な問題を中心にして彼らの人生を組織化していく仕方についての二番目の記述を私に提供した。このアナロジーのレンズを通して見ると、その組織化は、特別なストーリーや物語の「読者」と「作者」の相互作用を反映しているように見える。問題の活動やライフスタイルは、問題の物語となる。この記述は、特別なテクストを文学的にすぐれたものとする仕掛けを明らかにする探求も含め、質問の新しい分野を開拓し、「文学的にすぐれた治療 therapy of literary merit」とし

［1］これらの概念の包括的要約としては、Munro, 1987を参照のこと。

て提唱する勇気を私にくれた（White, 1988）。

アナロジー

社会科学の手始めとして、社会学者は、社会体系上の出来事を解釈する試みを基礎づける地図を得るために、実証主義的自然科学に助力を求めた。ここで彼らは、自分たちの試みの根拠を示し、学問としての体裁を作り上げ、正当性を主張するよう努めた。しかし、世界についての直接的な知識を獲得することが可能だという実証主義が巧みな異議申し立てを受け、社会学者が他の科学者たちもアナロジーによって論を進めていることを知り、彼らの盗用しているアナロジーが実は自然科学者によってどこかから盗用されたものに過ぎない――曰く「蒸気機関は科学に負う、というよりも科学は蒸気機関によっている」（Geertz, 1983, p. 22／邦訳三七頁）とわかると、彼らは、理論を導き出し練り上げるためのメタファーを探すべく至るところに目を向ける自由を手にした。ギアーツはこの変換を「社会思想の再成形」として説明した。

社会科学者にも、物理学のまねごとや机上の人文研究をやる必要はないし、自らの研究対象として新しい存在領域を捻出したりする必要もないということが理解され始めた。むしろ社会科学者は、集合的生活における秩序性を見出そうという自らの務めをあるがままに果たし、……（Geertz,

1983, p. 21／邦訳三五頁）

意味を主張する表明はすべて、解釈的であること、つまりこれらの表明が私たちの地図ないしアナロジー、あるいはゴッフマン（Goffman, 1974）が名づけたような「私たちの解釈枠組」によって決定された質問の結果に過ぎないことが、今や一般的に認められることとなった。私たちが援用するアナロジーが、私たちの世界についての調査結果を決定するのである。そこには、私たちが出来事について問う設問、私たちが構成する現実、そして調査グループによって経験される「現実の」効果が含まれている。私たちが用いるアナロジーが、私たちが世界から「引き抜く」まさにその区別を決定しているのである。

私のアナロジー一覧は、社会科学の発展についてのギアーツの記述にある程度負っているが、社会科学の比較的短い歴史において採用されたアナロジーを含む構成物について考える試みを反映している。アナロジーを最初の列に記し、それぞれのアナロジーが社会組織を構成する方法は二番目の列に、問題として提示される出来事の一般的解釈は三番目の列に、そして四番目の列には、それぞれのアナロジーによって得られる問題を孕んだ出来事の特徴的解決法を記した。決して、この表が社会科学の歴史上援用されたすべてのアナロジーを表しているわけではない。

私たちは、自分たちが採用するアナロジーをどのように選択したり決定しているのだろうか？　私たちがあるアナロジーを他のものよりも好むのは、イデオロギー的な因子とか流行している文化実践などを含む多くの決定因子の積み重ねの結果である。一つのアナロジーに特権を与える際には、正しさとか正確さという基準に頼ることはできない。なぜなら、そのような属性は、いかなるアナロジーにおいて

アナロジー一覧表			
アナロジーの由来	社会組織はどのように構成されるのか	問題はどのように構成されるのか	解決は何によってもたらされるのか
1. 実証主義者的自然科学	力学と水力学に基づき構成された精巧な機械	消耗、逆転、不十分、障害	原因の除外、正確な分析、修理、再構成、是正
2. 生物科学	疑似生物	根本的な問題からくる症状、機能発現、効用保持	病理の同定、正しい診断、病理の操作と切断
3. 社会科学			
3a. ゲーム理論	真面目なゲーム	戦略、応手	競争、対抗応手、戦略化
3b. ドラマ	お茶の間ドラマ	役割、台本、上演	役割改訂、代わりのドラマ様式の選択
3c. 儀式過程	通過儀礼	移行－分離、どっちつかず、再編成	マッピング、地位１と地位２の区別
3d. テクスト	行動テクスト	抑圧的なストーリー，ドミナント（優勢な）・ストーリーないし知の遂行	オルタナティヴ（代わりの）・ストーリーを著すための開かれた空間

も達成され得ないからである。しかしながら、私たちは自身の実践を社会思想史の上に置き、これらの実践の効果を吟味し批判することによって、自分たちが持ちこたえているアナロジーを、少なくともある程度は調べることができる。

表にも認められるように、異なるアナロジーに関する区別の重要性とこれらのアナロジーの使用によって得られる解釈の効果は、二、三の例で記述することができる。これらの例は一般的かつ仮説的であるが、それらは、私たちが見てきた実際の状況と実践に限りなく近いものである。

事例一

もし、ある人が急性危機を経験して「病院」に来院し、その病院の業務が実証主義者的科学の伝統に立ったアナロジー志向だったとしたら、その危機がある種の消耗ないし退行として解釈されることは、容易に察しがつく。その人の経験は、ある分類体系に拠った正確な診断に変換され、そのモデルに合致する「消耗」の原因を同定するよう質問が繰り返される。その後、障害の来歴を辿ったり、モデルの教義によって過去を改訂したりといった、さまざまな処置が専門家によって行われる。治療目標は、その人を回復させ再構成することとなり、それは彼／女が「ほどよい」機能水準に戻ることである。

しかしながら、まさにそれと同じ危機に、もし「通過儀礼[2] rite of passage」(van Gennep, 1960/Turner, 1969) と呼

[2] デイヴィッド・エプストンは、オーストラリアとニュージーランドにおいて、このアナロジーを普及させた。彼の励ましによって、それは他の人々によっても採用され、広範な文脈において適用されている。入院治療の文脈におけるこのアナロジーの適用についての卓越した討議としては、Menses and Durrant, 1986 を参照のこと。

ばれる儀式過程の分類が受け容れ文脈を用意したとしたら、問題は異なる構成に向けて誘導され、異なる質問が行われるだろう。危機は、その人の人生における移行ないし通過儀礼のある局面に関連づけられて解釈され、以下の事柄に関連した危機を同定する質問がなされるであろう。

(1) 分離相――おそらく、ある地位、あるアイデンティティからの分離、あるいは困っている当人にはもはや続けられないと決定された役割、

(2) 閾《しきい》の、ないしどっちつかずの相――ある不快、混乱、乱雑を特徴とし、おそらく将来への期待感が高まっている。そして

(3) 再編成相――困っている人の新しい責任と特権を特徴づける新しい地位が獲得されたことによって特徴づけられる。

このように、通過儀礼のアナロジーは、人々に次のことを決定するよう誘導する質問を指向させる。(a)彼らが分離しつつある、もはや役に立たなくなった事柄において、危機は彼らに何を伝えようとしているのか、それらはおそらく、彼らが自分たち自身に向ける、あるいは他人が彼らに向ける、あるネガティヴな態度であったり、彼らが貧しいこととして経験する、彼らの人生と人間関係における期待や規程であったりする、(b)彼らに与えられることとなった新しい地位や役割について、危機はどのような糸口を与えるのか、そして(c)いつ、どのようにして、どのような状況下でこれらの新しい役割や地位は実現されるのか。このように、通過儀礼アナロジーに基づいた受け容れ文脈によって、危機の痛ま

しい側面を否定することなく、退行というよりは進化の言葉でもって危機を構成することが可能となる。

事例二

時として、カップルが、比較的楽しかった最初の関係相、つまりパートナーが互いに満足していた時期を過ぎた頃に、何かの問題のために治療に訪れることがある。もし受け容れ文脈が生物科学のアナロジーに拠っているなら、二人の関係における問題のなかった最初の時期は「ハネムーンフェーズ」と呼ばれ、関係性の誤った反映として汚される一方、問題フェーズこそ、関係性における事態の真の反映、つまり常に表面下に潜伏し存在していたものとされる。事態は、関係のハネムーンフェーズによって間違って表されてうまくごまかされていたとされる。これらの問題は今や、さらに深いレベルの機能障害過程や関連精神病理、つまり客観的現実ないし「真理」状態と称される深いレベルの過程を反映したものと考えられる。専門家は、機能障害の来歴や精神病理を辿ることにより、客観的現実の深いレベルの同定を目指してさまざまな操作をすることになる。たぶん両方のパートナーの原家族を経て、それぞれのパートナーの親子関係にまでその手はのばされることになる。これが、西洋文化を完全に満たしている深層心理様式にのっとった典型的な構成である。

しかしながら、もしテクスト・アナロジーがこのカップルの経験の受け容れ文脈を提供したなら、代わりの競合的なストーリーをしつらえるために、生物モデルの構成したものは九〇度反転され、目的が重んじられることとなる。つまり、カップルが一番魅力的だと思うストーリーが同定されるのである。このような状況では、これはいつも問題のなかった最初のストーリーである。最初のストーリーは、彼らの問題解決能力について各配偶者に教えるべきものを見つけ出すために詳しく調べられる。その作業が彼らの原家族にまで遡るのは、その能力の歴史を思い直すためである。彼らの関係がこじれたときに使える技術を複製し、遂行し直し、拡張するための計画がカップルによって作り上げられなければならない。

テクスト・アナロジー

私たちは、表の下方に示されているアナロジー、つまり社会科学のより最新の発展と関連し、客観的現実を提案しないアナロジーに強く共感している。ここでの議論においては、ギアーツが「最も広範で最新の社会思想の再成形」と呼んだものを提供するテクスト・アナロジーに注意を向けることとする。

社会科学者がテクスト・アナロジーに興味を持ったのは、ひとつの行動がある時点で引き起こされ、それがいつまでも現在のこととして存在することは不可能だが、その行動に帰属する意味は時を超えて生き残ることを観察したからである。彼らの注意を引いたのは、この意味の帰属であり、これを理解しようと試みるなかで、テクスト・アナロジーに訴えたのである。これによって、人々の相互作用は、あるる特別なテクストを読んだ者の相互作用と見なされることとなった。さらに、テクストのすべての新しい読み方が新しい解釈であり、それが別の著述をしたことになる限りにおいて、人々の人生や人間関係は、テクストを読むことと書くこととして把握されるようになった。

人々は世界について直接的な知識を持ち得ないという結論により、社会学者が提唱したのは、人々は「生きられた経験 lived experience」を通して自らの人生についての知識を知るというものだった。この提案は、新しい質問を生み出した。人々は、生きられた経験の在庫をどのように組織化するのか？ 人々は、生きられた経験に意味を与えたり、自らの人生を理解するために、この経験をどうするのか？ 生きられた経験は、どのように表現されるのか？ これに対して、テクスト・アナロジーを採用した社会学者は、次のように応答した。人生を理解し自分自身を表現するためには、経験が「ストーリーだてられ」なければならず、経験に帰せられる意味を決定するのは、このストーリーなのだ。

人生を理解しようとする努力のなかで、人々は、彼らと周りの世界に関する首尾一貫した説明が得られるような仕方で、自らの経験を時間軸上に順序よく配列する仕事に直面する。このような説明を作り上げるためには、過去と現在の出来事、そして未来に予測される出来事についての特別な経験が直線的前後関係のなかでつなぎ合わせられなければならない。この説明が、ストーリーとか自己物語 self-narrative と呼ばれるものだ（Gergen & Gergen, 1984 を参照）。この経験のストーリング storying の成功が、人生における連続感と意味を人々に与え、日常生活の秩序とさらなる経験の解釈の基盤となる。すべてのストーリーには、始まり（ないし来歴）と中間部（ないし現在）、そして終わり（ないし未来）があるので、現在の出来事の解釈は、過去によって決定されるほどに未来を形作っていく。この点を明らかにするために、エドワード・ブルーナー（E. Bruner, 1986a）のネイティヴ・ノースアメリカンに対するフィールドワークをいくらか紹介しよう。

ネイティヴ・ノースアメリカンのストーリーについての民族誌的研究での考察において、ブルーナーは、彼らの現在の生活状況についての解釈が、代わりの歴史や未来を提案する新しいストーリーの誕生によってどのように抜本的に移行したかを述べている。一九三〇年代と一九四〇年代においては、ネイティヴ・ノースアメリカンについてのドミナント（優勢な）・ストーリーは、過去を栄光あるものとして、未来を同化として構成していた。このストーリーの文脈において現在の状況に意味を付与する際、文化人類学者とネイティヴ・ノースアメリカンは、ネイティヴ・ノースアメリカンの日常生活の「事実」を、消耗と無秩序の反映として、つまり栄光から同化に至る道筋における移行状態として解釈した。この解釈には現実的な影響があった。たとえば、土地の収用に関連した事柄も含め、優勢な文化による介入が正当化されていたのである。

しかし、一九五〇年代に入ると、過去を搾取として、また未来を再起として構成する新しいストーリーが登場した。この間にネイティヴ・ノースアメリカンの日常の存在における「事実」に重要な変化はなかったと想定される以上、新しいストーリーがネイティヴ・ノースアメリカンの受け容れ文脈を提供したために、事実に対する新しい解釈が生まれたのである。[3]「事実」は今や、無秩序ではなく抵抗を反映していると考えられるようになった。この新しい解釈は、土地所有権問題で優勢な文化に対抗する運動の展開も含め、現実的影響力を持つに至った。ブルーナーは以下のように結論した。

[3] これらの事実の再解釈を許すこと以外にも、二番目のストーリーはネイティヴ・ノースアメリカンが最初のストーリーの「読み」からは知ることのできなかった生きられた経験の多くの側面を表現したり、その意味を遂行することを可能にした。

私の見方では、私たちはすでに、始まりと終わりを含むがゆえに、現在を枠組みし、私たちが現在を解釈することを可能にする物語でもって仕事に着手したのである。最初にデータの集積や事実があって、それらを説明すべくストーリーや理論を構成するわけではない。代わりに……私たちが構成する物語構造は、データについての二次的な物語ではなく、データとして何を拾い上げるかを決定していく一次的な物語なのである。新しい物語は、民族誌的説明における新しいボキャブラリー、系統的配列、そして意味を生み出す。つまり、それらによって、何がその説明についてのデータを構築するかが定義されるのである。(E. Bruner, 1986a, p. 143)

経験のストーリングを通して得られる連続感と意味が、相当の代償を払って得られるものであることは、明白だ。ひとつの物語が、私たちの生きられた経験の豊かさをすべて包み込むことなどあり得ない。

……人生の経験は言説よりも豊かである。物語構造は経験を組織化し、経験に意味を与えるが、必ず、ドミナント・ストーリーによって十分には包み込まれていない感情や生きられた経験が残る。(E. Bruner, 1986a, p. 143)

物語の構造化には、私たちや他者が私たちに抱いているドミナント・ストーリーにそぐわない出来事を私たちの経験から除外する選択過程が含まれている。つまり、必然的にいくら時間がたってもストーリーだてられず、決して「語られたり」表現されない生きられた経験の在庫が多く残るわけである。それらは、組織化されず形も与えられず、無形のまま留まる。

いくつかの経験がごちゃごちゃになるのは、私たちが自ら経験していることを単純に理解できないからである。そうなるのは、経験そのものがストーリーだてることのできるものではなかったり、私たちに遂行と物語の資源が不足していたり、あるいはボキャブラリーがないためである。(E. Bruner, 1986b, pp. 6-7)

もし私たちが、人々が経験のストーリングを通して経験を組織化し、経験に意味を与えること、そしてストーリーの遂行において人々が彼らの生きられた経験の選択的側面を表現することを認めるなら、ストーリーが構成的であること、すなわち人生と人間関係を形作っていくことが了解されるであろう。

私たちが文化を再経験し、再生し、再創造し、語り直し、再構成し、そして再流行させるのは、表現の遂行においてである。遂行は、テクストのなかで眠っている既存の意味を解放する……というよりは、遂行そのものが構成的なのである。(E. Bruner, 1986b, p. 11)

以上から、テクスト・アナロジーが進めていくのは、人々がもちこたえているストーリーや物語が彼らの相互作用や組織化を決定するのであり、人生や人間関係はそのようなストーリーや物語の遂行を通して生まれるという考えであることが、理解されるであろう。つまり、人々の人生や人間関係を構成し形作っていく家族やそのなかに潜む下部構造や病理を提唱するアナロジーとは、この点において区別されるのである。

ストーリーの遂行を通じた人生や人間関係の展開は、すべてのテクストの「相対的未確定性」と関連している。言外に伝えられる意味、ある出来事についての異なる「読者」のさまざまな見方、そしてそのような出来事の記述に有効なさまざまな種類のメタファーの存在により、すべてのテクストに曖昧さが加えられる。イーザー（Iser, 1978）によれば、この曖昧さや未確定性が人々を「テクストの導くような意味の遂行」に従事させることになる。文学的にすぐれたテクストの研究において、ジェローム・ブルーナーは以下のように述べている。

「現実化の諸相を可能にする」ものは、この「テクストの相対的な未確定性」にほかならない。だから「文学的テクストは、意味それ自体をじっさいに定式化するというより、むしろ意味の〝遂行〟の口火を切るのである」。（J. Bruner, 1986, p.25／邦訳四〇頁）

ギアーツによれば、テクストの未確定性とテクスト遂行の構成的側面は、大衆の関心を引くよい論議を提供する。

辛辣で、ひねりの効いた、しかも相手の誤りを正してやろうという気迫に満ちた質問がある。ライオネル・トリリングが、一八世紀のある耽美家のものとして引用している。「なぜ私たちはオリジナルから出発するのにコピーで終るのか？」……彼の答えは驚くほど頼もしいものだった。「そもそも、創始することと自体、コピーすることなんだよ」。(Geertz, 1986, p.380)

ストーリーには、それが遂行されるために人々が満たさなければならないギャップが多くある。そのギャップは、生きられた経験と人々の想像力を求めている。すべての遂行に、人生の再著述はつきものである。人生の展開は、再著述の過程や、人々がストーリーに入り込み、それを引き継ぎ、自分なりに仕立てていく過程に似ている。

それゆえ、二つの意味で、テクスト・アナロジーは私たちを間テクスト性の世界に導くことになる。第一に、人々の人生は、テクストの中のテクストに位置している。第二に、遂行を通じたストーリーのすべての語りや語り直しは、古い語りを包み込み拡大させていく新しい語りである。

テクスト・アナロジーと治療

私たちは、人々が自らの経験のストーリングによって彼らの人生と人間関係に意味を与えること、そしてストーリーの遂行における他者との相互作用のなかで人々は自らの人生と人間関係を積極的に形作るということを提唱しようと考えてきた。もしこの提案を認めるとすれば、人々の問題経験やこれらが持ち込まれてくる治療というものをどのように考えたらいいのだろうか？[4]

この問いに対する暫定的な答えはいくつかある。たとえば、経験がその人にとって問題となるのは、他人が彼とその人間関係について抱いているストーリーのなかに彼が存在するためであり、そのストーリーが当人の好みのストーリーを遂行するのに十分なスペースが与えられないほどに優勢なのだと仮定

[4] 私たちは、ここで議論されている仕事を記述するのに、「治療 therapy」という言葉は不適当だと考えている。The Penguin Macquarie Dictionary では、治療を「矯正したり病気を治していく過程であり、主に病気、機能障害、欠損といったものの処置」と説明している。私たちの仕事においては、病気という言葉を使って問題を構成したりしないし、「治癒」と関連した何かを私たちが行っているなどとは想像していない。最近、こういった性格の事柄を強調する試みがいくつか文献上でも見受けられ、「治療的会話 therapeutic conversation」という概念が提唱されている（たとえば、Anderson & Goolishian, 1988）。この記述が支持される部分的理由は、「治療」と「会話」という言葉が定義上矛盾していることにあると思われる。そこでは、「会話」が「治療」という言葉によって構成された現実と「治療」という言葉によって導入された神話化に対抗する役割を持つに至っている。しかしながら、私たちは会話という言葉が経験のリ・ストーリングのアプローチの記述に十分であるとか、この言葉が私たちの記述するユニークな過程を適切に表現しているとは思ってはいない。

できる。あるいは、当人が自分でも役立たずで、不満で、袋小路だと感じるストーリーの遂行に積極的に参加しており、これらのストーリーは、人々の生きられた経験を十分に包み込んでいないか、その人の生きられた経験の重要な側面と大きく矛盾していると仮定できる。

間違いなく、他にも多くの仮定ができる。たとえば、なんらかの問題を経験しそれを治療に持ち込むことは、近年西洋社会で一般的になったストーリーの遂行の一部だと仮定できる。しかしながら、ここでの議論のためには一般的仮定を提示するに留めよう。すなわち、人々が往々にして治療を求めてやってくるほどの問題を経験するのは、彼らが自らの経験を「ストーリーだてて」いる物語、そして／あるいは他者によって「ストーリーだてられて」いる彼らの物語が彼らの生きられた経験を十分に表現していないときであり、そのような状況では、これらのドミナント・ストーリーと矛盾する彼らの生きられた経験の重要な側面が存在するだろう、というものだ。

これらの仮定が、私たちが治療と呼ぶ活動に対して言外に伝えるものは何か？　もし上述の仮定を適切だとするなら、人々が治療を求めてやってきたときの容認し得る結果とは、オルタナティヴ・ストーリーの特定と誕生ということになるだろう。これこそ、人々が新しい意味を遂行することを可能にし、望ましい可能性、すなわち人々がもっと役に立ち、満足のいく、幅広い解釈を許すものと経験する新しい意味をもたらすことを可能にするのである。

生きられた経験とオルタナティヴ・ストーリー

人々には豊かな生きられた経験があること、その経験のある断片だけがストーリーだてられて表現されること、そして多くの生きられた経験が必然的に人々の人生や人間関係についてのドミナント・ストーリーの外側に汲み残されることは、症例から明らかになってきた知見である。ドミナント・ストーリーの外側に汲み残された生きられた経験のいくつかの側面が、オルタナティヴ・ストーリーの創生ないし再創生にとって豊かで多産な材料を提供することになる。

私はゴッフマン（Goffman, 1961）にならって、ドミナント・ストーリーの外側に汲み残された生きられた経験のこれらの側面のことを「ユニーク・アウトカム」と呼ぶことにした。ユニーク・アウトカムを定義するにあたって、彼は以下のように述べている。経験が「人が一生の間に辿る社会的経路」へと形作られていく際に、「特定の社会的カテゴリーの構成員に基本的で共通な長い年月にわたるさまざまの変化が重視され、個々人に特異な結果 Unique Outcomes は無視される（Goffman, 1961, p. 127／邦訳一三三頁）。[5] ゴッフマンの「社会的経路」と「社会的カテゴリー」という概念は、「ドミナント・ストーリー」の概念と、人生がこのストーリーに位置する特定のアイデンティティを持った人々の集団にたとえられる。

ユニーク・アウトカムの存在は「社会的経路」とか人々の人生におけるドミナント・ストーリーの読みとりによって決して予測され得るものではないが、それはいつも存在する。それは、出来事、感情、意図、思考、そして行動といった全範囲にわたり、歴史的に、ないし現在や未来において存在し、決してドミナント・ストーリーに汲み入れられることはない。ユニーク・アウトカムの同定は、「問題のし

[5] 私にとって、この概念はベイトソンのストカスティック過程 stochastic process という概念と同じである。「出来事の連続がランダムな要素と選択的プロセスの両方を兼ね備え、ランダムに起こった結果の一部しか存続を許されない場合、それをストカスティックな連続と言う」（Bateson, 1979, p. 253／邦訳三一二頁）

み込んだ」優勢な記述、あるいは人々の人生や人間関係についてのストーリーを外在化することによって促進される。問題のしみ込んだストーリーの外在化は、問題の外在化の奨励と、人々の人生や人間関係に対する問題の影響のマッピングによって始められる。最初に、「問題」が彼らの人生や人間関係にどのように影響してきたかを問いかけてみることだ。人生における問題のしみ込んだ記述やドミナント・ストーリーの習慣的な読みとりからの分離が達成されると、人々がユニーク・アウトカムを同定するのは容易になる。

外在化は、ストーリーの習慣的な読みとりや遂行を中断するのにも役立つ。人々がストーリーから離れると、パーソナル・エージェンシー〔訳注／自分自身で行動している感覚。〕を感じることができるようになる。人々は、ストーリーの遂行から手を引くと、自らの人生や人間関係に介入できることを経験する。ユニーク・アウトカムの発見には、問題の外在化と同様、その問題の「人生」に対する彼らの、そして彼らの人間関係のもつ影響をマッピングするよう奨励することが役に立つ。このアプローチは、第二章、その他で詳しく説明した（White, 1986a, 1988）。

ユニーク・アウトカムが同定されると、人々はそれらに意味をつけ加えるよう誘われる。うまく意味が付与されるためには、ユニーク・アウトカムがオルタナティヴなストーリーないし物語にプロットされることが必要である。この過程においては、ヴィクター・ターナー（Turner, 1986）によって知られているように「想像すること imagining」が非常に重要な役割を果たす。新しい意味の付与に人々を従事させるよう援助するさまざまな質問が導入できる。それは、マイアホッフ（Meyerhof, 1982）が言ったように、人々の人生や人間関係における「再著述 re-authoring」に人々を積極的に関わらせる質問である。質問には、ユニーク・アウトカムについて人々に説明するよう誘うもの（たとえば、「そのとき、あなたはどうやって問題の影響に抵抗できたのでしょう？」）や、ユニーク・アウトカムに反映された事柄に沿って彼ら自身や他者、それに人間関係に関する再記述を誘うもの（たとえば、「問題に抵抗できたあなたの成功は、人間としてのあなたについて、どんなことを語ってくれるでしょう？」）、それにユニーク・アウトカムに伴うであろういくつかの新しい可能性を推測するよう人々を誘うもの（たとえば、「あなた自身についてのこの新しいニュースは、次の一歩にどんな違いをもたらすでしょう？」）が含まれる。[6] このように、治療を人生や人間関係の再著述のための文脈として考えるなかで、私は「文学的にすぐれた治療」（White, 1988）を提唱した。

オルタナティヴ・ストーリーが遂行されるほどになると、人々の経験の中の他にもある「共感的」で以前には無視されていた側面が、表現され流通されるようになる。オルタナティヴ・ストーリーの遂行の聴衆となるよう人々を誘うことで、ストーリーの生き残りと人々のパーソナル・エージェンシー感覚を強調することができる。これは、生きられた経験のうち以前にはストーリーだてられることのなかった側面があることを同定することや、これらの表現が彼らの人生や人間関係に与える現実的効果を振り返ることを奨励することによっても、促進される。

新しいストーリーを長持ちさせるには、推敲と同様、「外部の」聴衆を募集するのがよい。これには二つの側面がある。第一に、新しいストーリーの遂行の証人となる行為において、聴衆は新しい意味の書き込みに貢献する。これは、ストーリーの主人公と聴衆の相互作用に対して現実的効果を持つ。第二

[6] このような質問の例については、White, 1988 を参照のこと。

に、ストーリーの主人公が、これらの経験についての推測、あるいはもっと直接的な同定によって、新しい遂行に対する聴衆の経験を「読みとる」とき、彼／女は、新しいストーリーの改訂と伸展に従事することになる。

口承伝統による治療のところで述べるように、人生や人間関係の再著述は主に（といっても排他的ではなく）質問の過程を通じて達成される。物語の伝統を取り入れる治療においては、これは、さまざまな文書のやりとりにより達成することができる。このような文書のさまざまな様式は、本書の後半で扱う。

結論として、経験のリ・ストーリングには、経験の再組織化、つまり「文化をいくつかの要素に分割してしまい、どのような形にせよ可能なやり方で自在に再構成すること」（Turner, 1974, p. 255／邦訳二四三頁）に人々を積極的に関わらせることが必要である。そこで、再帰的文脈context of reflexivity（Tomm, 1987を参照）が提供されるのだが、このとき、人々が彼ら自身の遂行において役者であると同時に聴衆でもある過程についての気づきを与える活動や、人の産物から人の産物ができるという意識を与える活動に従事するよう人々は誘われる。この文脈が、人々、他者、そして人間関係の再著述について、新しい選択を生み出す。

優勢な知と権力の単位としての優勢な物語

テクスト・アナロジーの有益な側面のひとつは、人々の経験により広い社会政治的文脈を提供するストーリーについて考えるよう私たちを援助することだ。ネイティヴ・ノースアメリカンについての最初のストーリーは、合衆国の当時の優勢なイデオロギー、つまり「ひとつのアメリカ」となるメルティングポットの夢を突き動かしていたものによって枠組みされていた。二番目のストーリーは異なる理想、つまり多文化主義の台頭と「複数の」のアメリカに対する認識と理解に関連したものによって枠組みされていた。もちろん、二番目の物語がどの程度一般的になったかは、議論の集まるところである。

ちょうど、ネイティヴ・アメリカンのストーリーがより広い文脈で枠組みされたように、治療に訪れる人々のストーリーもそうなるべきである。テクスト・アナロジーは、（人生が多くのテクストに組み込まれている）人々のより広い社会政治的文脈を考えることを可能にする枠組みを提供する一方、権力の操作と人々の人生や人間関係におけるその効果について考えることを可能にする。この可能性が重要なのは、治療文献上、一般的に権力を展望することによって得られるものが見逃されているからである。特に、私たちは自らの実践について、往々にして微温的見方しかしない。

治療文献上の権力の分析は、伝統的に個人についての用語、たとえば個人の精神に影響を与える生物現象とか幼年期の個人的外傷体験の不可避な結果である個人病理、あるいは階級現象のようなマルクス主義の用語で表されてきた。より最近では、権力についてのフェミニスト的分析がジェンダーに特徴的な抑制現象として権力を枠組みした。これによって、多くのセラピストは、暴行、搾取、圧制などのジェンダーに関連した経験に対して敏感になってきた。

私たちは、フェミニスト的なジェンダーに特徴的で抑制機構として働く権力の分析が解放効果をもつことに立ちあったが、権力についてのもっと一般的なスペクトラム、つまり抑制的なだけでなく構築的でもあるという側面も交えて考慮することが大切だと考える。この目的のために、ミシェル・フーコーの仕事は重要である。権力の分析についてのフーコーの貢献に関するここでの議論は決して完全なものではなく、彼の概念をいくつか紹介するに過ぎない。さらに読者は、節を変えて繰り返し同じ概念を説明していることにも気づくだろう。

構築的なものとしての知と権力

一般的に、権力というものはその操作と効果において抑制的であり、その影響と性質はネガティヴであると提唱されている。権力は、資格を奪い、制限し、否定し、包囲するものと言われている。しかしながら、フーコーは、私たちが主に権力のポジティヴな、ないし構築的な側面を経験していること、私たちの人生や人間関係を形作る規格化する「真理 truths」によって権力に服従していることを主張する。これらの「真理」は今や、権力の操作において構成ないし生産されることになる(Foucault, 1979, 1980, 1984a)。

それゆえ、権力のポジティヴな効果について考察する際、フーコーは「ポジティヴ」という言葉を、望ましいとかためになるといった普通の意味で使っているのではない。むしろ、権力が構築的で人々の人生を形作っているものと意味づけている。権力がネガティヴな効果をもつという概念が抑制理論に貢献する一方、権力がポジティヴな効果をもつという概念は権力が人々の人生を「作り上げる」役割に関する理論につながる。そして、「真理」について考察するときにも、フーコーは人々の性質について客観的ないし内在的な事実が存在するという信念ではなく、真理の状態と目されている構成概念を提示する。これらの「真理」は、人々が人生を形作り構築するように煽動していく規格を構成する意味において、「規格化 normalizing」を行っているのである。それゆえ、これは、人々の人生を実際に特徴づけていく「真理」である。

フーコーによれば、「真理」を通してのこの権力、および権力を通しての「真理」の本質的な効果は、個人の様式を特徴づけることである。ここでいう個人とは、今や権力の「媒体」となるものである。フーコーは、権力のこの様式を、抑制するものと提案する代わりに、それは服従させるのだと主張する。それは、人々を「従順な身体 docile bodies」に偽造し、権力の技術と同様、「包括的」で「統一された」知の増殖を支持する活動に人々を徴用する。しかしながら、「包括的」で「統一された」知について言及するとき、フーコーは普遍的な知の存在を提唱しているわけではない。むしろ彼は、統一された包括的な真理の申し立てを作り上げる類の知（近代科学の諸分野における「客観的な現実」としての知）について言及しているのである。知を通じたこの権力の主体として、

> 結局のところ私たちは、真理の諸言説、それらは特有の権力効果をもたらすわけですが、そうした言説に応じて審判を下され、判決を言い渡され、格づけされ、いくつかの任務を強いられる、一定の生き方だとか一定の死に方をするように定められているのです。（Foucault, 1980, p. 94/in Two Lectures: p. 78-108／邦訳二四〇頁）

規格化する真理を通しての権力の構築的効果は、性欲の歴史を解説したフーコー（Foucault, 1984a）の議論に描かれている。セクシュアリティの歴史を辿るなかで彼は、ビクトリア朝時代にセックスと権力が

抑制関係によって繋がったという一般的な知恵に挑戦している。その代わりに彼は、この時代に性関連の言説が増えたこと、そして人々がそれについて話すよう「煽動」されることが増えたと主張している。この「性についての偉大な説教」を詳細に辿るなかで、彼は、一七世紀の告白制度の変化と子どものセクシュアリティを管理する様式の発展を記述した。

告白制度において強調すべき点は、行為だけでなく、思想、感情、幻想、夢など性欲に関連するどんな些細なことも広範に含められるようになったことである。いかなる可能性も見逃さないよう人が話す言葉や人の身体の動きを吟味する方法が考案された。性欲についてのすべての発言を聴取し、これらの活動におけるさまざまな観察と発見を記録し配布する手続きも発達した。簡単に言うと、この時代に、セクシュアリティについての規格的「真理」の構成に沿って、欲望が言説へと変容したのである。

子どもの「危険な」セクシュアリティについては、その明確化と調節のためにすべての分野の専門家の意見が登場した。子どもの性発達とそれに伴う多くの問題を先取りするよう両親やその他の監視人を激励するあまたのマニュアルまで出現した。これらのマニュアルは、子ども時代のセクシュアリティを監視し是正する方法において、いやに念入りな手引きを提供した。

> 思春期の学童をその性をめぐって、教訓と意見と観察と、医学的忠告、臨床症例、改革の図式、そして理想的制度の計画に関する夥しい文書が書かれた。(Foucault, 1984, p. 28／邦訳三八頁)

このように、フーコーによると、性に関する歴史的抑制という概念と性に関する近代的解放という概念は、実際に起こったこと、つまり性欲についての言説の煽動、セクシュアリティに関する知の構成、そしてこれらの「真理」に沿ったセクシュアリティの様式の特徴づけを隠蔽する「計略」なのである。人々の人生は、これらの特徴づけ、そして性欲についての「真理」の言説を引き続き生産し増殖させる技術を通して、構築されている。

近代社会の特徴とは、性をして闇のなかに留まるべしと主張したことではなく、性について常に語るべしとの使命を自らに課したことである。性を秘密そのものとして評価させることによってだ。（Foucault, 1984, p. 35／邦訳四六頁）

権力／知

権力の構築的な次元を考える際に、フーコーは権力と知が不可分であると結論する——そのため、彼はこの二つの用語をひとまとめにして、権力／知ないし知／権力というように表記することを好むのである。思考体系の歴史を研究するなかで彼は、一七世紀から今日に至るまでの人生、労働、言語における「規律・訓練 disciplines」の出現とその華やかな成功は権力の技術に依存していること、そして近代的権力の領土拡張論者的性質が、今度は「真理」を提案するこれらの知の構成の発展に依存していることを結論した。それゆえ、知の領域が権力の領域であり、権力の領域が知の領域だと考え得る。

こうした権力の行使は、権力のなかで、権力を出発点として、権力を通して機能する、真理の諸言説のなんらかの流通＝分配（エコノミー）なしには存在しないのです。私たちは権力によって、真理の生産に従えられ、私たちは真理を生産することでしか権力を行使することはできません。

（Foucault, 1980, p. 93/Two Lectures／邦訳二三九頁）

このように権力と知を連関させることによってフーコーは、権力者が自身の目的に必要な知を支配する時にだけ知は問題を孕むにすぎない、という権力と知についての公式化を阻止する。その代わりに彼は、権力／知の与えられた分野においてまたそれを通して私たちが多くの場合首尾一貫して振る舞うこと、そしてこれらの行為はまさに現実的な効果をもっているものの、それらは特定の動機を証明され得ないことを主張する。ここでフーコーが語っているのは、権力の全様式についてではなく、権力の近代的で知らぬ間に進行する特別な様式についてなのである。

フーコーは、誰が権力の効果を意図し権力の行使についてどのような決定がなされるのかという私たちが抱きやすい先入観に挑みながら、権力の操作を説明するのに「内的な見方」の手を借りないようにと説く。私たちはすべて権力／知の網ないし（クモの）巣に捕らえられているので、この領域から逃れることは不可能であり、私たちは権力の効果の下にあると同時に他者と関わるなかでこの権力を行使することになる。しかしながら、これは決して、すべての人々が権力の行使において対等であるとか、ある者は他の者ほど権力の服従強制効果に苦しまずにすむということを示唆するものではない。

何故ある人々が支配を望むのか、彼らが何を求めているのか、彼らの全体的戦略は何なのか、といった問いではないのです。問われているのは、服従化の手続きの最中、まさにそのレベルで、そのことと密着して、あるいは諸々の身体を服従させ、諸々の動作を管理し、諸々の行動を律するこうした継続した、断続的な諸々のプロセスのなかで、どのように物事が行われるのかなのです。言い換えれば、……少しずつ、徐々に、現実に、物理的に、身体、力、エネルギー、物質、欲望、思想の多様性をもとにして、諸主体＝臣下が、主体＝臣下というものがどのようにつくられていくのかを知ろうとすること。諸主体の構成（constitution，政体、憲法）としての服従化＝主体化の物質的現場を捉えること。（Foucault, 1980, p. 97/Two Lectures／邦訳二四三 - 二四四頁）

フーコーの権力／知を不可分とする概念は、ある特別な知のその他の知に対する優位を主張する者との対決に反映されている。彼は問う。彼らは代わりにどんな知の資格を奪うのか、そしてどのような人々ないしどのような人々の集団が、彼らの優位性に関する議論によって格下げされるのか？フーコーによれば、言説に権力の効果を付与するものは、特定の知の、その周囲を流通する途切れた知からの隔離である。この隔離は、これらの知に科学的な知のヒエラルキーにおける場所を与える「客観的現実」言説の発展によって、本質的な達成をみる。フーコーは、これらの知の効果、限界、そして危険性を調べながら、この地位に相当する知の歴史を辿ってみせた。

一八世紀以来の哲学および批判的思想の中心的な事柄は……私たちの用いる理性とは何なのか、

その歴史的効果とは何で、幸いにも合理性を実践化するべく定められつつその内在的な危険にも不幸にも交差された合理的存在としての我々はいかにしてあり得るのか、という問い。（Foucault, 1984b, p. 249/in Space, knowledge, and power: p. 239-256／邦訳七八頁）

権力は上から下へ波及するのか、それとも下からやって来るのか

フーコーは、権力を下降するものとしてではなく、上昇するものとして論じている。彼は権力の技術というものが、下位の人々を変容させるために上位の人々によって行使されるというよりも、これらの技術の起源がローカルなレベルにあることを提唱している。事実、それらのすぐに使える有効性は、資本主義の興隆にとってそうであったように、一七世紀以来の統一された包括的な知の成長がうまく進むための前提条件であった。

これらの技術は、本質的に社会制御、つまり「服従強制の of subjugation」技術であり、人々の「客体化 objectification」ないし「物化 thingrification」の技術であり、そして人々の身体の客体化のための技術であった。そこには、最も有効にかつ経済的に人々を空間的に配置させ組織化する技術であり、人々の登録と分類のための技術、集団の排除と集団のアイデンティティを決定するための技術、そして人々の隔離のための、および観察（調査）と評価に有効な手段としての技術が含まれていた。

フーコーは、人々を自身を服従させる積極的役割につかせるための有効な技術についても詳細に述べている。人々がある特別な制度化された「規格 norms」にそって評価をし続ける条件が確立されている

とき、このような条件から逃れられないとき、そしてそのような条件を経験する人々が隔離されているときには、彼らは自分自身の監視人となるのである。このような環境下では、人々は永遠に自分たちの行動を評価し続け、自分自身を「従順な身体 docile bodies」[7]として偽造する操作に従事し続けることになるだろう。フーコーによれば、私たちは、評価や規格化する判断が、社会制御の重要な機構としての司法部や拷問に取って代わった社会に生きている。これは、間断なき「視線 gaze」に曝された社会なのである。[8]

それゆえ、フーコーは、イデオロギーとその効果以上のものに言及している。彼は知の成長に必要となる権力の技術そのものを懸念しているのである。

イデオロギーをはるかにこえるものがそこにはあります。それは何かといえば、知の形成と累積のいくつかの実質的な道具です。それはいくつかの観察方法、記録技術、調査・研究手続きであり、検査組織です。つまり、権力はそれ自体の巧妙なメカニズムのなかで行使されるとき、イデオロギー的補足物だとかイデオロギー的構築物とはいえないようなひとつの知、あるいはむしろ、知の装置の、形成と編成と流通なしには行使されえないのです。(Foucault, 1980, p. 102/Two Lectures/邦

[7] 拒食症や過食症は権力のこの様式を最も先鋭的に達成したものと考えられるであろう。
[8] フーコー (Foucault, 1979) によれば、ジェレミー・ベンサムのパノプティコンは社会制御のこの様式の理想的なモデルとして提唱された。これについては第二章で論じる。性別間の関係で言うなら、このモデルはジェンダーによるバイアスがかかっている。男性は規格化する視線の道具に、女性はその主体に傾きやすい。

訳二四九頁）

これらの技術はローカルなレベルで発展したので、権力の行使が最も隠蔽されておらず、それゆえ批判するのに最も好都合なのはこのレベルである、とフーコーは主張している。彼は、病院、地方組織、家族という社会の「端」における権力とその効果の歴史を研究することを奨励している。

服従強制された知

フーコーは「包括的な全体主義的」理論分析を提供するのみではなく、その他の知――「服従強制された知」を振り返ることも行った。彼は「服従強制された知」に二つのクラスを提唱した。一つのクラスは、以前に確立されたか「博学な」知によって構築されている。それらは、より包括的で統一された知の上昇を通して達成された歴史の改訂によって、記録の本題からはずされたものである。フーコーによれば、これらの博学な知は「葛藤と苦闘の決裂を招く効果を隠蔽する」よう意図された「公式の体系化の機能的な首尾一貫性のなかで」、埋葬され、隠され、変装させられた。これらの知は、注意深く念入りな学識によってのみ再び役に立てることができるものだが、その立て直しにおいて、苦闘の歴史は再現され、統一された真理の言明は挑戦を受けることになる。[9]

服従強制された知の二番目のクラスは、フーコーが「庶民のローカルな」ないし「土着の」知と呼ん

［9］服従強制された博学な知の立て直しの試みの例としては、デイル・スペンダーの『概念の女性――そして男たちは彼女たちに何をしてきたか Women of Ideas: And What Men Have Done to Them』（Spender, 1983）を参照のこと。

だものである。これらの「地域的な」知は現在でも流通しているものの、適切に遂行され得る空間を奪われるか否定されている。これらは、社会の周辺でしか生き残れず、低いランクづけをされた知である。これは不十分なものと考えられ、人々から認められた科学や公式な知に与えられる正当な領域から排除されている。それは、「ヒエラルキーにおいて、認知や科学性の要求水準以下のものとして位置づけられている、素朴な知なのである」(Foucault, 1980)。

フーコーは、(博学な知とローカルな記憶の結合における)これらの自律的だが資格を奪われた知の細部の取り戻しにおいて、私たちが葛藤と苦闘の歴史を再発見できると示唆する。これらの知が遂行され得る適切な空間を準備することによって、私たちは優勢な知に対する有効な批判、すなわち「妥当性が思考の確立されたレジメの是認に依存していない」批判をすることができるのである。

> 下位の知、資格をもたない知、さらには失格した知……お望みなら「庶民の知」と呼びたいと思うそうした知……そうした庶民のローカルな知、資格を剥奪された知が再び現れてくることで、批判は行われたのです。(Foucault, 1980, p. 82/Two Lectures /邦訳二二五頁)

ここで、フーコーが代わりのイデオロギー、すなわち私たちの人生を組織化する他の理想的な統一された知を提唱しているわけではないことは明らかである。彼は、知を「否定」すること、すなわち知の効果と言説的実践の媒介によらずに行為したり、その外側で世界を経験することが可能だと示唆しているのでもない。「知の包囲を免れる即座の経験」という考えに基づいた実践を確立しようとする実証主義の焼き直しを主張するのでもない。その代わりに彼は、「制度、ならびに科学的な言説を調べる知と権力の効果」に対する、服従強制された知の「反逆」を主張するのである。そして、次のような知の反逆をも主張する。

しかも、科学の諸内容、諸方法あるいは諸概念に対する反乱というよりは、まずなによりも、中心化しようとする権力作用、我々の社会のような社会の内部で組織される科学的言説の制度と機能につきものの、中心化の権力作用に対する反乱であるのです。（Foucault, 1980, p. 84/Two Lectures／邦訳二一七頁）

オルタナティヴ・ストーリーと文化的に有効な言説

私は、テクスト・アナロジーが人々の人生や人間関係のより広い社会政治的文脈の考察を可能にする枠組みを提供すること、そしてフーコーの権力／知の分析がそのより広い文脈についてのいくつかの細かな情報を提供することができることを述べた。また、権力と知に関するフーコーの思想のいくつかを要約した。では、これが治療に実際に示唆することは何か？

テクスト・アナロジーについてのこれまでの議論において、意味は経験のストーリーへの構造化に由来すること、そしてこれらのストーリーの遂行が人々の人生や人間関係を構築していくことを提唱した。経験のストーリングは言葉に依存しているので、もしこの前提を認めるとすると、私たちは言葉によって経験に意味を付与し、私たちの人生や人間関係を構築していくという考えをも提唱することになる。言葉に従事するとき、私たちが中立ではいられないのは、経験のある側面の表現とか提示にとって適当で関連していると思われる文化的に有効な言説の持ち合わせが存在するからである。つまり、私たちが「自己理解」と呼んでいるものも含め、私たちの生きられた経験の理解は言葉によって媒介されている。そして、統一された包括的な知についての「真理の」言説が、人となりと関係性の構築、および理論の媒介において重要な役割を果たすことが予測されるのである。

このことは、人が問題を経験する際の私たちの一般的仮定――人々が治療を求めてやってくるほどの問題を経験するのは、彼らが自らの経験をストーリーだてている物語、そして／あるいは他者によってストーリーだてられている彼らの物語が彼らの生きられた経験を十分に表現していないときであり、そのような状況では、これらのドミナント・ストーリーと矛盾する彼らの生きられた経験の重要な側面が存在するであろう――をどう修正し貢献するのか？　最初に、フーコーの分析に照らしてみれば、人の生きられた経験を十分に表現していない、あるいはその経験の生き生きとした側面とは矛盾していることれらの物語は、統一された知についての「真理の」言説によって位置づけられている、と仮定することができる。二番目に、人々は「真理の」言説に支えられているところの人となりと関係性の特徴づけに彼ら自身と他者を服従させるために、権力の技術を通して、彼らの人生や人間関係を操作するよう煽動されている、と仮定することができる。

以下に、フーコーの思想によってかなり啓発された治療の方向性についていくつかの考えを述べておこう。その後で、先に述べた人が問題を経験する際の仮定に基づいた治療実践（それは、フーコーの権力／知についての分析によって改訂されたものでもある）についての考察を補足することにする。

治療の方向性

包括的で統一された知（すなわち、包括的で統一された真理の言明を作る客観的現実に基づく科学的な知）の興隆についてのフーコーの分析を受け入れるなかで、私たちは、専門家的教義としての「真理の」言説、すなわち人間の状況について客観的現実に基づく説明を提案し主張する言説のなかに自らの実践を位置づけることには、用心深くなる。それらの知への権力付与は、科学性のヒエラルキーの確立と同様、全体的知からの隔離によってもたらされるため、むしろ私たちは、途切れた知の分野から専門家的教義としての知の隔離に挑戦する。私たちは人間科学の科学主義にさえ挑戦するわけだ。

もし、権力と知が不可分（すなわち知の領域が権力の領域であり権力の領域が知の領域だとする）であり、私たちが権力の影響下にあると同時に他者に関してこの権力を行使していることを認めるならば、私たちはもはや自身の実践を微温的に見ることはできない。私たちの実践が自らの動機によって決定されるとか、そのような個人的な動機の吟味をすれば権力／知の領域から逃れられるなどと仮定することも不可能になる。

その代わりに、私たちはいつも権力と知の領域に同時に参与していることを認めるだろう。また、この領域において形作られる自身の実践を自己批判できる状況の確立に努力するだろう。私たちは、自らの実践が位置づけられている概念の文脈を同定しようとするだろうし、これらの概念の歴史を探究しようとするだろう。これによって、これらの概念と私たち自身の実践の効果と危険性、それに限界がもっと容易に同定されるだろう。そして、治療が社会制御とまったく関わりのないものだと信じ込む代わりに、それが大いにあり得ることだと仮定されるだろう。それゆえ、私たちは社会制御の技術と関連するかもしれない自らの仕事の側面を同定し批判する作業を始めるだろう。

もし私たちがフーコーの提案——「真理」を通して人々の人生を構築するよう彼らを「煽動」する権力の技術は、ローカルなレベルで発達し完成され、より広いレベルで取り上げられる——を認め、そのような実践に挑戦すべく人々と協力するならば、私たちは政治的活動に従事することが避けられないと認めざるを得ない。（私たちは、もし自分たちがこれらの権力の技術に対して挑戦しなかったとしても、私たちが政治的活動に従事していることに気づくだろう。）これは、代わりのイデオロギーを提案する政治的活動ではなく、人々を優勢なイデオロギーに服従させようとする技術への挑戦なのである。

統一された知からの分離

問題の外在化は、人々を服従させる統一された知や「真理の」言説を同定し、それらから人々が分離するよう援助する。人々の人生や人間関係における問題の影響をマッピングするなかで、問題の持続によって強化され確認される彼ら自身、他者、そして人間関係についての信念を同定するよう人々を奨励することによって、統一された知は暴露され得る。これらの信念は普通、ある期待を達成することや、ある特徴づけを複製すること、ある規格を満たすことにおける失敗の感覚と関係している。これらの期待、特徴づけ、そして規格が、統一された知についての「真理」に関する細部を明らかにする。人々の人生や人間関係を構築することにおけるこれらの「真理」の効果の歴史が、そのとき暴露され得るのである。

外在化の過程を通して、人々は人生についての再帰的視点を手にし、人々が彼ら自身とその人間関係を決定し特徴づけているものとして経験している「真理」に挑戦し、新しい選択を手にする。これは、彼らが、知による自身とその身体の客体化、および「物化」を拒否するよう手助けする。

権力の技術への挑戦

問題の外在化を行使することで、統一された知に対するのと同様、「真理」を通じた人々の人生の構築に彼らを「煽動」する権力の技術に対して巧みに挑戦することになる。すでに述べたように、そのような技術は、人々を空間的に組織化するためのものや、人々の登録と分類のためのもの、人々の集団の排除と集団のアイデンティティを決定するためのもの、そして人々の隔離のための、そして調査と評価の有効な手段としての技術を含んでいる。

私たちが人々の人生や人間関係に対する問題の影響を明らかにすると、問題の延命のための必要条件が同定され得る。これらの条件は、自己や他者との特別な関係同様、人々の特別な配置を含んでいるが、問題が人々に自身や他者を無理に取り扱わせる仕方を探究することによって同定され得る。このように、私たちは、人々が服従させられ、自身を服従させ他者をも服従させる権力の技術の細部を明らかにするのである。

いったんこれらの技術が同定されると、人が自身や他者をこれらの技術に服従させながらもそれを拒否した機会を調べることによって、ユニーク・アウトカムは存在を与えられる。その後、人々は、ユニーク・アウトカムにまつわる意味の遂行に携わるよう誘われる。この目的のために、質問——問題の言いなりになって何かすることに反抗し拒否したことは、問題の延命のために強化されたり必要とされている概念や問題そのものを無効にするのに、どのような手助けとなりましたか？——が問われる。抵抗の歴史的な説明をするために、反抗のその他の例が同定され、たぐり寄せられる。抵抗の説明を膨らますその他の機会と、人々の人生や人間関係において起こりそうな影響について十分な推測がなされれば、これは必ず成功するであろう。これらのユニーク・アウトカムが同定されれば、「規格化する判断」——優勢な「真理」に沿った人々と人間関係についての評価と分類——の技術による服従強制は巧みに挑戦され、「従順な身体」は「生き生きとした魂」となる。

服従強制された知の掘り起こし

治療の望ましい結果が、以前は顧みられることのなかった生きられた経験の生き生きとした側面を取り込むオルタナティヴ・ストーリーの創生であり、これらのストーリーが代わりの知を取り入れる限りにおいて、これらの知の遂行のための空間の同定と準備が治療的努力の中心課題である、と主張され得る。

すでに見てきたように、問題の外在化が、統一された知の同定と外在化の途上で利用され得る。これは、人々の人生を規定している「真理」に挑戦するなかで、統一された知への服従強制に抗議することを援助するのに役に立つ。しかも、これらの統一された知から人々が離れるのを援助する上で、外在化は代わりのないし服従強制された知の同定と流通のための空間を確保する。

テクスト・アナロジーと治療についての議論において、ユニーク・アウトカムにまつわる意味の遂行を通してオルタナティヴ・ストーリーが生まれたり再生されることは述べた。このユニーク・アウトカムにまつわる意味の遂行は、服従強制された知の同定と代わりの知の流通のための空間確保のための基礎をも提供する。再度繰り返すが、ユニーク・アウトカムの同定は問題の外在化によって促進され得る。

統一された知の外在化に続いて、人の人生や性質におけるある側面――彼／女が他者との人間関係において経験し評価するものの、統一された知による特徴づけにはそぐわないこと、つまりこれらの知によって提案されている規格や期待には一致しないこと――を調べることによって、ユニーク・アウトカムが存在を与えられる。人々は、これらのユニーク・アウトカムが持っている彼ら自身ないしその人間関係についての重要なメッセージが何かを発見することと、これらの新しい理解に適合する「ユニークな知」を同定することを奨励される。このようにして、ローカルで庶民的な、土着の知を遂行することが可能になる。

博学な知も、「考古学的な」［訳注／特定の層を掘り起こすように同年代の記録を並行して調べること。］試みによって同定され得る。人々はユニーク・アウトカムやユニークな知にフィットするかつて確立された知を位置づける試みにおいて、人々の人生と関係する特定の実践領域の記録文書だけでなく、家族やコミュニティの古い記録も調べるよう招き入れられる。服従強制された知の歴史的説明の確立と、これらの知の将来の遂行と流通のための空間をいかにして確保するかを検討するなかで、人々は悪戦苦闘のユニークな歴史を評価し、彼らの人生や人間関係を構築する上で、それらの知を採用できる。このようにして、人々がユニークな知を採用するとき、私たちは、フーコーが「服従強制された知の反逆」と呼んだものの証人となるのである。

口述の伝統と文書の伝統――その区別

本章では、最近のいくつかの社会理論の発展に焦点を当ててきた。特に、テクスト・アナロジーとフーコーによる思考体系の歴史を参照しながら、一般的な言葉を使って、通常、治療と呼ばれている活動に関連するこの分野の発展を紹介した。私たちの西洋文化においては、制度化された治療の手段としては口述することが主で優勢だが、この本では主に文書の伝統を強調した。そこで、簡単にこれを口述の伝統と比べておこう。

明らかに、話すことと書くことは異なる。歴史的には話し言葉が書き言葉に先行していて、書くことは話すことに基づいていることが知られているが、文学界では両者の伝統が独立した様式として成立してきたという考え方も確立されている。書き言葉と話し言葉の際立った区別についての言及において、スタッブズ（Stubbs, 1980）は以下のように結論している。「書き言葉は話し言葉を直接的に表現していない。二つの体系が少なくとも部分的に自律的であることは多くの事実から明らかである」（p. 41）。書き言葉の異なる様式とそれらの話し言葉とのさまざまな対応を振り返った後で、スタッブズは主張する。

……高度に文学的なコミュニティにおいては、少なくとも何人かの人にとっては、話し言葉と書き言葉の間のつながりは極端に希薄で、書く様式がもともとの二義的特徴の何かを失い、より独立した一義的特徴が増していることを認めざるを得ない。（Stubbs, 1980, p. 41）

話し言葉と書き言葉に割り当てられた「真理」の地位とその相対的な成功は、ある程度、問題となる活動領域次第である。確かに、私たちの社会の多くの公的な領域において、「白黒はっきりさせて」書き留めることはより名誉なことと考えられている。しかしながら、別の状況においては、「確かな筋から聞いたことしか私は信用しない」といった考えが席巻している。それにもかかわらず、私たちの仕事における書く次元の重要性を強化する一般的機構が、私たちの文化においては働いている。多くの状況において、書いてあるものは、それが聞いたものではなく見たものだという事実によって、卓越した権威を手にする。西洋社会では、他の感覚よりも視覚が特権を得る由緒ある伝統――「視覚中心主義 Ocularcentrism」の伝統が存在する。[一〇]

目で「見られ」得る証拠に対して特別な信用と信頼を置くのは文化的実践である。これは、人々に「知られ‐得る‐こと knowledge-able-ness」とその概念が適当であることの属性を示す形容詞の在庫量に反映されている。そのような属性を示すのに私たちが適当だと考える形容詞は主に、排他的ではないものの、視覚的である。たとえば、正当な知の持ち主と見なされている人々は、「眼識がある insightful」とか「鑑識力のある perceptive」とか「先見の明のある far-sighted」人と考えられている。これとは対照的に、これらの性質が欠けていると考えられている人々は、「盲目的 blind」だとか「近視眼的 short-sighted」だとさ

[一〇] 多くの著作家、特にフランス知識界の著作家たちは視覚中心主義の伝統に立った「理性」の増殖を同定しており、これを強く批判してきた。イリガライ（Irigaray, 1974）のような人々は他の感覚に特権を与えることを提唱している。他に、フーコーのような人たちは、「規格化する視線」とその服従強制効果といった言葉によって、視覚中心主義の実践の批判に従事してきた。

れている。そして最も望まれうる概念は、「啓示的 illuminating」とか「啓蒙的 enlightening」、そして「予見的 visionary」と判断される。

文書の伝統

スタッブズ（Stubbs, 1980）は、書くシステムの貢献を振り返って、このようなシステムのある社会は「思考を大いに促進する新しい知の資源」を持っていると述べた。その理由は下記の如くである。

(1) 「各世代は、ゼロから、あるいは上の世代が思い出すことができて彼らに渡してくれることを待ってから、始める必要がない」
(2) 書くことは、「記録された知恵の蓄積」を許す。
(3) 書くことは、「人々が研究したり、批判したりすることを容易にし、その結果、より多くの発見に導く」様式で、発見の記録を可能にする。
(4) 「書き言葉の情報内容はより高度であり、推論の部分が少ない」
(5) 書くことは、師弟関係を劇的に変容させ、思考における独立性を促進する。なぜなら、「書物のなかに独立して存在する、知る者を必要としない知があり得るからである」（p. 107）。

ここに提案されている長所は誇張的であり特定の文化に特徴的だという反論は可能である。たとえば、独立した知は、ストーリーテリングの伝統や謡や舞踊の媒介を含む他の手段によっても継承され、コミュニティのなかに存在することが明らかにされている。オーストラリアのアボリジニの知の多くがソングラインのなかに存在しているのがこの一例である。それによって、彼らは何世代にもわたって「彼らの先祖が歌うことによって世界を存在させた」のである（Chatwin, 1988, p. 11／北田訳二三頁）。

スタッブズの発見がある程度、自民族中心主義を反映していることは認めるとしても、私たちの文化においては、文書の伝統に頼る治療が、ローカルで庶民的な知の公式化、正当化、継続を促進し、人々の独立した権威を促進し、そして新しい発見と可能性の出現のための文脈の創造をも促進するという彼の提案は支持される。

文書の伝統と時間

ある人の人生における変化を認めるためには——人生を前進しているものとして経験するためには——、そしてその人自身が自らの人生を変化させていることに気づくためには、その人が（過去、現在、未来という）時間に沿った首尾一貫した連続の文脈内に自らの人生の出来事をプロットするよう援助する仕掛けが必要である。言い方を換えると、変化を認めることが意味の遂行と人生におけるパーソナル・エージェンシーの経験に必要不可欠であり、その変化の認識は直線的時間概念の導入によって得られるのである。ところが、治療世界において時間の次元は相当ないがしろにされてきた。「直線的時間概念は、出来事のシークエンスを記録する能力を要求し」（Stubb, 1980）、書くことはそのような記録の供給に理想的なので、文書の伝統が、直線的時間概念の導入、ひいては人生の意味の創生のための重要な仕掛けであることが想像されよう。治療を求めてやってくる人々は、変わりようがないように見える人生に介入する能力など経験できずに、新しい可能性や代わりの意味の探索も妨害されている。したがって、文書の伝統が、時間の次元上における経験のマッピングを促進する限りにおいて、それは、治療と規定される活動に多くの実りをもたらすように思われる。

情報の組織化

焦点意識によって課せられる限界に関して、話し言葉と書き言葉を区別するなかで、チェイフ（Chafe, 1985）は「アイデア・ユニット idea unit」の考えを導入した。アイデア・ユニットは、人の短期記憶の能力を表すものであり、この能力がいかなる時間においても人が注意して聞くことのできる情報量を固定し限界づけるのである。

……一つのアイデア・ユニットは、ある時点の短期記憶が含みこむ内容を表し、短期記憶で容易に表現できる情報量はおよそ七つの英単語程度であること、短期記憶の内容は二秒ごとに更新されることを表している……（p. 106）

チェイフによると、書き言葉は――私たちが「注意を多くの情報にさまよわせ、言葉の資源のより慎重な組織化に注意を捧げる時間」を持つ点で――「焦点意識の限られた時間と情報能力」による拘束から人々を解放するだけでなく、アイデア・ユニットの情報内容を大いに増加させ、アイデア・ユニットを異なる「依存関係」において再組織化する仕掛けをも供給するのである。

チェイフの考え方にしたがって、治療への文書の伝統の導入について検討してみよう。文書の導入により、いかなる時点においても短期記憶に組み入れる情報の拡張が可能になり、「言葉の資源のより慎重な組織化」と「アイデア・ユニット」の異なる「依存関係」への再組織化の余地がうまれる。すなわち、書くことは人々を情報と経験の配置の決定、そして出来事と経験の異なる説明において、もっと積極的にする仕掛けを提供する、と主張できるのである。

書くことの効用についてのこれらのコメントは、作者にとってと同様、読者にとって適切であり、治療を求めてやってくる人々にとってと同様、治療者にとっても適切である。

結論

私は、テクスト・アナロジーとフーコーの思想に注意を払いながら社会理論の最近の発展を展開し、これらの概念に位置づけられる治療様式に関していくつかの提案を詳述し、治療に文書の手法が取り入れられるべきことを主張した。最後の提案は決して新しいものではない。すでにこの主題を扱った論文がいくつか認められる。ここでそれを要約することはしない。これらの文献を探索したいと思う読者はバートンの『心理療法における文書使用』(Burton, 1965) から取り掛かることを勧める。

口述と文書の伝統に関して、デイヴィッドと私はどちらか一方を他方より重視しているわけではないが、仕事上は主に口述の伝統に従っている。私たちは援助を求める人々のほとんどと話すが、すべての人に何かを書くわけではなく、新しいストーリーについての説明をすべての人と一緒に文書によって共同制作するわけでもない。[1-1] 時間の制約によって文書の伝統に頼ることはしばしば制限される。しかしながら、この伝統の長所を振り返りつつ、この本を書くなかで、時間がしばしばそのような決定因子となる組織化されている知恵に対して疑問を抱かざるを得なかったのは確かである。

[1-1] この記述は必ずしも重要ではない。私たちはしばしば、助けを求めるものの話はしたがらない人々や人に会うことさえ拒否する人々に対して、文書手段による仕事をしてきた。

第二章
問題の外在化

Externalizing of the Problem

White | Epston
Narrative Means to Therapeutic Ends

「外在化」[1]とは、人々にとって耐えがたい問題を客観化ないし人格化するよう人々を励ます一つの治療的接近法である。この過程において、問題は分離した単位となり、問題と見なされていた人や人間関係の外側に位置することとなる。人々や人間関係の比較的固定した特徴とされた問題はもちろん、生来のものと考えられていた問題も、以前ほど固定的ではなくなり、限定的な意味を減らしていく。

私（ホワイト）が問題を外在化するよう励ます最初の体系的試みを始めてから一〇年になる。これは主に、子どもに問題があるとされた家族との治療という文脈におけるものであり、すでに発表済みである（たとえば、White, 1984, 1985, 1986a, c）。

子どもの問題を外在化することは、明らかに家族に大きな興味を引き起こす。問題は普通、子どものなかにあると見なされているが、すべての家族がこれに影響され、しばしばうろたえて、希望を失い、疲れ果てている。彼らはさまざまな仕方で、問題がいつまでも続いていることや何を試みてもうまくいかないことを、自分たち、そして／あるいは自分たちの人間関係のせいにしている。問題が持続し、解決法が失敗に終わるので、家族は、個人および人間関係的に、ネガティヴな特質ないし属性の存在を確信することになる。それゆえ、家族が治療を求めてやってきた問題について詳しく話すときは、たいてい、私が家族の人生の「問題のしみ込んだ記述 problem-saturated description」と呼ぶものが提示される。私は、ストーリーないしテクスト・アナロジーを引用して、この「問題のしみ込んだ記述」を「家族の人生のドミナント（優勢な）・ストーリー dominant story of family life」と提唱した（White, 1988／第一章を参照）。

[1] 本章は、Dulwich Centre News Letter, Summer 1989/90 に初出の論考である。

家族が彼ら自身とその人間関係を問題から引き離すよう援助するなかで、外在化は、問題のしみ込んでいない新しい見方で彼らそれぞれが自身と人間関係を記述する可能性を開く。つまり、家族にとって魅力的な、家族の人生におけるオルタナティヴ（代わりの）・ストーリーの展開を可能にするのである。人々は、この新しい見方によって、家族の人生における問題のしみ込んだ説明によってはわずかたりとも認められなかった、彼らの人生や人間関係についての「事実」を見つけ出すことができる。この「事実」は、問題のしみ込んだ説明とは矛盾するものであり、新しいストーリーの誕生の核となる。しかも、この過程において、子どもの問題は決まって解決されたのである。

問題を外在化するよう家族を励ます初期の体系的試みが大変有効であったため、私はさらに広範囲の問題に対しても、これを適用することにした。このアプローチの引き続く探究においても、私は問題の外在化が問題を抱えて困っている人々の役に立つことを知った。その結果、私はこの実践について、以下のように結論した。

(1) 誰が問題に対して責任があるのかという論争も含め、人々の間の非生産的な葛藤を減らす。

(2) 問題解決の試みにもかかわらず存続する問題のために、多くの人々がもつに至った挫折感を帳消しにする。

(3) 人々が互いに協力し、問題に対して一致団結して立ち向かい、そして人生や人間関係に対する問題の影響から身を引く方法の基礎を築く。

(4) 人々が、問題やその影響から彼らの人生と人間関係を取り戻す新しい可能性を開く。

(5)「恐ろしくシリアスな」問題に対する軽やかでより有効な、さほど緊張しなくて済むアプローチの自由を与える。

(6)問題についてのモノローグよりもダイアローグを提供する。

問題の外在化に関連した実践の文脈においては、人も人間関係も問題ではない。むしろ、問題が問題となる。つまり、問題に対する人の関係が問題となる。

第一章で検討したように、人々が人生について抱いているストーリーは、彼らが経験から得る意味を決定するのみならず、意味の獲得のために生きられた経験のどの側面が選択されるかをも決定する。エドワード・ブルーナー（E. Bruner, 1986a）が述べたように、物語が生きられた経験のすべての豊かさを包み込むのは不可能である。

……人生の経験は言説よりも豊かである。物語構造は経験を組織化し、経験に意味を与えるが、必ず、ドミナント・ストーリーによって完全に包囲されない感情や生きられた経験が残る。（p. 143）

人々が人生について抱いているストーリーは、経験の意味、および経験の表現されるべき側面の選択の両方を決定するため、これらのストーリーは人々の人生の一部であり、その人生を形作っていく。人々がストーリーを生きる、あるいはストーリーを遂行する時に、人生や人間関係は展開する。テクスト・アナロジーのレンズを通すと、人々の問題経験について、さまざまな仮定が導き出される。

人々が治療を求めてやってくるほどの問題を経験するのは、(a)彼らが自らの経験をストーリングしている物語、そして／あるいは他者によってストーリーだてられている彼らの物語が彼らの生きられた経験を十分に表していないときであり、(b)そのような状況では、これらのドミナント・ストーリーと矛盾する彼らの生きられた経験の重要で生き生きとした側面が存在するだろう。

問題の外在化は、人々の人生と人間関係を形作ってきたドミナント・ストーリーから彼らを引き離すことを可能にする。そうすることにより、生きられた経験のうち、以前は無視された生き生きとした側面、つまりドミナント・ストーリーの読みからは導き出されなかった側面を同定できるのである。私はゴッフマン（Goffman, 1961）に倣って、このような経験の側面を「ユニーク・アウトカム Unique Outcomes」と呼んできた（White, 1987, 1988）。

ユニーク・アウトカムが同定されれば、それに関連した新しい意味の遂行に従事するよう人々を励ますことができる。これが成功するためには、ユニーク・アウトカムが人生におけるオルタナティヴ・ストーリーとなるまで引き続きプロットされる必要がある。私は、このオルタナティヴ・ストーリーを「ユニークな説明 Unique Account」と呼び、ユニーク・アウトカムが「意味をなす」オルタナティヴ・ストーリーを位置づけ、生み出し、復活させるよう人々を励ます質問法を練り上げてきた。また、これらの新しい展開が個人および人間関係的属性と特質のどんな面を反映しているのか探究するよう人々を刺激する質問も考案した。人々は楽しみつつ、これらの質問に対応するなかで、自身と人間関係に関する新しい「ユニークな再記述 Unique Redescription」を得る（White, 1988）。ユニークな再記述のための質問は、人々が自分自身との関係を再考することを援助したり（たとえば、「こういった発見は、自分自身に対するあなたの態度に、どのように影響していくと思いますか?」)、他人に対する関係の再考(たとえば、「この発見は、あなたの……との関係にどのように影響するでしょうか?」)や彼らの問題に対する関係の再考をも援助する(こんなふうにその問題に協力することを拒むことで、あなたはその問題を後押ししたいのですか? それとも弱らせたいのですか?」)。

この後に、オルタナティヴ・ストーリーの遂行を拡大するよう人々を誘導する質問が導入される。これは、人々と人間関係についてのユニークな説明やユニークな再記述に伴うであろう新しいいくつかの「ユニークな可能性 Unique Possibilities」の吟味を喚起する(White, 1988)。人々の人生の新しい意味の遂行に聴衆を集めて聴かせるよう誘導する質問を導入すると、オルタナティヴ・ストーリーを探すべき範囲はさらに拡大される。私は、これらの質問を「ユニークな流通 Unique Circulation」質問と呼んでいる。問題の外在化の実践に基づく治療は、人生と人間関係の「再著述 re-authoring」(Myerhoff, 1986)を促進する。以下に、問題の外在化の実践をいくつか述べることにする。これらの実践の細部は節を分けているが、読者はそれぞれの議論の内容に、かなりの重複があることに気づくだろう。

影響相対化質問法

私が「影響相対化質問法 Relative Influence Questioning」(White, 1986a)として提唱した一般的な質問法は、人々が問題を外在化する上で特に役立つものである。初回面接が始まるやいなや、人々は問題から彼らの人生と人間関係を引き離す仕事に取りかかる。

影響相対化質問法は二つの質問群から成り立っている。一つは、人々の人生と人間関係に対する問題の影響をマッピングするよう彼らを励ますものであり、もう一つは、「問題の人生」に対する彼ら自身の影響をマッピングするよう援助する。人々の人生と人間関係に対する問題の影響を振り返るよう誘うことにより、影響相対化質問法は、彼らが問題に対する自分たちの影響に気づき、記述することを援助する。これは、固定的で静止した世界、つまり人々や人間関係に問題が内在している世界から、経験の世界、変化のある世界へ人々を連れ出していく。この世界でこそ、人々は肯定的な行動の新しい可能性や自由に行動する新しい機会を見出すのである。

問題の影響のマッピング

質問は、人々が彼らの人生や人間関係における問題の影響をマッピングできるよう導入される。これらの質問は、行動、情緒、身体、相互作用、および態度といった領域における問題の影響を同定できるよう人々を援助する。

これは、家族の人生における問題のしみ込んだ記述を取り扱うことになり、それは、問題「そのもの」によって通常提示される記述よりはるかに広範囲にわたっている。問題にされた人と問題との関係に質問を限定するのではなく、問題とさまざまな人々、問題とさまざまな人間関係との間というように、さまざまな局面にわたる問題の影響を明らかにする。これは、後になって、ユニーク・アウトカムとか肯定的行動の可能性を探すときに、とても広範囲な領域を提供してくれる。肯定的行動は、いかなる局面においても存在する。これは、問題に関わるすべての人々が個人的な働きの新しい感覚を経験するのを可能にする。

ここで、遺糞症を例に「問題の影響のマッピング mapping the influence of the problem」の実践を紹介しよう。それが適切に思われるのは、この実践の多くが、がんこで絶えることのない汚れの歴史を持つ子どもの家族との仕事から生まれたものだからである。

ニックは六歳で、両親のスーとロンによって私のところへ連れてこられた。[2] ニックには、遺糞症の大変長い歴史があった。何人かのセラピストによる治療も含め、問題解決のための試みはすべて徒労に終わっていた。「アクシデント」や「インシデント」のない日はほとんどなく、たいてい、下着に「めいっぱいの作品」が残っていた。

さらに事情を悪くしていたのは、ニックが「プー」と仲良くなっていたことである。プーは彼の遊び相手だった。彼は、壁にプーで「筋をつけたり」、プーが見つからないよう引き出しのなかにしまいこんだり、プーを丸めてボールにしたり、プーを戸棚やたんすの影で払い落とした。揚げ句の果てには、食卓のテーブルの裏にプーを塗りたくったりした。それに加えて、ロンやスーが、家の周りのいろいろなところに汚れた下着が隠されているのを見つけたり、プーがいろいろな角に押し込まれたりシャワーや流しの排水口に詰め込まれているのを発見するのも、珍しいことではなかった。プーは、ニックと一緒に風呂に入る習慣まで身につけたのである。

[2] 守秘義務により、すべての名前は架空のものである。

家族の人生や人間関係におけるプーの影響を問う私の質問によって、以下のことが明らかになった。

(1) プーは、ニックを他の子どもたちから引き離したり、学校での勉強を邪魔して彼の人生を台無しにしていた。彼の人生を覆い隠すことで、プーは彼の将来から輝きを奪い、彼や他の人たちが、彼が本当はどんな人なのか理解するのを難しくしていた。たとえば、プーの覆い隠しは、彼以外の人々が、ニックがどんなに面白い知的な子どもか理解することを難しくして、彼のイメージはすっかりぼやけていた。

(2) プーは、スーの人としての一般的能力やよい親となる力に疑問を抱かせ、彼女をみじめにさせていた。それは彼女を容赦なく打ちのめし、彼女は希望を失って「お手上げ」寸前だった。彼女は自分の親としての将来が、絶望で曇っているのを信じて疑わなかった。

(3) プーの引き続く非協力的態度は、ロンを相当まごつかせていた。まごつきの影響として、彼は友達や親族から疎遠になった。彼にとって同僚と気楽に話し合えるような問題ではなかったのである。家族は比較的遠く離れた小さな農村に住んでいたので、友達や親族を訪れるにはたいてい泊まりがけでなければならなかった。泊まりがけが昔からのやり方だったのである。そのような滞在では、ニックの「アクシデント」や「インシデント」は目立ってしまうので、ロンはそのやり方をあきらめなければならなかった。ロンはずっと自分のことをオープンな人間だと考えてきたので、「不愉快な」秘密を隠しながら自分の考えや感情を他人と分かちあうのは困難であった。

(4)

プーは、いろいろなやり方で家族のすべての関係に影響していた。たとえば、ニックと両親のあいだには溝ができた。彼とスーの関係はどことなくぎくしゃくしたものになって、たくさんの楽しみが失われていた。そして、専制君主のプーの統治下では、ニックとロンの関係もひどく苦しいものであった。また、ニックの問題に対する両親の欲求不満がいつもロンとスーの話題の中心であったため、二人がお互いに注意を向けることは困難となり、プーは二人の関係にも多大な影響を与えていた。

人々の影響のマッピング

問題が人々の人生と人間関係に及ぼす影響をマッピングすることにより、問題が影響を与える側面が記述されたなら、第二の質問セットに進むことができる。これは、「問題の人生」に対する人々の、そして人々の人間関係の影響をマッピングするよう人々を誘うことが特徴である。これらの質問は、家族の人生における問題のしみ込んだ記述とは矛盾する情報を生み出し、逆境に直面しても自らの能力と資源を人々が同定できるよう援助するのである。

普通、問題の人生に関する人々自身の影響について具体例を上げるのは大変難しい。人々が長期にわたり、手に負えない問題で苦しんでおり、自分たちの人生と人間関係を台無しにされたと感じている場合は、特に難しい。しかしながら、この段階までに、問題の影響が同定されているので、人々の影響を明らかにするための素地はできている。人々は問題からわずかながら解放され、問題に絡んだ出来事の認知においても以前ほど緊張しなくなっている。これが、ユニーク・アウトカムの発見を促進するのである。

すでに述べたように、問題と人々の関係、問題と人間関係との間の関係といった、さまざまな局面において問題の影響がマッピングされるため、ユニーク・アウトカムを探して見つけだすための領域も広範囲に用意される。問題の人生に対する人々の影響のマッピングにおいて、人々は、問題と患者の関係とか問題があるとみなされる人間関係に焦点を限定されるべきではない。

以前は速やかにないがしろにされていた「事実」についての新しい情報が、問題のしみ込んだ人生記述と矛盾することは、当事者にとって重大に受け止められなければならない。これが、重大であるとされたときに限り、当事者にとってのユニーク・アウトカムが構成されるのである。ここまでに行われた問題の影響のマッピングが、この重大性に一役買うことになる。人々の影響についての新しい情報はすべて、このマッピングと鮮やかな対照をなす。たとえば、思春期やせ症の若い女性が、病気にされるがままに友達から孤立していないという事実の深い重大性に気づくことは、彼女の人生と人間関係に対する病気の影響をマッピングして初めて可能となった。

「スニーキー・プー」とあだ名をつけられた問題の人生に対する家族の影響をマッピングすることにより、以下のことが明らかになった。

(1) スニーキー・プーは、ニックを遊び相手にしようといつも企んでいたが、ニックは、プーの奴に「裏をかかれずに」済んだ機会をいくつか思い出した。ニックは、これまでなら「どこかにしまいこんだり」「筋をつけたり」「塗りつけたり」してもよさそうなのに、そうしなかったことが何回かあった。自分が騙されるのは許せなかったのである。

(2) 最近、スニーキー・プーは、スーをみじめさのどん底に追いつめたが、スーはそれに抵抗してステレオをつけたことがあった。その時、彼女は親として、また人としての能力に疑問を抱くことも拒否することができた。

(3) スニーキー・プーによるロンのまごつきは彼を他の人たちから遠ざけていたが、ロンがそれに抵抗した経験を思い出すことはできなかった。しかしながら、スニーキー・プーの要求が同定されると、彼は、その要求を拒むというアイデアに興味をもったようだった。スニーキー・プーの要求にどのように抵抗するかという私の好奇心に応えて、彼は、この「不愉快な」秘密を同僚に打ち明けるつもりだと語った。(この意図は、家族の人生における問題のしみ込んだ描写からは読み取ることができないという点において、すでにユニーク・アウトカムである。)

(4) スニーキー・プーの人生に対して家族関係の及ぼす影響を同定することは、難しく思われた。しかしながら、議論の末、たとえばスーはニックとの関係でまだ楽しめるところが残っていると考えていたし、ロンはニックとの関係を放り出さずに努力を続けていたし、ニックはプーの奴が彼と両親とのあいだの愛情をすべて駄目にしたわけでないと考えていたことが、明らかになった。

スニーキー・プーの人生に関わる、ニック、スー、そしてロンの影響を同定した後、私は、彼らが自分の人生や人間関係を「再著述 re-author」できるように、これらの例に関連した意味を遂行するよう励ます質問をした。

こんなふうに問題にうまく対処するために、彼らはどのように対処したのだろうか？　この成功は彼らに、人としておよび人間関係上、どのように反映されたのか？　こういった成功をなし遂げるのに、彼らは、どのような個人的および人間関係上の特性を頼りにしたのか？　この成功は、問題から人生を取り戻すための次の一歩について何か良い考えを提供したのだろうか？　彼らが、現在自分たちについて気づいていることは、問題と彼らの将来の関係に対して、どのような違いを生むのだろうか？

これらの質問に応えて、ニックは、スニーキー・プーにはもう裏をかかれない用意が充分できていることに思いあたり、友達になる罠には二度とはまらないと決心した。スーは、スニーキー・プーにみじめな思いをさせられることを拒否するための新しいアイデアを得たし、ロンは、スニーキー・プーとの葛藤を同僚に語るリスクをそろそろ冒してもよい気がして、それを実行に移すことを思い描いていた。

二週間後に、私はこの家族と再会した。その後のニックのアクシデントは、たった一度だった。それは、わずかな「しみ」と呼ばれた。スニーキー・プーは九日後に巻き返しを図ったが、ニックは負けなかった。彼は、自分の人生を駄目にする気は毛頭ないことをスニーキー・プーに教えていた。彼は、プーの遊び相手になるという罠から自分がいかにして逃れたかを語り、人生はもう覆い隠されないこと、自分が輝き出していることを信じていた。彼は、お喋りになり、前より幸せで、自分を力強く感じ、身体的にもより活発になっていた。スニーキー・プーは油断のならない奴だったが、ニックは自分の人生を取り戻すためにかなりよくやっていた。

スーとロンも、スニーキー・プーの要求に協力しないという決定に「真面目に取り組んで」いた。スーは、前よりも「自分にやさしく」するようになっていて（スニーキー・プーが彼女を辛い目に合わせる時には、特に）プーが彼女を軽んずることはもうできないのだと断固とした態度を示した。

ロンは危険を冒して、スニーキー・プーによる隔離に抗議した。問題について同僚の夫婦に語ったのである。ふたりは敬意を持ってその話を聴き、二、三の意見を述べた。一時間後、夫婦のひとりがやって来て、自分たちも一人の息子に同じような問題を抱えていたことを打ち明けた。これは、とても重要な会話となり、友情の絆を固めた。ニックの人生の覆いがとれたことで、ロンは、「ニックは語るに足る奴である」ことを発見した。

私は、ニックとスーとロンに、彼らの人としての特徴や彼らの人間関係の特性に関して今回の成功が何を語っているかよく考えて推測するよう励ました。また、これらの事実が、スニーキー・プーとの現在の関係について示唆することを、よく振り返ってみるよう励ました。この話し合いで、家族は、スニーキー・プーが生き永らえるための誘いを却下する方法をいくつか見つけた。

私たちは、その三週間後にも会ったが、家族全員がスニーキー・プーをやり過ごし、奴を分相応な場所に留めるところまで進歩していた。ニックには友達もできて、学校でも皆に追いつき、家族は泊まりで何度か友達や親戚を訪ねていた。スーは罪の意識からうまく逃れていた。これは、スーとロンが子育ての試みや試練について他の両親たちと話し合う機会を増やしたことにより、一層促進された。そうするなかで、ふたりは、子育ての技術に疑いを抱いているのは自分たちだけではないことを知ったのである。

私たちは、スニーキー・プーが舞い戻ってきてニックにまたもや力をふるいだした場合を想定し計画を練った。一カ月後の振り返りでも六カ月後のフォローアップでも、ニックはとても順調だった。たった一度か二度微かな汚れがパンツについていただけであった。彼は、自分に自信を持ち、学校では友達ともさらにうまくやっていた。誰もが、彼の進歩に満足していた。

外在化すべき問題を決める

問題の外在化の実践において大切なのは、人々の問題の記述と彼らの人生と人間関係に対する問題の影響が特別のものであることを保証することだ。外在化は、問題が語られた後「自然に」、人々の人生と人間関係に対する問題の影響をマッピングすることから始まる。それは、問題の人生に対する人々の影響をマッピングすることにより、さらに確実となる。

しばしば、人々は、困っている問題の定義をよくある一般的な言葉でおこなう。しかしながら、問題の影響や人々の問題の経験は、いつでもユニークである。つまり、当事者と会う前には、問題の影響は、かなり大雑把にしか予測できないのである。

人々の行う問題の定義は、かなり具体的に行動レベルで表現される（たとえば、「彼はかんしゃくを起こすんです」）かと思えば、まったく一般的なこともある（たとえば、「私たちはコミュニケーションに問題があるんです」）。また、自分たちの経験に見合う定義を見つけにくいこともある。こういった場合、治療者はいくつかの定義を示して、どの定義がうまく彼／彼女の経験を捉えているのかチェックするのがよい。

治療を求める人々にどんなアプローチをするにせよ、治療者が状況の一般化を避け、全ての状況の具体性を心に留めながら、行動の特別な繋がりによって引き起こされそうな結果を先んじて思い描くことは、大切である。これには、セラピストの側に、ある水準の「意識」が要求される。さらに、治療者がうっかり人々の制圧に加担しないためには、ローカルな政治学、つまり関係性レベルでの政治学の認識が要求される。このような意識があれば、治療者は、暴力とか性的虐待を外在化する気はなくなるものだ。こういった問題に対処しなければならない時は、暴力を強いると思われる態度や信念の外在化を励ましたり、（秘密とか孤立の強要のように）人々を服従強制する戦略の外在化を励ますことになろう。

流動的で発展的な定義

治療経過を通して、問題の外面的な定義は固定されたままだとしても、時とともに多くの場合流動化し、発展する。特に、人々が問題経験に見合う記述を求めて悪戦苦闘しているときには、そうなりやすい。問題の定義の発展は、影響相対化質問法でずいぶん促進される。次に、この技法がいかに問題の外面的定義を発展させるかを提示しよう。

マジョリーは、一〇歳と一一歳の二人の子どもの片親で、彼女が家族のかんしゃくと呼ぶ問題で治療に訪れた。説明を求められると、彼女は自分も含め家族全員がかんしゃくでもって欲求不満を表すのだと述べた。

マジョリーは、彼女の人生に対するかんしゃくの影響を問われると、それが子どもとの葛藤の回避を勧めてくると述べた。母子関係における葛藤回避の影響を問われると、彼女は突然、それによって自分が権利を放棄させられてきた事実に気づいた。それは、彼女が自分を取るに足らない人間だと感じているという意味なのかと問うと、彼女は「もちろん！」と叫んだ。

他人が自分のことをないがしろにすることに反論できなくさせているのは何だと思うかと訊ねると、「罪悪感」が槍玉に上げられた。そこで、彼女の人生における罪悪感の影響がさらに探究された。罪悪感は、彼女の心に響く問題の新しい外面的定義であり、彼女の生きられた経験の重要な側面を包囲していたのである。

次に、「罪悪感の人生」に対するマジョリーの影響が明らかにされた。彼女は、それらのユニーク・アウトカムに関する意味を遂行するよう励まされた。彼女は、罪悪感の影響に抗議し、その放棄を公言することにより、彼女自身の影響力を拡大する一歩を踏み出した。子どもたちにとって、罪悪感は母親を取るに足らないものとする上である程度有効であったことが明らかになった。しかし、子どもたちが罪悪感の誘いを無効にした機会もいくつか明らかにされた。すると、この母子はすぐさま、自分たちの人生と人間関係を取り戻すことになった。

特定性から一般性へ

時には、以下の例のように、人々が問題を非常に特定して定義することがあるが、それをもっと一般的な定義とするよう励ますのが役立つことがある。なぜなら、問題の影響の同定とユニーク・アウトカムの探索のための領域を拡げる効果があるからである。

スミス一家は、七歳になる娘のメアリーのしつこい「睡眠障害」のために私を訪れた。両親のジェイムズとレイチェルは、この問題に大変手を焼いていた。彼らは、成功の「かけら」さえ得ることなく、解決方法も底をついていた。彼らは、育児関係の本を読みあさり、専門家のアドバイスを求め、そして親業のコースに参加してもいた。

レイチェルとジェイムズにとって残された唯一の方法は、メアリーが眠るまで、二人のうちのどちらかが隣に座って、彼女の手を握って安心させることだった。これは、しばしば、一時間半以上かかり、時には二時間半にも及んだ。二人は「途方に暮れて」いた。

レイチェル、ジェイムズそれにメアリーの三人は、メアリーが一人で眠れたときのことを覚えていなかったので、問題の定義がこのように狭く特定されていては、ユニーク・アウトカムを探すべき領域が充分でなく、問題に対する家族の影響について重要な例が見出されるとは考えられなかった。それゆえ私は、もっと一般的な外面的問題を見つけるよう励まし、問題の影響を探るための領域をもっと広く取るよう励ました。

睡眠障害という形でメアリーが安心を求めて両親に甘える時、ジェイムズとレイチェルは、それが彼女の人生に、もっと一般的な意味で、どんな影響があると考えたのだろう？　話し合いの後、問題のもっと一般的な外面的定義として「不安定」が見出された。睡眠障害の他に、不安定はメアリーの人生にどんな影響を及ぼしていたのか？　レイチェルは、彼女が不安定のせいで同じ年頃の子どもたちとの葛藤を直接扱えないでいると語った。そのような葛藤の下では、明らかに困り果てて保障を求め、近くの大人に駆け寄るのであった。これは、ジェイムズとレイチェルがいるところで多く認められた。ジェイムズとレイチェルの人生および彼らとメアリーとの関係における「不安定」の影響をマッピングすると、「不安定」が彼らに、口論ではメアリーの肩を持つよう無理強いすることが明らかになった。

不安定に対する家族の影響を振り返るために、私は、メアリーが不安定のせいで安心を求めて両親に甘えてもよさそうな時に、それでも自分一人でなんとか持ちこたえた場面を思い出せる人はいないかと訊ねた。すると、レイチェルが、メアリーが同じ年頃の子どもとの間で問題を起こした時、母親に駆け寄って問題解決をせがむ代わりに自分で解決した最近の出来事を思い出した。

これによって、新しい意味を遂行するよう励ます質問の導入への扉が開かれた。メアリーもこれに気づいていたのか？　いいや、彼女は気づいていなかった。どんなふうにしてこれができたと思っているのか？　このような打開策を実行するためにどんなことをしたのか？　彼女にとって、自分が問題を解決できることを知ったのは、どんな感じがするのか？　それは、彼女の能力について他にどんなことを語るのか？　私は、これらの質問に対する両親の意見を転がしながら、それに返答していくことにより、メアリーが自分で不安定を解消できる、彼女の適性と能力についての新しい記述を生み出した。

メアリーは、「古い絵」よりもこの「新しい絵」が好きな点で、はっきりしていた。新しい絵をメアリーが楽しむことは、不安定から彼女の人生を取り戻す一歩への準備について何を語るのだろうか？　メアリーが不安定から逃れ、自分自身を安定させる能力についての新しい知識は、レイチェルとジェイムズの彼女との人間関係において不安定のもつ効果を否定するのに、どのように役立つのだろうか？　これらの質問に対して、いろいろな可能性が語られ、六週間後には、メアリーは、自分一人で眠ることを主張し始めるほどに自分自身を安定させる能力を身につけた。[3]

「専門家の」定義から「普通の人の」定義へ

時に、人々が困っていることを表すのに「科学的な分類」を使うよう促されている場合は特に、彼ら

[3] 不安定の人生に対するメアリーの影響の例はすぐに明らかにされたが、そのような例は、治療の進展において本質的な事柄ではなかった。その代わりに、不安定の人生に対する両親の影響の例が明らかにされたことがよかったのである。最近、同様な問題を持った子どもの家族と会ったが、不安定の人生に対する子どもの影響は、すぐには証明されなかったものの、不安定の指図に協力することを両親が拒絶していることは明らかだった。このとき、彼らは、子どもに独力で不安定から逃れることを要求していたのである。家族は、ユニーク・アウトカムに関する意味の遂行を課され、面接が終わる頃、子どもは、幸せそうだった。なぜなら、両親が不安定に対抗して自分の味方になってくれたからである。

は「専門知識」を基に問題を定義する。問題定義のこのような再転写は、問題の文脈を消して、人々が問題の「人生」に影響を与える選択を奪うことになる。それでは、人々の問題との関係を振り返ったりユニーク・アウトカムを明らかにする定義は、得られない。つまり、このような再転写は往々にして、人々が個人的なパーソナル・エージェンシーを経験する可能性を減らすわけである。

問題の代わりの定義を構成するよう励ますことは、しばしば重要である。人々の経験に最も適切な定義とか、今困っていることをよりうまく表現することを可能にする定義のことである。次の例は、困っている家族の経験に適切な、問題の外面的定義の由来を説明している。

ジムは、心配顔の両親に連れて来られた。ここ七年ほど、彼は「統合失調症」と診断されていた。ブラウン夫妻は、ジムが彼らに依存する度合に対して心配を募らせていた。彼は完全な世捨て人で、生活を変えることには全く興味を示さなかった。なぜ自分の人生を何とかしないのかという両親の質問に、彼は決まってこう答えていた。「統合失調症だからさ」

私が、人生の成り行きに心配はないかと問うと、彼は、ないと思うと答えた。人生の状況について説明を求められると、自分は「統合失調症で、それだけのことさ」と答えた。

そこで、家族の人生と人間関係に対する統合失調症の影響を明らかにするようブラウン夫妻を励ました。ジムの人生に対しては、それが悪い習慣をもたらしていると信じられていた。私は、彼らにそれらの習慣を記述して、その影響をいくつか例を上げて説明してくれるよう頼んだ。私は、「結局、ジムの人生において統合失調症が指導している習慣が、彼を間接的な人生しか送れない乗客にしているのだね」とまとめた。

私がジムの方を向いて、これは本当のことだろうかと問うと、彼はわからないと答えた。さらに、「もし、こういった習慣が君を乗客に変えていて、君自身の人生の進むべき道に立ちはだかっているとしたら、気になるんじゃないかい？」と訊ねると、「そりゃ、そうさ」とジムは答えた。「なぜ気になるの？」とも訊ねた。このような質問に答えながら、ジムは、いろいろな問題経験や自身の心配を認めて明らかにし始めた。彼は、問題が自分の人生を貧しくしていることに挑戦する議論も「遂行」し始めた。

相互に了解可能な問題の定義を促進すること

時に、家族やカップルが治療に訪れた際、問題の定義自体がかなりの論争の的となる。この種の論争は、人々の人生と人間関係における問題の影響を明らかにしていく試みで協働することを難しくする。このような状況では、外在化自体が、相互に了解可能な問題の定義を可能にし、問題解決に向けて有効な共同作業をするための条件を促進する。この実践のさまざまな事例は、他所で紹介済みである（White, 1984, 1986c）。

問題の外在化におけるこの側面は、葛藤の高いカップルや反抗期を迎えた子どもを抱える家族との面接において、特に重要である。

ジョンとウエンディは、息子の「無責任」を心配して相談の予約をした。ジョーは一六歳で、付いてくるようにと両親に言われ、いやいやながら従っていた。彼は、両親が自分を心配するだけの然るべき理由があるとは認めていなかった。事実、ウエンディとジョンが相談の予約を決めたことが、彼が最初から問題視していたことを確信する上で一役買った。つまり、ジョーにとって問題は、両親の過剰な「小言言い」と「喧嘩」なのであった。

問題がどう定義されるべきかという非生産的な論争を棚上げしておこうとして、私はジョンとウエンディに、もし状況が変わらなければ何が起こるか訊ねた。これに答えて彼らは、ジョーの将来に予測されることがいかに心配かをしばらく語った。私は、この心配が、両親をどのようにジョーの人生に関わらせるのかと訊ねた。心配はジョーにもっと密着して監視するよう両親を励まし、他にもいろいろなやり方で両親の人生をジョーの人生の中心に据えていた。「この心配は、ジョーの人生にどんな影響を及ぼしていましたか？」

ジョーは、この質問の真髄にすぐに気づいた。彼の将来に対する両親のこの不安が自分を潰し、自分らしい人生を送ることを難しくさせていることに彼は気づいたのである。「これは君にとって問題だね？」「ええ、そうです」「両親から守られているのはいい具合じゃなかっただろ？」「はい、よくなかったです」「両親が持っているこの不安と、それが彼らの人間関係に与えている影響とを両親が台無しにするのを手伝うのは面白そう？」「ええ、そうですね」

相互に了解可能な、外面的な問題の定義づけは、協働的努力を可能にした。ウエンディ、ジョン、そしてジョーは一緒に、彼らの人生と人間関係における不安の影響を充分に明らかにした。彼らが、「心配の面前」で彼らの影響をマッピングすると、いろいろなユニーク・アウトカムが判明した。

そのうちの一つは、ジョーが自分の将来に対する両親の心配をぬぐい去った最近の一歩だった。ユニーク・アウトカムについての意味の遂行が始められ、ジョー、ジョン、ウエンディの三人は、彼らの人生と人間関係に介入する新しい選択に入った。

ユニーク・アウトカム

スニーキー・プーの例では、問題と家族の間のほとんどの関係、それに問題と家族関係との間の関係においても、ユニーク・アウトカムが明らかにされた。しかし、すべての局面にわたってユニーク・アウトカムを同定するのはしばしば難しく、たとえ役立つとはいえ、必ずしもすべての諸相において必要なのではない。新しい意味の遂行を促すには、一つでもユニーク・アウトカムが明らかになれば充分である。

そして、問題に関わるすべての人が、一つないしそれ以上のユニーク・アウトカムに関する新しい意味の遂行に積極的になることは役に立つことだが、これも必要条件というわけではない。もし誰かひとりがそういった遂行に積極的で、その人が他者がうっかり助長している問題の誘惑をきっぱりはねつけることができるなら、それだけで、問題に対してかなりの痛手を負わせることができる。

一度、問題の影響の細部が明らかにされたなら、人々が問題に対する自分たちの影響を認めることは、ずっと容易になる。たとえば、スニーキー・プーがスーをみじめにしていたことが明らかになった。その時点で、みじめさがスーにとってどんな意味をもっていたのか、細かいところまで明らかになった。その後、家族に、彼ら自身の影響をマッピングするよう励ます質問を導入すると、スーは、スニーキー・プーの影響から逃れることのできた場面を思い出すことができた。問題の影響を細かく吟味することによって、治療者は、次の質問で極めて具体的な話ができる。

過去のユニーク・アウトカム

ユニーク・アウトカムは、問題に対する人々の影響を遡って振り返ることによっても明らかにされる。ここで人々は、彼らの人生と人間関係における問題の影響と矛盾する「事実」や出来事を思い出すよう励まされる。そういった出来事は、その時点で人々によって経験されてはいるものの、たいてい、そうした経験に対する新しい意味づけは、彼らの人生の問題のしみ込んだ物語によって排除されている。しかし、これら過去のユニーク・アウトカムは、現時点で、新しい意味の遂行を促すことを可能にし、その新しい意味が人々の守備範囲を拡げ、彼らの個人的かつ人間関係に関する歴史を改訂することを可能にする。

キャサリンは二六歳だが、一三歳の時に背中にひどいケガをした。からだの不自由さ以外にも、後遺症として、かなりしつこい痛みがある。この痛みには、どんな検査や治療も役に立たなかった。事故以来、キャサリンの人生は下り坂で、私に紹介された時には、彼女はかなりの不安と抑うつに苦しんでいた。

初回面接では、キャサリンは母親のジョアンにつき添われていた。私は、彼女たちの人生と人間関係における痛みの影響をマッピングするよう励ました。痛みがキャサリンの人生にもたらしたたくさんの障壁のひとつとして、知らない人とは接触できないことが上げられた。キャサリンとジョアンに問題に対する彼女たちの影響をマッピングするよう励ましながら、痛みのせいで他の人と個人的な接触が続けられそうにないと感じたにもかかわらず、それをはねつけた体験を思い出せるかどうかキャサリンに訊ねた。二〇分ほど思案した後で、彼女は三年前の出来事を思い出した。その時、彼女は家からそう遠くない所をすこしばかり散歩していたのだが、知らない人が反対方向から近づいてくるのに気づいた。見知らぬ人はフレンドリーに見えたので、挨拶されるのではないかと思った。彼が間近に来た時、彼女はお辞儀をし、すれ違いざまに「こんにちは」と言った。これは、後からしてみれば思いもよらない離れ技だったが、その時点ではなんら意味のないことだった。

私は、この出来事について意味づけするよう二人を励ました。キャサリンは知らない人が近づいてきたときにどうやって不安を払いのけたか？　どうやって背を向けることをやめたのか？　彼女はそのためにどんな準備をしたのか？　もしこの時、彼女がこの出来事の重要性を認めていたとしたら、そのことは、その後の彼女の進歩にどのように反映したのか？　その時点ですでにまんざらでもなかった彼女の能力について、このことは何を語っていたのか？　この達成の重要性に彼女が十分気づいていたとしたら、どんな違いが生まれたのか？

この過去のユニーク・アウトカムの同定は、現在、つまり、それが起きてから三年もたった時点においても、キャサリンとジョアンのターニング・ポイントを構成した。その後で、ジョアンの「痛みのジャーナリズム」への参加拒否まで含む、さまざまなユニーク・アウトカムが吟味されるようになった。何カ月かにわたってキャサリンは、自分の影響力増大と新しい知識の評価を試み、友達を何人か作って人生に対する渇望を感じるようになった。そして、ジョアンは「自分自身のニード」にもっと目を向けるようになった。

過去のユニーク・アウトカムには、各面接の間に起こった出来事とか、治療経過の文脈において捉えられがちな出来事も含まれる。これらは、新しい意味の遂行や新しいストーリーの創生に関して大変豊かな材料を提供する。

ゲイルは、私に初めて会う何年か前に統合失調症と診断されていた。数々の治療にもかかわらず、重大な問題である幻聴のために、彼女は「苦しいライフスタイル」を余儀なくされていた。彼女は、この幻聴を彼女の「声」と呼んでいて、自分を絶えず悩ましていると訴えた。

初回面接においてゲイルは、このいやがらせを前にしても自分には能力があることを明らかにした。彼女は、いろいろな方法で声に挑戦し、たいてい声が静かな考えのレベルにまで下げられるほど自分が影響力を与えられるという一歩を踏み出していた。

ゲイルは、声が私と彼女の面接に反対していると教えてくれた。声は、彼女が面接をとり止めるように全力を尽くしており、予約の前には特に彼女を苦しめた。そのせいで、面接も二、三回キャンセルされかけた。私の理解を助けるなかで、ゲイルは、声も私たちの面接に脅えていて、面接をとり止めさせるのに死にものぐるいなのだと語った。

ある面接に先立って、ゲイルが声から自分自身をかなり取り戻したところ、声は巻き返しにやっきになり、いやがらせのレベルを上げた。このため、ゲイルは、声が再び自分を非難し始めるのを恐れて、とても苦しんだ。ゲイルの人生に対する新しいストーリーが古いストーリーの影に入って行くのを感じて、私はすぐさま、彼女が新しいストーリーを取り返せるよう質問を始めた。これらの質問のいくつかは、治療過程における、ゲイルと声の葛藤の歴史に対する私の知識に由来していた。

最近は、どうやって声の影響から逃れ、面接に来れるのか？　彼女は声に「黙れ！」と言っていた。私が「そんなに前のことじゃないが、この治療に関して声が君を悩ましていた頃、声は君に対してどんな影響を与えたのか？」と訊ねると、「泣かされていました」とゲイルは答えた。「今日も泣かされたの？」「いいえ」「じゃあ、今の君と泣かされていた頃の君とは、人間としてどう違うのだろう？」「今の私はずっと有能です！」「声にそのことをもっと教えてやったらどう？」「いいですとも――」

ゲイルは何週間かにわたる動揺から立ち直って、声もすぐに静かな考えのレベルまでに弱まった。二週間後の面接で、ゲイルは自分が「上り坂」であること、声のいやがらせを二度と許していないと語った。これは、ゲイルの人生におけるもう一つのターニング・ポイントとなった。

現在のユニーク・アウトカム

いくつかのユニーク・アウトカムは面接中に現れる。それらは、普通、ユニーク・アウトカムに対する治療者の好奇心と人々にそれを気づかせる誘いによって得られる。現在のユニーク・アウトカムの直接性は強く、人々を引きつけると共に、それは新しい意味の遂行にそのまま利用され得る。

ベットは、キースが治療面接に参加するよう何とか説得したが、その際、自分にはなんとかしてもらいたい問題があって、治療者にキースの考えや意見を聞いてもらいたいのだと理由づけていた。しかし、面接が始まるとすぐに、本当の問題がキースのたび重なる暴力と攻撃性にあることが判明した。ベットと夫婦関係に対する暴力と攻撃の影響を探っていくなかで、二人にとってこの問題への対処が最も大切であることが明らかになった。キースは、面接への参加継続に同意した。

そこで、ベットが恐れを感じ暴力がさらに激しくなりかねないと思った時はいつでも実行されるべき避難計画が、立てられた。この避難計画の実施決定には、キースの積極的な参加が必須だった。彼は前もって、この計画に関わる友人や親戚に会わなければならないし、暴力についての沈黙を破るなかで、問題解決にかなり貢献することになった。（これ自体、ユニーク・アウトカムであろう。）

話し合いの末、キースはある考えに同意した。質問を通して、キースの攻撃性は、男の女に対する関係を規定する優勢な知という文脈、およびそれに見合った権力の行使を要求する文脈のなかに位置づけられたのである。ユニーク・アウトカムは、これらの知と力の行使の優越性に関して同定され、私はキースとベットに新しい意味の遂行を頼んだ。

第二回面接の半ばに、ベットは、キースの意見と矛盾する意見をあえて述べるというリスクを冒した。何秒か、キースは明らかに自分自身と悪戦苦闘していたが、それに対する反応を示さなかった。私は、「どんなふうにしたんですか？　この段階で、そんなことが起こるとは思ってもみませんでしたよ」と問うと、「私が、何をどんなふうにしたっていうんだ？」とキースは返答した。「ベットが言ったことに反応して、彼女の言ったことをコントロールしようとするのを、あなたはどうやってくい止めたのですか？」「わからないね」「それには、驚いてないんですか？」「えっ？　たぶん、私は――そうだ、こりゃ、驚きだ！」「これは何を意味していると思いますか？」「そうだね――」私たちは、残りの時間を使って、このユニーク・アウトカムの重要性を明らかにした。そして、その間に、人間としてのキースについての新しい説明が展開していった。

未来のユニーク・アウトカム

ユニーク・アウトカムは、未来にも同定され得る。それは、問題の影響から脱しようとする人々の意図や計画を振り返ったり、問題から人々の人生や人間関係を解放するという彼らの希望を調べることによって明らかになる。

ネイサンは、問題の人生に対する自分の影響を認めるのは難しかったが、彼の人生に対する問題の影響の大きさを知ると面食らった。あまりにもドギマギしたため、実際、問題に追いやられていた窮地で何かをすべきだと決心したのが、ありありと伺われた。

これに対応して、私はいくつか質問をしてみた。「君は、問題に対して何かすることを決心したように見えるけど」彼は決心していた。「人生の救済策は何ですか？」すでに二、三の考えがあった。「どこから、その考えを手に入れたの？」「それを試している自分に気がついたら、君の自分自身に対しての感じ方に、どんな違いが起こるだろうか？」ずいぶん違うだろう。「もし君がそんなふうに感じ出したら、君の人生で、どんなことが容易になるだろう？」ネイサンはいくつかの可能性を思い描いた。

ネイサンはこれらの質問を楽しみながら、人間としての自分自身に対する、代わりのもっと報われる説明があってもいいことに気づき始めた。ネイサンは、この代わりの説明を流通させる一歩によって、これを完遂した。

これらのユニーク・アウトカムは、来るべき出来事の見込みと関連しているが、現在のことでもあり、過去のユニーク・アウトカムの同定にさえ導き得る。こういった意図や希望の存在が、「直面」する問題への現在の挑戦的行為と見なされ、今とは違った未来を人々に知らせる過去の経験、(たぶん、これが、彼らが「ちらりと」見た希望を生き永らえさせるもの)の探索につながるのである。

ユニーク・アウトカムと想像力

想像力は、治療者と治療を求めて来た人々の双方にとって、問題の外在化の実践上とても大切な役割を果たす。特に、ユニーク・アウトカムを同定する状況の促進と、それに関する意味の遂行において重要である。

治療者に重要なのは、助けを求めている人にとって重要となるであろう事柄を想像することと、その人の人生と人間関係における新しい発展を示すものは何かについてその人の判断基準に惑わされないことである。たとえば、治療者の人生において、客を自宅に迎えることは些細な出来事かもしれないが、人によっては、おそらく治療者が綱渡りをするのに匹敵するほどの大変な離れ業である。そのような離れ業はすべて、性質上特別な事と見なされ得る。重要なのは、その人が何歩進んだかではなくて、どちらの方向に進んでいるかである。

治療者は、問題を取り囲む出来事に対する人々の習慣的で予測可能な反応に関する知識を得ると、どんな反応が思いがけないユニーク・アウトカムを構成するのか想像できるようになる。これは、治療者の「差異の知らせ」に対する感受性を上げ、その結果、治療を求める人々の想像力強化に役立つ。

ブルースは、八年ほど前に統合失調症と診断されたが、両親であるリチャードとミムによって、私のところへ連れて来られた。ブルースの妹のアイリーンも面接に参加した。ミムとリチャードは、ブルースの人生の将来を心配していた。彼は安定していたけれども、完全に引きこもっていた。ベッドルームから出ようとせず、訪問客とも顔を合わせようとしなかった。

初回面接の終わりに、ブルースは、自分の影響をもっと拡大する準備ができていると考えていた。彼は、控え目な社会化グループのコーディネイターに電話をして、会う時間を決めるつもりでいた。

ブルースは、何度も、このコーディネイターの電話番号を教えられていたのだが、電話できるとは一度も思えなかった。彼自身、五年間電話に出たことはなく、電話のベルは鳴りっぱなしにされていた。私はブルースと両親に、彼が電話をする用意ができているかどうか話し合ってもらったが、私としては、これをクリアする前にいくつか階段を上ることが賢明なのではないかと口にした。ところが、ブルースは、充分用意ができていると自信満々だった。

次回の面接に家族が訪れたとき、何か進展があったかどうか家族に訊ねた。明らかに何もなかった。すべてが「同じよう」だった。私が、社会化グループのコーディネイターに電話をするというブルースの決心を思い出したのは、面接も半ばを過ぎた頃だった。彼は電話をしたのか？「はい」と彼は答え、すぐに、何か関係のない話を続けた。私は部屋をちらりと見回した。誰もが、他事にすっかり気を取られているようだった――皆が違う世界にいた。彼らが何か違ったことが起きるのを期待していないのも、無理のない話である。

「待って、待って」と私が言った。「空耳かな？」「何ですって？」とブルースが言った。「もしかすると、統合失調症は染るんだね、私にも聴こえたよ」私はブルースの気を引いた。「何のことですか？」彼は混乱していた。「あのね、さっきね、君が電話をしたと言ったようだったよ」「それは、幻聴じゃないですよ。僕が言ったことですから」とブルースは私を安心させようとした。「じゃ、もう一度言ってくれないか？　今回に限り、ニュースが理解できるように少しばかり大きな声で」ブルースはすぐに繰り返した。私は、こんな進展は全く期待していなかったと言って詫び、くどいようだけど、もう一度私にニュースを知らせてくれと頼んだ。彼がそうすると、私は椅子からずり落ちる真似をした。

これは、ブルースにウケた。今や、全員がブルースの進歩に注意を向けていた。「この知らせに心の準備ができていなかった人は他にいますか？」「他に驚いた人は？」リチャードはこれらの質問について考えた後で、ミムの方を向いて、「考えてみれば、これは驚きじゃないか？」と語った。ミムは、すぐに、この発見のムードに加わって、この予期していなかった行動を取り囲む出来事についてブルースに訊ね始めた。三〇分以上にわたり、好奇心の火が放たれたように全員がブルースを質問攻めにし、この出来事の重要性を考えた。私は、それらの質問とその答え、そして考察を記録して、その抜粋を手紙で家族に送った。

一カ月後、次の面接の冒頭、私はブルースがミムを二度驚かせたことを知らされた。面接はわずか一時間に限られていたので、その両方の出来事に関するエピソードとその重要性を充分調べるところまでは進めなかった。その後の面接では、彼の人生における新しい発展に遅れまいとする最大の努力にもかかわらず、私たちはいつも、ブルースに遅れをとった。

人々の問題との関係を再考する

問題とその影響は互いに依存関係にある。そのため、一方向的には、問題の延命はその影響に依存しているとと言い得る。私は、それらの影響が問題の生命維持システムを構成すると示唆したこともある。つまり、影響が、問題の延命のための必要条件なのである（White, 1986a）。

ユニーク・アウトカムとそれにまつわる新しい意味の遂行は、人々が、問題の影響やその要求に対する抵抗を明らかにするのを助ける。問題とその影響の相互依存性を考えれば、以下のように言える。もし人々が問題の要求を満たすことを拒否すれば、問題はなくなるだろう。つまり、問題の影響に従うことを拒否すれば、問題の深刻さは軽減される。それゆえ、ユニーク・アウトカムのもつ新しい意味を遂行する過程において、人々は、彼らの問題に対する関係を再考することになる。この再考された関係の記述は、問題の影響をマッピングすることによって最初に得られた、問題と人々との関係の記述とは鮮やかな対照をなす。もし人々が、問題との関係における、この移行をもっと意識するように励ましたり、それを明らかに言語化できるように励まされれば、新しい意味の出現が助長される。

ハリソン家は、八歳になる息子のアーロンのことで助けを求めてきた。彼のかんしゃくは、真夜中に支離滅裂なことを言い出す傾向と同様、家族にとって緊迫した問題だった。彼が成長するにつれ、さらに手をつけられなくなるだろうことは、誰もが確信していた。

他にも、ハリソン家を悩ます問題があった。それは、アーロンの食行動の習慣と協調性のなさ、学校での問題行動などである。アーロンの食べ方は、まさに見物だった。隙を見つけると、コーヒーをジャー一杯飲んだり、歯磨きをチューブ一本丸ごと使ったり、醤油を一気に一瓶飲み干した。彼は、テスト用紙を食べることによって、心理テストから逃れた。

アーロンは、ずっと学習障害とされて、特殊学級にいた。幼年期には、多動症候群と診断されていた。アーロンと比べて、二人の姉は比較的普通の女の子に見えた。少なくとも彼女たちの食習慣は常軌を逸してはいなかった。

問題の生命に対する家族の影響をマッピングすると、最近の劇的なユニーク・アウトカムは、アーロンのかんしゃくからのハリソン夫人の（参加ではなく）「撤退」と関連していた。ユニーク・アウトカムにまつわる意味の遂行を励ますために、私は、かんしゃくとハリソン夫人との関係において、このことは何を意味するのかと訊ねてみた。このように問題の影響下から逃れることによって、彼女は、問題の要求に従ったのか、それとも反抗したのか？　どちらの関係が、彼女にとっては魅力的なのか？　問題に対する非協力的関係は、問題を難しくするのか簡単にするのか？　問題に対する古い関係よりも、新しい関係を支援するために、彼女は他にどんなことをすればよいのか？この新しい関係にとって、彼女は今や、より頼り甲斐のあるパートナーになったのか？

数回の面接の後、ハリソン夫人は、問題との関係を変化させた。他の家族もこれにならい、かんしゃくは、その生命維持システムを失った。アーロンの行動も著しく改善し、劇的に勉強も進み、ずいぶん集中力もついた。私を喜ばせたのは、ハリソン夫人が、アーロンの同級生の親たちの「コンサルタント」になって、彼女たちが悩んでいるさまざまな問題と彼女たちとの関係を振り返る手伝いをしていることだ。

責任

問題の外在化実践が彼ら自身とその人間関係を問題から引き離す際、この実践は、問題の存続に関与している責任の大きさから人々を引き離すものではない。事実、これらの実践は、人々が問題との関係に気づき、それを記述するよう援助するので、それまでは責任を負うことなどできなかった問題に対して人々が責任を負うことを可能にする。

問題の外在化実践は、(a)人々を彼らの人生と人間関係における問題のしみ込んだ記述から自由にし、(b)人生と人間関係における、代わりのもっとすぐれたストーリーの誕生と復活を奨励し、(c)人々が、問題に対する新しい関係性を特定し発展させるのを援助する。そうするなかで、この実践は、パーソナル・エージェンシーの新しい意味を育てることになる。つまり、ここで人々は、新しい人生選択の探索に対して責任を負い、新しい可能性の追究が可能になる。この過程において、彼らは、世界に介入する真新しい能力を経験するのである。

文化的文脈

人々が問題から離れることを学ぶと、彼らは、人々やその身体を「客体化」ないし「物化」する文化的起源をもつ別の実践にも挑戦することになるかもしれない。その手の実践文脈において、人々は客体として構成され、人々は自分自身や身体、そして他人に対しても客体として関わるよう奨励されている。これは、人々を固定化し、形式化することである。西洋社会においては、この客体化の実践が浸透している。

問題の外在化実践は、人々やその身体、そしてお互いの「脱客体化」に彼らを従事させる対抗実践と見なすことができる。この対抗実践は常に、人々に大きな関心を抱かせる。人々は、これを情熱的に受け入れ、それが解放的であることを知る。フォローアップ面接において、問題の外在化の経験について人々と話し合うと、たくさんの人が、それはすぐに理解できるもので、問題から離れて振る舞うべく彼らを「自由にする」効果があったと語った。

自分自身を「思考体系の歴史家」と見なしたフランスの知識人であるミシェル・フーコーは、「服従強制 subjugation」を目的とした人々の客体化の文化実践を歴史的に辿った（Foucault, 1965, 1973, 1979）。フーコーによれば、近代史における西洋社会は社会制御を増強し拡大するために、人々と彼らの身体を客体化する実践にますます頼るようになった。人々と身体の客体化の近代史は「分割作業」（Foucault, 1965）と呼ばれ得るものの拡散と「科学的分類」（Foucault, 1973）の実践と軌を一にしている。フーコーは、大まかにいえば一七世紀に出現した分割作業の歴史を、一六五六年のパリの一般病院の開院から辿り始めた。この手の実践によって可能になったのは、ある種の個人と集団の排除、そして個人的かつ社会的アイデンティティを理由にした人々の客体化である。しかも、科学的分類の下で、身体は物として構成されるに至った。

この手の実践は、人々のアイデンティティを特徴づけていた。そこで導入された人々の特徴とは、「落ち着いた self-posession」とか「自制心のある self-containment」というように極めて個人主義的なものであった。西洋文化の最近の歴史において、人々の個人的特徴づけがますます強調されるさまを観察したのは、フーコーだけではなかった。たとえば、ギアーツも同様な点を指摘している。

> 西欧で人がどのように概念化されているのかというと、まず、境界づけられた固有の認知世界であり、意識や情緒、判断、そして行為を一つの明らかな全体性に組織化するダイナミックな中心ということになる。私たちは、この考えを矯正できるなどとは思えない。しかし、これは、世界の文化概念のなかでは、むしろ特殊なものである。(Geertz, 1976, p. 225)

フーコーによれば、この発展は、人々とその身体を治め、人々を「服従強制」させ、そして人々を「従順な身体」に偽造していく上で近代の権力操作に欠くことのできないものであり、ほぐすことのできないほどそれらと絡み合っている。ラビノウは、フーコーの立場を以下のように要約している。

> 制御の網の目を次々と全体化していく権力は、個人をますます特徴づけていく能力と絡み合い、それに依存している。(Rabinow, 1984, p. 22)

このように、人々とその身体を客体として構成する文化実践を振り返ると、特に近代的な形での権力操作に思いを巡らすことになる。権力をこのように振り返ることは、人々の服従経験のより広い文脈を理解するのに役立つし、対抗実践としての「治療」の誕生にも貢献するだろう。そのような振り返りを提供するために、私は、ジェレミー・ベンサムのパノプティコン（一望監視施設）に関するフーコーの分析（1979）を紹介したい。

パノプティコン

構造

パノプティコンは、一八世紀にジェレミー・ベンサムによって考案された建築様式である。ベンサムはこの建築様式を、人々を「従順な身体」——容易に変容させ、使用できる身体——として効率よく「偽造」するための空間的な組織化ないし配置の「理想的」モデルとして提唱した。これは、監視のための努力を最小限にすると同時に、人々の能力を最大限に発揮させる点において、理想的だとされた。パノプティコンは、大変経済的な権力様式モデルと想像された。

パノプティコンの提供する権力テクノロジーは、さほど新しいものではない。むしろ、それは軍隊、修道院、学校といったローカルなレベルで発展してきた社会制御技術を拾い上げ、洗練させたのである。建築様式として、パノプティコンは、中庭を中心とした環状の建物ないし中庭を取り囲む一群の建物により特徴づけられている。建物は何層にでもできるが、各層は一部屋分の高さとなる。各層はいくつかの小さな部屋に仕切られ、各部屋には、自然光を取り入れるために外側の窓が一つと、中庭に面して内側に大きな窓が開けられている。各部屋の仕切りに窓はなく、部屋の住人は直接互いに接触できないようになっている。組織の性質や目的に応じて、これらの空間は、「独房」や「仕事部屋」等と命名され得る。

視線

これらの個別的空間はそれぞれ、中庭の中心に位置する監視塔に面している。この塔には監視人がいて、各層は環状の建物の各層に正確に対応している。この塔から、組織の監視人は、個別の空間で起こるすべての行動を何物にも遮られることなく眺めることができる。各部屋の逆光の効果により、人々の行動がシルエットとして光のなかに浮き上がってくるため、監視人の視力はさらに増強される。何者も監視から逃れることはできない。空間の中の人々は、間断なき監視の対象となる。これらの空間は、「小さい舞台があると言いうるわけで、そこではそれぞれの役者はただひとりであり、完全に個人化され、たえず可視的である」(Foucault, 1979, p. 200／邦訳二〇二頁)。

これらの空間の中の人々が塔の監視人からはいつも見えるのに対し、個室の人々から監視人は決して見られない。窓と扉は注意深く配置され、個室の人々からは塔の中が見えないように設計されている。個室の人々は、ある時点で自分が監視されているかどうかを知ることもできない。そのような状況では、絶えず監視人の視線に曝されていると仮定するしかない。それゆえ、彼らは、間断なき視線の中の主体として自分自身を経験する。権力のこういう機械仕掛けは、人々を自分たちがいつも見られているように行動するよう「煽動」する効果がある。

これは、大変有効な監視装置であると同時に、大変経済的でもある。なぜなら、ここでは観察窓を覗く比較的少数の監視人が必要なだけであるから。「個人を服従強制の状態に保つのは、実は、たえず見られているという事態、つねに見られる可能性があるという事態である」（Foucault, 1979, p. 187／邦訳一九〇頁）。

評価と生活の固定化

パノプティコンによる人々の空間的配置は、人々が、組織の構成する規格に沿って分類され、適確化され、測定され、比較され、鑑別され、鑑定されるための条件を整える。これにより、人々を個別の症例として考えることを可能にする。さらに、この空間配置は、人々を規格に沿って訓練し修正する理想的な条件を提供する。

それゆえ、個室の人々によって経験される間断なき視線は、実際には「規格化する視線」となる。これらの人々は、自分たちが組織の特徴的な規則と規格に沿って絶えず評価されているように経験する。この規格化する視線は、人々を「時間についての、行状についての、態度についての、言葉遣いについての、身体についての、性欲についての、微視的な刑罰制度」に服従させることとなる（1979, p. 178／邦訳一八二頁）。

ファイルの発明を通して実用的になった生活に関する文書は、人々の規格化と個別化の実践を強調することになった。これにより、個人が「把握され文書に固定される」ことが可能となり、統計の収集と規格の固定、つまり人々に関する統一された広範な知識の構成が促進されることになった。フーコーによると、「実際の生活を文書に変える」人々の記述は、社会的権力のこの新しい様式において重要な仕掛けとなった。

かつては宗教が人間の体の犠牲を要求した。今日では知が、われわれ自身について実験を行なうように、認識の主体を犠牲にするようにと呼びかけている。(Foucault, 1984c, p. 96／邦訳三七頁)

人々の登録と「客体化と主体化」の促進において、ファイルは「個人の形式化」の装置となった。

規格化する鑑定

パノプティコンは、人々の完全で実り多き服従強制のためのモデルであった。「規格化する鑑定」に服従強制されて、各人は絶えず、組織の規則と規格に沿った監視の下にあると感じたのみでなく、彼／女の監視の経験のなかで孤立させられていた。個室の人々は直接お互いに接することは不可能だったので、彼らにとっては、経験を比較したり、代わりの知を得たり、この服従強制に抗議する同盟を結ぶことも不可能であった。この極度にヒエラルキー的な観察機構である「個別化するピラミッド」においては、普通「多義性」を伴う悪戦苦闘や抵抗は、始められようがなかった。対抗権力はこのように巧みに無効化されたのである。

パノプティコンは、「規格化する鑑定」のテクニックに依存する、権力の近代的な特殊機構のモデルを提供した。それは、道徳的価値によって人々が鑑定される、つまりある者がどの程度「間違っている」

かによって、ことの重大性が決定される社会制御機構を提供したわけではなかった。その代わりに、ある標準と特殊化によって人々の行いが鑑定される社会制御機構を提供した。細々とした検査が道徳的鑑定に置き換わったのである。ことの重要性は、人々の行いのレベルで決定される。ここでは、「罪を犯す」ことが罪ではなく、「要求された水準に到達しないこと、ないし課題ができないこと」が罪なのである。規格と規則からはずれたすべての行いが、懲罰に値する。

自己服従

権力のこの近代的機構は、人々とその身体を客体にするだけではなく、人々を自ら服従させる積極的な役割に従事させ、組織の規格や特殊化に沿って彼らの生活を管理する積極的関与を促した。

すでに述べたように、いつ監視されているのかを知る術はないので、人々は自分たちが絶えず監視されていると仮定し、自分たちの存在のなかにのみ安息を認めることとなる。このような状況では、人々は、特別な組織によって明示された規格に対するすべての行為と動作を評価し、自分たちの行動に絶えず用心するようになるであろう。人々の振る舞いがわずかでも普通と異なっていたり、はみ出したりすると、彼らは、自分たちの身体を客体として扱うように誘導される。つまり、身体を従順なものに偽造する訓育的で懲治的操作に従事することとなる。このようにして、彼らは自分自身の監視人になった。彼らは、自分自身の動作を監視した。そして彼らは、彼ら自身の監視の対象となった。

可視性の領域を押しつけられ、その事態を承知する者は、自ら権力による強制に責任をもち、自発的にその強制を自分自身へ働かせる。しかもそこでは自分が同時に二役を演じる権力的関係を自分に組込んで、自分が自らの服従強制の本源になる。（1979, p. 202／邦訳二〇四 - 二〇五頁）

産出的な権力

フーコーは、パノプティコンがネガティヴというよりもポジティヴな性格と効果を持つ権力モデルを提供すると述べている。権力のポジティヴな性格を語るときに、フーコーは「ポジティヴ」という言葉を普通の意味、つまり望ましいとか実用的という意味で使っているのではない。むしろ、人々の人生を作り上げ形作るという意味でポジティヴだと述べているのである。ポジティヴな影響をもつという、この権力概念は、一般的な権力概念と真っ向から対立する。一般的に、権力はその操作上およびその影響においても抑圧的で、主に資格を奪い、限定し、否定し、抑制するものであり、ネガティヴな権力と性格を持つとされているからである。

フーコーは、西洋社会では、われわれは権力のネガティヴで抑圧的な影響を直接経験することはなく、むしろ人々の人生を作り上げるポジティヴな影響の方を経験すると述べている。この権力を通して、私たちは人々の人生と人間関係を形作る、規格化する「真理」の監視下に置かれる。そして今度はこれらの「真理」が、権力操作において作り上げられることとなる。

たとえば、権力は「排除する」、それは「抑制する」、それは「抑圧」する、それは「取り締る」、それは「抽象する」、それは「仮面をかぶせる」、それは「隠微する」などの否定的・消極的な関連でつねに権力の効果を述べるやり方は中止しなければならない。実際には、権力は生み出している、現実的なるものを生み出している、客体の領域および真理についての祭式を生み出している。個人、ならび個人について把握しうる認識は、こうした生み出しの仕事に属している。(1979, p. 194／邦訳一九六頁)

「真理」について語るとき、フーコーは人々の特性について客観的ないし内在的な事実が存在するという信念を提出するのではなく、真理の状態に見合うように構成された概念について語るのである。これらの「真理」は、人々が人生をかたち作ったり、作り上げたりするように仕向けられている規格を構成するという意味で「規格化」を行っている。それゆえ、これらは、人々の人生に実に特徴的な「真理」なのである。

君主権力 対 近代的権力

フーコーは、パノプティコンの発展に例を見る近代的な権力様式とそれ以前の権力様式、つまり「君主権力」を対比させている。以前の権力の効力は、大部分は君主が衆目に示しうる程度次第であった。人々は、君主を見ることによって主に権力を経験したのである。庶民に権力を印象づける目的で、祝典や見世物だけではなく、君主に「スポットライト」を当てるさまざまな仕掛けが用いられた。それゆえ、権力はその起点において最も強力であった。

君主の下では、権力の対象は不可視であった。この権力を最も鋭く経験した者は、土牢に監禁され闇に葬り去られた人々であった。消し去る能力が、この権力様式の有効性の目安であった。君主権力は非常に高くつく上、社会制御においてさほど有効ではないことはやがて明らかになった。

これに対して、パノプティコンに代表される権力の機械仕掛けの成功は、その対象には見えない権力起源の演出に大きく依存している。この権力様式では、その対象＝主体がスポットライトのなかに自分自身を見つけるのである。この権力様式の有効性は、主体が絶えず見られ得る程度によって測ることができる。それゆえ、権力のこの様式は、その起点ではなく、接触の間ずっと強力なのである。これは、社会制御において大変経済的で有効な様式を提供した。

要するに、権力を行使する者の華々しい輝きで明示される権力のかわりに、権力が適用される相手の者を狡いやり方で客体化する権力で対処するのであり、君主権の豪奢な表徴を誇示するよりもむしろ、権力が適用される相手にかんする知を形づくるのである。（1979, p. 220／邦訳二二〇頁）

パノプティコンは、操作上自己維持的で極めて自律的な権力機構のモデルでもある。パノプティコンの監視人は、彼ら自身、この権力の客体となる。塔にやってくる多くの訪問者の中から、監視人が自分たちの管理者を見つけだすのは不可能である。それゆえ、彼らには見えざる者による現在進行中の評価に対しての服従を経験し、自分たちの振る舞いを決める規格にそって自分たちを操作するよう仕向けられるのである。つまり、パノプティコンは、すべての人々が同時に権力の主体かつ道具または伝達手段となる機械仕掛けを提供するのである。[4]

おそらくそれが、あの発想およびあの発想から生まれたすべての応用の中の悪魔的なところなのでしょうね。これは完全にある人間に与えられ、その人間がひとりで全面的に他の者たちの上に行使するような権力ではないのです。それは、権力を行使する者も、その権力の行使をこうむる者も、すべての者が同じようにつかまえられてしまう装置なのです。（1980, p. 156／邦訳二六七頁）

考察

建築様式として、パノプティコンはベンサムが期待したほどには普及しなかった。主に病院や監獄において限定的に適用されたのみである。そして提案されたほどには人々の服従強制に対して有効に機能しなかった。

しかしながら、フーコーによれば、無名の者と自動的操作による社会制御の達成が可能であり望ましいとするアイデアは、生き残って受け入れられた。パノプティコンで提案されたような、人々とその身体の客体化のための権力の実際のテクノロジーは、経済性の運用において広範に認められている。「西洋の経済的な離陸上昇が、資本の蓄積を可能にしたさまざまな方法とともに始まったとすれば」（1979, p.

［4］これは、権力の効果をすべての者が同じように経験していることを示唆するものではない。

220／邦訳二二一頁）、この権力形態に対する政治的な離陸上昇を可能にしたのが、人々の蓄積を管理するためのもろもろの方法だと、たぶん言ってよいだろう。このテクノロジーが人間科学の分野を可能にしたように、資本主義の誕生も可能とした。

規律・訓練は［人々の］特色をしめし、分類をおこない、特定化する。ある尺度にそって配分し、ある規格のまわりに分割し、個々人を相互にくらべて階層秩序化し、極端になると、その資格をうばいとり、相手を無効にする。（1979, p. 223／邦訳二二三頁）

フーコーは、私たちが「終わりのない吟味と強制的な客体化の時代」に突入したと述べている。そこでは、評価が拷問にとって代わり、社会制御、つまり身体、集団、知の制御に関する司法部を浸潤している。これは、法律の「底面」にある権力様式であり、司法過程を浸潤してきたのである。フーコーは、法律の規格化、つまり「何が正しくて何が間違っているかよりも何が正常なのかを統計的に測定し判断する参照枠組」と「懲治的手段による異常の隔離と異常の矯正」（1979）についても言及している。

目的を示すいくつかの考え

私は、問題の外在化と関連した実践について述べた。これらの実践は何人かの他の治療者によって採用され、さまざまな文脈において広範囲な問題に対して創造的に適用されている（たとえば、Durrant, 1985, 1989; Epston, 1989）。

私は、問題の外在化と関連した実践が、人々とその身体を客体化している文化実践に対する対抗実践となる可能性について述べた。これらの対抗実践は、オルタナティヴ・ストーリーや代わりの知によって、人々が自分自身と彼らの人間関係を互いに再著述したり作り上げるための空間を提供する。それだけで、私は、これらの実践がフーコーの提案を現実化する基盤を提供すると信じている。すなわち、フーコーの提案によれば、私たちが行動するのは、

……国家および国家の諸制度からの個人の解放ではなく、国家と、国家に結合した個別化の型の双方から私たちを解放することである、ということを結論としたい。私たちは、数世紀にわたって強いられてきたこの種の個別性を拒否し、主体性の新しい形式を育成してゆかねばならないのである。（1982, p. 216／邦訳二九六頁／二一〇頁）

問題のために治療を求めてきた人々がなんとかなる経験をした実践のいくつかを述べることで、私はすべての人々がいかなる状況であろうとも、いつも必ずこの実践に頼るべきだと言っているのではない。たとえば、さまざまな危機に直面して治療を求める人々でも、彼らの人生や人間関係が問題に支配されたストーリーとして固定されていない場合もある。そのような状況では、治療者は、人々が危機の経験のさまざまな側面を語れるように、そして問題に対する彼らの対処法を振り返れるように援助するのが

適当であろう。

治療を求めてやってくる人々のなかには、問題のしみ込んだ人生ではなく、人生がありきたりだと不満を述べる人々がいる。このような状況では、治療者は、人々がさまざまなターニング・ポイントを含めて彼らの人生における「輝ける事実」を特定できるように援助して、それらに関する意味の遂行を誘導するのが適当であろう。そうすることにより、そのような「事実」をもっと重要なこととする成果が上がるかもしれないし、人々が彼らの人生の説明をもっとユニークなものにするのを援助できるかもしれない。

また、自分たちの人生を好ましいストーリーのなかに据え直し、オルタナティヴ・ストーリーを育んでいこうと努力している人々のなかにも、他の人々が彼らや彼らの人間関係について抱いている優勢で人々の資格を奪うストーリーや知のために、それがなかなかできないでいる人がいる。このような場合、人々が自分たちの悪戦苦闘の歴史について詳しく説明し、十分理解するよう奨励したり、彼らの好ましいストーリーや知の遂行と流通を促す条件の確立可能性を調べてやることが、治療者の仕事として適当なこともある。

第三章
ストーリーだてる治療

A Storied Therapy

White | Epston
Narrative Means to Therapeutic Ends

理論‐科学的思考様式や人文科学領域（特に社会組織と関連した分野）における科学理論の産物を援用することの妥当性は、絶えず真剣に疑問視され挑戦されるべきである。そのような目的のためには、科学主義をうたう思考様式と、私たちが人間システムでの出来事を解釈するのに適当だと考えている思考様式とを区別することが有益であろう。

まさにこのような区別がジェローム・ブルーナー（J. Bruner, 1986）によってなされている。彼は、理論‐科学的 logico-scientific 思考様式と「物語的 narrative」思考様式を対照させる。

> 二つの認知作用、つまり二つの思考様式が存在し、それぞれは、経験を整序し現実を構成する特徴的な仕方をもたらしている。……みごとなストーリーと、適格な議論とは、それぞれ異なった自然種である。両者は、それぞれ他方を信服させる手段として用いられる場合がある。しかし、それらが何を信服させるかという、その中味は基本的に異なっている。すなわち、議論はその真理性を信服させ、ストーリーはその迫真性を信服させる。前者は最終的に、形式的および経験的な証明をもたらす手続きに訴えることによって立証する。後者は、真理をもたらすのではなく、真実味をもたらすのである。（J. Bruner, 1986, p. 11／邦訳一六‐一七頁より一部改変）

このように、理論‐科学的思考様式によって支えられる活動は、物語的思考様式によって支えられる活動とは大変異なっている。しかも、よい論理的議論を確立することとみごとなストーリーを組み立てることは、同じ基準では計れないのである。

理論‐科学的思考様式は、科学的コミュニティのなかで正当な努力として保証される手続きと慣習に関連している。それらは、「形式的な論理」、「厳密な分析」、「筋の通った仮説によって導かれた経験的発見」、特別な「真理の条件」よりも普遍的真理条件の生産、そして「再現性」のある理論の適用を定める手続きと慣習である。直接法がこうした努力の文脈を提供しており、そこでは、パラダイム的ないし理論‐科学的思考様式が、

……記述や説明にかんする形式的な数学的体系の理念を実現しようとする。それはカテゴリー化ないしは概念化を用いて、諸カテゴリーが確立され、例証され、理念化され、たがいに関係づけられて、一つの体系を形成するという作戦を用いる。……全体的レベルで言うと、その理論‐科学的様式は、一般的な諸原因とそれらの立証とを扱っており、証明可能な指示的意味を確実なものにし、経験的真理を吟味するのに諸手続きを利用する。その言語は、一貫性と無矛盾性という必要条件によって規制されている。(J. Bruner, 1986, pp. 12-13／邦訳一八‐一九頁)

これに対して、物語的思考様式は、迫真性によって信頼を得る、みごとなストーリーによって特徴づけられる。それらは、抽象的で一般的な理論を築き上げるための手続きと慣習に関心はなく、経験についてのある特別な事柄に注意を向けている。普遍的な真理の条件を確立するのではなく、時間軸の上で出来事をつないでいくのである。物語的思考様式は、確かさではなく、さまざまな見方を導く。この物語の世界では、直接法よりはむしろ、仮定法のほうがまさっている。

ジェローム・ブルーナー（J. Bruner, 1986）は、何がストーリーをみごとなストーリーにするのか、また何が文学的にすぐれたストーリーを作り上げるのかと問われて、ある機構の存在について述べている。それは、テクストに未確定性を与え、読者を「テクストの指示の下での意味の遂行に」呼び集めたり参加させる。それにより、テクストは現実との関連をもった仮想テクストとなるのである。このような機構は現実を「仮定する」ものであり、三つの特徴がある。

第一の特徴は前提（presupposition）の引き金［訳注／ある文に含まれる前提をもたらす表現。例「私は走るのをやめた」（私は走っていた）］を引くこと、すなわち顕在的というより、むしろ潜在的な意味の創造である。というのも、顕在性によって、読者の解釈の自由度は失われるのだから。……第二の特徴は、私が主観化（subjectification）とよぶもの、すなわち時間を超越した真理を眺める全知の眼によるものではなく、ストーリーの主人公の意識というフィルターを通した、現実の記述である。……第三の特徴は、多重のパースペクティヴ（multiple perspectives）、すなわち一義的に世界を見るのではなくて、それぞれがそのある部分を捉えるような一連のプリズムを通じて同時的に世界を見ることである。……したがって、仮定法で存在するということは、確固たる確実性ではなく、間の可能性をもっぱら扱っていることにほかならない（J. Bruner, 1986／邦訳四一－四二頁）

その他の研究分野でもいろいろな著作家が、変容の文脈や新しい可能性の創造、つまり新しい意味の遂行における現実を仮定することの重要性を強調している。たとえば、ヴィクター・ターナー（Turner,

1986）は、仮定法を通過儀礼と呼ばれる儀式分類における、閾のまたはどっちつかずのステージと関連づけている。

> 私は時々、（認知、情緒、およびコネーション［訳注／欲求・意志などの行動を推進する力］の三位一体のどれが状況的に優勢であるかによるもの）文化の仮定法、maybe法、might be法、as if法、仮説、幻想、憶測、願望において優勢となる閾相 the liminal phase について語る。（p. 43）

ジェローム・ブルーナーの物語についてのコメントは文学的にすぐれたテクストの構造と関連しているが、私たちは、人が一般的にストーリーに彼らの経験をプロットすることによって自分たちの人生に意味を与えていること、そしてこれらのストーリーが人々の人生や人間関係を形作っていくことを信じている。また、私たちは、「自己」との対話も含めほとんどの会話は、少なくともストーリーの基本的な要求――ストーリーには始まり、出来事の展開、そして終わりがある――によって形作られているとも主張する。物語は文学的テクストに限定されるべきではない。

私たちの人生は、絶えず物語によって織り合わされている。その物語とは、私たちが話し、語られるのを聞き、私たちが夢に見て、想像し、語りたいと望むストーリーである。それらはすべてエピソードとして、時に半ば無意識的に、それでも実際には中断されないモノローグにおいて、私たちが自身に語る私たち自身の人生のストーリーのなかで再生される。私たちは、自分たちの過去の行動の意味を説明し直し再評価したり、未来の計画の結果を思い悩んだり、あるいはまだ完結されていないいくつかのストーリーのはざまに自らを置きつつ、物語に没頭しているのだ。

(Brooks, 1984 p. 3)

理論 - 科学的思考様式 vs. 物語的思考様式

引き続き、いくつかの次元を想定することにより、理論 - 科学的思考様式と物語的思考様式の相違を明らかにして行こう。

経験

理論 - 科学的思考様式においては、具体化された構成物、出来事のクラス、分類・診断体系が選択され、個人的経験の一つひとつは消去される。

これとは対照的に、物語的思考様式は生きられた経験の一つひとつに特権を与える。生きられた経験は「生きた」考えであり、生きられた経験のいくつかの側面をつないでいくことにより、意味が生まれる。

私たちが「意味」と呼ぶ、なんらかの関連構造が出現するのは、私たちが、支配的な現在の経験に、過去の類似した（類似していなければ少なくとも適切な）同様の潜在的過去の経験の蓄積的結果をつなぎ合わせるときだけである。（Turner, 1986, p. 36）

時間

理論 - 科学的思考様式は、自然界における一般法則を見出すことや、いかなる場所いかなる時間においても真理とされる普遍的な事実の世界を構成することを目指しているため、時間の次元は排除される。時間の次元は世界の出来事についての解釈に何の関係もないばかりか、解釈は時間の影響を超越していなければばならない。解釈は「時の洗礼を受け」、価値あるものとして認められるか「真理」と認められるために普遍性を示さなければならない。

これに対し、時間の流れに沿った出来事の開示をプロットすることによってストーリーが成立する物語的思考様式においては、時間性は決定的な次元となる。時間による出来事の直線的シークエンス化が、「ストーリーだてる感覚」の誘導にとって必須である。ストーリーには、始まりと終わりがあって、これらの点の間に時間の流れがある。

とりあえずこのように定義しただけでも、一つないしは複数の出来事と話を結びつけていくプロットの機能がただちに示されてくる。ストーリーとは、プロットが出来事をストーリーにする限りにおいて、出来事から作られているのである。したがって、プロットは時間性と物語性とが

交差する点にわれわれを置くことになる（Ricoeur, 1980, p. 171／邦訳二六三‐二六四頁を一部改変）

言語

理論‐科学的思考様式は、不確定さと複雑さを減らすべく、直接法に準拠する言語実践を行う。このような実践は、現実の物質化の試み、すなわちその言葉を話す者に物質的感覚や有形性、そして人々が住む世界に保証を授ける試みである。

矛盾のないことと整合性が世界の構成を導く基準なので、単声言語使用によってその他の意味は除外され、質的記述よりも量的記述が好まれる。多義性（つまり、言葉は二つ以上の意味を持つ潜在性があり、言葉の潜在的意味は、それらが使用されるユニークな文脈によって決定されること）のリスクを減らすために専門用語が発達した。「議論」が終わるまで意味の同一性を保証することが、明白な目標なのである。

物語様式が仮定法に準拠する言語実践を行うのは、明白な意味よりは含蓄的な世界を創造するため、「前提の引き金を引くこと」を通して可能性の領域を広げるため、「多様な見方」を備えるため、そして意味のユニークな遂行に「読者」を従事させるためである。このような実践は、経験の複雑さや経験の主観性を肯定するものである。

ここでは、特権的な単声言語使用よりも、多義性が賞揚される。二つ以上の解釈や読みが奨励されると、私たちの言語材料が増すことで、現実の可能性が広げられる。専門的記述よりも普通の言葉と詩的な、ないし絵画的な記述のユニークな組み合わせが奨励され、会話は目標に向かって進むというより、より探究的なものとなる。

パーソナル・エージェンシー

理論‐科学的思考様式は、個人性を受け身的な場、すなわち非個人的な力、欲動、衝撃、エネルギー置換等に対して反応するだけのものとして表現する。これは、理論‐科学様式が設定する言葉のなかに暗黙の内に示されている。研究のためには、(人の外であれ内であれ)ある種の力が人に作用し、それらが人生を形作り構築していくことが、当然視されている。このような科学研究では、時に、人は高度な自動機械にまで歪められる。

物語様式は、人を彼/女の世界の主人公ないし参加者と見なす。それは、解釈行為の世界であり、そこではストーリーのすべての語り直しは新しい語りとなり、人々は他者とともに「再著述 re-authoring」に関与し、それゆえ彼らの人生や関係をも形作っていくことになる。

観察者の位置

理論‐科学的思考様式は、客観性の転嫁によって、観察対象から観察者を排除する。定義上、主体は観察者の「反対側」に位置しており、作用される対象である。観察者は観察されている現象の創造に含意されることはなく、主体は観察そのものによる影響を免除されたものと考えられている。つまり、観察者は主体とは無縁の位置に座るのである。

物語様式は、観察者と主体の間の関係を再定義する。つまり、「観察者」と「主体」の双方が「科学的な」ストーリーの遂行のなかに位置づけられているのだが、そこでは観察者がその構成において特権的な著作家の役割を引き受けている。

私たちが、治療というものを物語的思考様式の文脈のなかに据えるとき、人生についてのストーリーは、「主人公の意識のフィルター」を通して構成されたものとして考えられる。それゆえ、主観化された人を呼ぶ超越的な「私たち」とか「それ」ではなく、人間化された人としての「私」とか「君」という代名詞に置き換えられている。

実践

物語的思考様式の文脈における治療とは、以下のような形を取るであろう。

(1) 人の生きられた経験に特権を与える。
(2) 時間の次元を通して生きられた経験をプロットしたりつなぎ合わせることによって、変化する世界を知覚するよう奨励する。
(3) 前提の引き金を引くこと、暗黙的な意味の確立、および多様な見方の創造において、仮定法を行使する。
(4) 経験の記述と新しいストーリーを構成する努力における、ありふれてはいるものの、詩的で、絵画的な言語の使用、そして多義性[1]を奨励する。
(5) 省察・反省的な姿勢と解釈行為に人が参加することの真価を知るよう誘導する。
(6) 人のストーリーの語りや語り直しにおいて、人の人生や人間関係を著述したり再著述する感覚を奨励する。
(7) ストーリーが共同制作されるものであることを認識し、「主人公」が特権的作者となる条件を確立するために努力すべきである。
(8) 出来事の記述において、「私」と「君」という代名詞を一貫して使用すること。

次に、実際の例を踏まえながら、物語様式の治療の文脈のなかで私たちが探究した物語手段、つまりストーリーだてる治療を明らかにしていこう。

招待状

招待状は日常生活においてありふれたものなので、実際には紹介する必要はない。しかし、専門家とクライアントの関係においては、クライアントが予約を申し込んで関係が始まるのが慣習なので、その

[1] ギアンフランコ・チキン（Cecchin, 1987）は、システミックセラピーに言及して、「多声的オリエンテーション polyphonic orientation」を提唱し、「多元性」を奨励している。

ような手紙は「奇妙」ではある。私（エプストン）は、治療に訪れる気持ちのない人を参加させることが大切だと考える場合には、招待状を使うことにしている。

サリー[2]

ジョーンズ氏の自殺後六週間がたって、遺された夫人は真夜中にトランス状態で、一二歳になる孫を連れて歩き回るようになった。彼女は、夫の性的虐待によって生まれた孫のために安らぎの場所を探してやっているのだと隣人に語っていた。彼女には、サリー（三〇歳）、マギー（二七歳）、そしてジョアン（二五歳）という三人の娘がいて、皆、実家を出て暮らしていた。ジョーンズ夫人は地域精神医療サービスを訪ね、三〇年にも及ぶ性的苦痛を徐々に「思い出し」、意味づけを行った。この過程において短期入院は効果があった。

三年前、マギーとジョアンは、父親からの虐待について各々確認し合うことになった。二人とも大変驚くとともに、各々に対してなされていた意外な事実に腹を立てた。二人の苦痛以外にも、七歳と四歳になるジョアンの娘に対する虐待が心配された。この拡大家族は、孫娘への虐待を評価し、家族の歴史の再構成を援助するために、レスリーセンターに紹介された。（サリーに対する）父親の強姦によってできた一二歳になる孫はすでに、祖母の家からは遠くにあるジョアンのところへ預けられていた。サリーには、精神科治療の長い歴史があって、息子の世話をするのは無理だと思われていたのだ。時に彼女は、

[2] 治療者は、オークランドにあるレスリーセンターのデイヴィッド・エプストンとアイリーン・スワンであった。

悪魔によって妊娠させられたと考えていた。
私たちは、ジョーンズ夫人と、マギー、ジョアンそしてジョアンの夫であるバリーと会った。サリーの欠席と「精神科的な場所」へは二度と行かないという固い拒否について、誰もが大変心配だと口にした。サリーが家族の出来事、特に彼女の息子の取り扱いに関する再構成に参加することは、私たちにとってても家族にとってても重要だと思われた。また、家族は、彼の両親について何かその子に教えるべきか決める必要性を感じていた。私が以下の手紙を書いているあいだ、アイリーンが面接を担当した。その後、手紙について話し合い、同意を得るために、私がそれを一節ずつ読んだ。

サリーへ
私たちは皆、レスリーセンターで会ったのですが、あなたのいないことがとても気になりました。ただ、あなたのことについて話し合ったのだから、あなたに手紙を書こうということになりました。誰にとってても人生はジグソーパズルで、頭をしぼって組み合わせるべき人生のかけらがいくつもあります。そうしないと、人生は意味をなさないし、正義と不正、愛と苦悩、語られる嘘と今明らかになる真実といったものの違いさえわかりません。マギーとジョアンがあなたに恩があることが、ようやくわかりました。あなたが彼女たちを救うために自分を犠牲にしてきたことがわかったからです。あなたは、隠れ方、護身術、それに逃げ方も教えてくれました。あなたは家族の抑圧のほこ先に耐えてもきました。誰もがあなたを愛しているし、尊敬していて、他の人のためにあなたがしてきたことに感心しています。今こそ、あなたとその役割を交代して、今度は私たちがあなたに何かをしてあげたいのです。

以前は、誰もあなたのことを信じなかったし、実際に私たちもお互いに信じ合うことができませんでした。三年前、マギーとジョアンはあえてお互いの真実を語り合い、それ以来、私たちの人生は痛みを分かち合いながらもうまく噛み合うようになり、混乱と愚かさは昔のものとなりつつあります。

私たちは、お互いを愛し合い理解しあう姉妹として集まりました。そして、あなたにもここに加わってほしいと思っています。あなたがいないと、私たち姉妹にとても大きな穴ができるのです。昔、あなたが与えてくれたことを、今度はあなたにお返しすべきだと思います。あなたが最も苦しみ悩んだのですから。

父親が暴力をふるい、性的苦痛を味わわせることができたのは、私たちが皆だまされていたからです。私たちは皆、犠牲者でしたが、今は、サバイバーです。次になすべきは、私たちがひとりの人間として正しく生きていけるよう物事を整えることであり、男性によって抑圧された女性や少女について証言することです。これが簡単なことではないこと――それに時間もかかること――は知っていますが、私たちはやり通す決心をしました。私たちはあなたに、ここにいてほしい。そうすれば、あなたも立ち直ることができるはずです。

家族として、私たちは、父親という抑圧者によって侵略され脅迫支配される被占領地でした。しかし、今や、私たちは自分自身、私たちの身体、私たちの尊厳、それに私たちのプライドを取り戻すことができますし、そうするつもりです。私たちは、全ての力を使い果たしてしまったわけではないので、家族一丸となって戦うのが最良の策だと思います。あなたは大半の戦いでひどい目にあって、おそらく一番力を失くした人だと思います。私たちは十分以上の力を持っていますから、あなたにそれをいくらか分けてあげられればと思います。私たちが強くなったのはあなたのおかげです。私たちは強い女性になりました。あなたのおかげです。あなたは独りで長い間戦ってきました――今度はみんなで一緒に戦いましょう。

愛をこめて

サリーが次の面接に出席し、手紙がもう一度読まれると、私たちは一緒に泣いた。

ハル

ハルは、生まれてすぐ母方の祖父母のもとへ「養子に出された」マオリ族の一三歳になる少年だった。マオリの風習では、そのような養子縁組が認められている。やがて、ハルの祖母、続いて祖父が亡くなった。この頃、ハルの喘息は管理が困難となり、生みの親が、ケアのために別の町から呼び寄せられた。彼は祖父母に育てられていたので、彼女は息子とほとんど接触がなく、彼のことは何もわからず、親としての権威もなかった。その後九カ月の間に、ハルは六回入院し、そのうちの一度はチアノーゼ発作で二度は生命を脅かすほどの喘息発作であった。彼はよく怠薬し、医師にも非協力的だった。事実、外来でもたいていは話すことを拒否していた。最近、呼吸停止で救急外来に担ぎ込まれた時など、友達の自転車の荷台の上に乗せられて搬送されるありさまであった。コンサルテーション医も、近い将来、彼は命を落としかねないと予測し、それを私が家族に伝えることを許可した。ハルが私とも話すことを拒否したので、母親はそれに自尊心を傷つけられ、まごついているようだった。私の度重なる電話連絡にもかかわらず、全ての予約は反故にされた。

この状況で、私はハルの母親に次のような手紙を書いた。

私は、あなたと、ハルが自分のタンギ[3]で亡骸を嘆き悲しむばかりで自分の身体をかえりみないことを心配なさっている人たちにお会いしたく思います。

私は大変心配していますので、もし来所されないのであれば、どうか電話で結構ですから、私はハルの死をくい止めるために全力を尽くしたとおっしゃって下さい。

早々

D・E

ハルの母親は、数日して面接予約の電話を入れた。私は彼女に、彼のワナウ（拡大家族）を招集するよう主張し、少なくとも二〇人が揃わないようなら私は面接をしないと言った。これが、このような危機に対する文化的に妥当なアプローチである。面接では、「この少年は自分自身を粗末に扱っており、そ

[3]「葬式」を示すマオリ語。

のために死ぬことがあるかもしれない」という公式化が、全会一致で承認された。ハルは、いつも通り、自分の家に集まったすべての人を無視していた。ハルは、祖母の死後、全く学校に通っていなかった。ハルがどこに住むか、誰が彼の「母親になる」べきか、話し合いがなされた。母親が息子のことをあまりよく知らないということは誰もが認めていたが、結局、ハルは生みの親と一緒に残るべきだということになった。しかし、誰もが彼女には彼の躾けは無理だと心配した。それが困難な理由の一つは、今は亡き祖父母が甘やかし過ぎていたからである。

大きな反論もなくいくつかのことが決められた。ある叔父は、ハルの登校を請け負った。「叔母さんたち」の何人かは、彼が祖父母の死を全く嘆かなかったことにふれ、「彼は、気むずかしい子になってしまったのだ」と語った。彼女たちは、ハルの面前で祖父母を失った自分たちの悲しみを経験できるように、祖父母の写真を見たり、思い出を語ったりすることにした。必要な場合には親戚の者を呼ぶことを条件に、生みの親が息子に対して親として振る舞うことが認められた。「いとこたち」は、ハルが登校しなかった日には、夕方、彼らと一緒に「町に出る」ことを彼に禁じることを承諾した。

この面接の後一二カ月間、ハルはたった一日入院したのみで、続く五年間にも、平均して年に二日入院したのみであった。

スミス夫人[4]

スミス夫人は二月初旬に、レスリーセンターに電話をかけてきて、家族について助言をもらいたいと言った。長女のジェーン（一五歳半）が心配の種だった。長女は、大変貧しい自己イメージしかなく、母親とのあいだに葛藤があり、他の家族に対しても攻撃的で、不登校だった。面接は六週間後に予約された。この段階では、以上の情報と、この家族が両親と娘二人であること以外何も知らされていなかった。次女は九歳であった。

予約の時間が来ても、家族は来所しなかった。約一五分後に、スミス夫人から捨てばちの電話がかかってきて、望みをすべてなくしたようだった。ジェーンが家から出たがらないのは、なかんずく、彼女にものすごくひどいニキビができたためだった。話し合いの末、二週間後には、ジェーンの参加の有無にかかわらず面接をすることになった。その間に、ジェーンに手紙を出すことにした。

私たちは次のような手紙を書いた。

ジェーンに

先週の水曜、午後五時にあなたに会えなかったので、手紙を書くことにしました。

私はメアリーといいます。レスリーセンターで働いて四年になります。あなたよりほんの少し年

[4] この例は、メアリー・アンダーウッド（レスリーセンター）とデイヴィッド・エプストンの共同執筆による。

下の娘がいます。

あなたのお母さんは、来所できないと電話をしてこられて、吹き出したニキビのせいであなたの機嫌が悪いのだとおっしゃいました。その気持ちはよくわかります――私も時々、顔や首が赤くなるから。

あなたがどんな子かわからないので手紙は書きにくいわ。あなたが写真を送ってくれるなら、私も自分のを一枚送ります。

ただ、お家の中がゴタゴタしていることだけははっきりしてるようね。そんななかで成長することはとても難しい――成長することは、昔より難しくなっています。あなたは学校へ時々行き損ね、人生を前へ進めていけない。そんな時は、誰でもみじめになるものです。

この次、私があなたのご両親にお会いする時、あなたにはたぶんまた違うニキビができるだろうと思います――自分がベストな状態でないときに人と会うのがどんなものか私も知っていますから――その手は私もよく使います。

あなたがここに来て、自分の将来に向き合うつもりがあるのかどうか、その時わかることでしょう。

でも、その一方で、あなたのいないところでご両親とあなたのことを話すのは、とても後ろめたいものです。

このジレンマについては、長い間ずいぶん考えてきました。いくつかアイデアはあるのだけれどあなたはどう思うかしら?

(1) 面接で、あなたの代わりをしてくれる友達をみつけられますか？　なんだか弁護士みたいだけど、誰があなたの椅子に座って、あなたのために話してくれる？

(2) もし、これが良くないのなら、あなたのお父さんかお母さんに、ご両親の友達の中からあなたの代わりをしてくれる人を選んでもらうのはどう？

(3) それも乗り気でないなら、ご両親がここにいらっしゃるあいだ、電話で「待機」するのはどう？　そうすれば、ご両親があなたの年頃がどんなものか忘れてお話された時、あなたに電話できるからです。あなたがどんな気持ちでいるか、私から訊ねることができます。

あなたは、ご両親をずいぶん心配させているようね。

もし、あなたがどうしてもこの手紙をご両親に見せたいのなら、全く問題はありません。でも、私はそうして欲しくはありません。

あなたのご両親とは、四月三日水曜日の午後五時半にお会いするつもりです。あなたは来るかもしれないし、来ないかもしれない。それとも、何か違うアイデアを試すかもしれない。あなた次第です。

それでは、また。

早々

メアリー

次の面接に、家族は揃って来所した。ジェーンは、しっかり話し合いに参加した。私たちは、家族全員と二回、両親と二回の面接を行った。

初回面接から一年後のフォローアップでは、ジェーンは規則正しく登校しており、両親の決めた制限を守って、ボーイフレンドと一緒に遊びに出掛けたりしていた。ジェーンと両親とのあいだの葛藤は、今では、「以前とは段違い」で「全く正常」だとされていた。

解雇通告

私（エプストン）は、「両親の監視人」とか「両親の結婚カウンセラー」それに「弟の父親」といった役割を取り続けてきた人々に対して、その解雇を知らせる手紙をたくさん書いてきた。次に、そのような手紙を少し紹介しよう。

シャーロットとダニー

シャーロットは、九年間にもわたるヘロイン中毒だったが、一二歳になる息子のダニーの「母親」としての地位を取り戻そうとしていた。そして、そのために、二人のあいだにはかなりの困難が生じた。シャーロットが息子の母親になろうとしたのに対して、ダニーは母親の父親として留まるのに必死だった。彼女はもはや息子の「父親業」を必要としなくなっていたので、私たちはシャーロットにダニー宛の解雇通告を書くよう勧めた。彼女は、それを次の面接で読むことにした。シャーロットが二人の役割交換を要求する手紙を読むと、ダニーの頬には涙がこぼれた。

ダニーへ

あなたが、過去八年以上も私にしてくれたことに感謝しながら、この手紙を書いています。私が病気になると、あなたは私の世話をしてくれました。私と妹を見張ってもくれました。今思い返せば、私のしたことはすべて自分勝手だったのに、あなたは泣き言一つ言わなかった。私が役に立たないときはいつでも、あなたが母親になり、父親に、主婦に、そして料理人や掃除婦にもなってくれた。

みんなの暮らしが楽になればと、あなたは子ども時代を犠牲にした。

私がまいると、あなたは強かった。あなたは、まだ小さいうちに、悲しみと痛みの扱い方を学びました。私はと言えば、ただ絞め殺して、握りつぶすことしか知らなかったというのに。

あなたがしてくれたことは、とても素晴らしかった。頼まれもしないのに何年もカウンセリングをしてくれた。あなたは、直面化により、私が家族にしていることを私に見せ、私に受け入れさせました。

病気になれば看病してくれたし、投げ出しそうになれば励ましてもくれた。持ち場を離れるようなことは一度もなかった。どう進んでいいのかわからない時は、進むべき道さえ教えてくれた。

けれど、もう大丈夫。あなたがしてくれたことすべてに私が感謝できる方法があるとすれば、それは唯一、私が、昔のあなたになることです。

私のカウンセラーでいてくれてありがとう。そしてあなたがずっとしてきた仕事から解放されることに幸せを感じて下さい。最高の推薦状つきなのですから。

メアリーとトム

メアリー（二四歳）と弟のトム（一六歳）は、権威にからむ問題でがんじがらめになっていた。メアリーがトムに対して権威を持つべきだと感じていたのに、トムは自分こそが自分に対する権威を持ち得る者だと信じていた。二回目の面接では、トムが解放のための手紙を書くことが援助された。トムの手紙は以下の通り。

ぼく、トム・ジョーンズは、ぼくの母親のような存在であることから姉メアリーを解放します。ぼくがまだ小さかった頃は、そういう人が必要だったかもしれないけれど、今はそうではないのです。あなたがどのくらいぼくの人生の成功を気づかってくれたかはよくわかるようになりました。たぶん、今でもずっと、それはあなたのなかで続いていることでしょう。その結果、あなたはぼくに責任を感じるようになったし、ぼくの犠牲になりたくないと感じる時には罪悪感まで持つようになりました。ぼくがまだ小さくて誰か世話をしてくれる人が必要な時に、あなたはこの仕事を引き受けてくれたのです。あなたがずっとぼくのめんどうを見てくれて、今ようやく、あなたも少し手を抜けるようになりました。それによって、ぼくは自分の翼を試すことができます。ぼくはあやつり人形にはなりたくないので、どのみち、二人して糸を切らなくてはならないのです。

ぼくは暴力に挑戦する決心をしました。ぼくがもう一度あなたに手を出すようなことがあれば、母さんがぼくに警告することを約束してくれました。ぼくたちが姉弟として平等になるまでは、二人とも自分こそが議論にとどめを刺す者であろうとしてケンカを繰り返すことでしょう。でも、そんなことをする代わりに、ぼくは、そんな意見の不一致をコイン投げにすり替えることを提案します。そうすれば、二人とも勝率五割で、負けるのも五割です。こんなふうにして、ぼくたちは平等になるんです。そうすれば、あなたがぼくより優れているわけではないとか、ぼくがあなたより劣っているわけではないなどといったことを今、証明する必要はなくなるでしょう。ぼくたちは平等なのであって、そうなることによって、「息子」と「母親」ではなく、弟と姉になるチャンスがまわってきます。

ぼくが小さかった頃、あなたがしてくれたことに感謝しています。あなたがしてくれたことすべては、保母になるためのいろんな経験になったのではないかと思います。

＿＿＿＿＿＿＿＿によるサイン

一九八六年＿月＿日に

証人として＿＿＿＿＿＿＿＿（母親）

メアリーは、この手紙について考え、自分は解放されるべきだと決心した。

私、メアリー・ジョーンズは、弟が私の世話を必要としているあいだは何年にもわたって、よく彼の面倒をみてきました。私は彼をずっと心配し続けてきましたが、彼は大きくなるにつれ、手がかからなくなりました。彼が私に暴力を振るうようになったので、私は、彼にはもっと厳しい監視が必要だと信じるようになりました。絆を束縛する危険のなかにいたのです。彼は、母親のように振る舞うことから私を解放することによって糸を切るよう頼んできましたが、それは彼が私のあやつり人形になりたくはなく、自分の足で立つチャンスを私からもらいたがっているからです。彼は、卒業試験に通るかどうかは彼の問題であって私の問題ではないと母親と口を揃えて言います。トムと母親は二人とも、何が起ころうと、彼は自分のことは自分でやっていけるし、自分自身の将来を築くことができると請け合います。

母親と弟はどちらも、私がもっと自分のことに一生懸命になるように、他人のことはあまり気づかわないように、と注文をつけます。彼女たちは、私が自分を失ってまで孝行娘になることは望んでいないのです。母親は自分ひとりで生きたことのない人ですが、人生が過ぎ去ってしまう前に私が自らの人生を見つけるよう考えてくれるほど、素敵な人です。義務の奴隷でいることは、どんなふうに見たところで、奴隷に違いないのです。

私の人生はずっと、弟の母親代わりでしたから、その役割から引退することが容易でないことは、私にもわかります。この先、四カ月ほどかけて、ゆっくり引退していくべきだと思っています。その間、私は、より自己に満ちた人になる作業と他人の世話をする義務との間で引き裂かれるでしょう。義務が私を引き止める時、私は「自己に満ちた」自分勝手な人間となることを考えるかもしれません。そして、そこで、罪悪感と出会うでしょう。デイヴィッド・エプストンは、それに正面から向かい合うのではなく、むしろ、罪悪感のやり口と手段をスパイのように観察するよう示唆してくれました。デイヴィッド・エプストンは、公開戦争に対するアドバイスをくれ、偵察部隊を送ることも薦めてくれました。今こそ、負けられないなら、勝つしかないのです。

私がどんな良い親にもひけをとらないほど弟の面倒をよくみてきたこと、そして、もう私がトムから卒業すべき時が来たことをデイヴィッド・エプストンが確信していることは、私自身十分気がついています。それに、私があの手紙に衝撃を受けることを、デイヴィッド・エプストンが望んでいることも承知しています。あいにく、一度読んだだけでは、衝撃を受けるところまではいかなかったけれど。私が他人の世話をするライフスタイルを続けていく方法として、無意識のうちに保母のトレーニングを選んだのだと、そして私のように何年か先んじたトレーニングを積むことのなかった同僚たちより私の方が優位な立場にあると彼が思っていることも予想がつきます。

いったん、完全に引退すれば、弟と私は、姉弟関係を持つチャンスがくるでしょう。どんなふうに、それが進むのかは、まだまだよくわかりませんが。私が彼の母親代わりであることを、彼がすごく不愉快に思うと同時に、その利益に与ろうと未だに私の袖を引こうとするときには、私は警戒しなければならないでしょう。

――――――――――によるサイン

一九八六年＿月＿日に

証人として――――――――（母親）

この一年後に、メアリーと私は再会した。私たちは手紙のことを話し、彼女はつい最近の出来事を詳しく語ってくれた。

昔は、ビーチに座って、引退の手紙を取り出したものです。読めば、涙が止まりました。トムがまた仕事をクビになったと、聞きました。どうすべきかわからなかったので、その場を去って、シャワー室の壁に自分の頭を叩きつけていました――自分を病気にしたのです。姉と母親は、彼をひどく叱るつもりでした。母親は胃に痛みを感じていました。私はそこを離れて、もう一度ビーチへ行き、ずっと腰を下ろしていました。手紙を読むまで、自分が弟に責任感を抱いていたことは忘れていました。おかしいでしょ――それが、私らしい反応なのです。涙は止まりました――気分が良くなったのです。それで、手紙の内容を読んでみました――何が書かれていたか？　私はトムに責任などありません。この手紙は読むまでもなかったのです。目的が果たされたのであれば、手紙があること自体忘れられるはずです。私は手紙を心の隅に押しやりました。

予言の手紙

しばしば私（エプストン）は、治療の終わりに、当人やその人間関係ないし家族の未来について、私が予言をしてもよいかどうか訊ねることがある。普通、六カ月を時間枠として使い、しばしば、これを「あなたの近未来」と呼ぶ。私は、これらの予言を折りたたみ、ホチキスで留めて、「親展」と朱書きし、「手紙」の要領で投函する。手紙には「――（六カ月後の日付）までは見ないで下さい」と記すことにしている。私がこのようなことをするのは、以下の二つの理由による。

(1) 予言は、六カ月後のフォローアップないし再検討を提案するもので、それが当人ないし家族と治療者の両者が行うエクササイズとなることが示唆されている。

(2) おおかたの人が決められた日を待ちきれずに、自ら再検討を再検討すると思われるので、そこで予言が自己充足的予言として機能することが期待できる。

アリス

一六歳のアリスは仕事嫌いで、暴走族での犯罪行為、それに身体のあちこちに増え続ける刺青のために、母親から紹介されてきた。

アリスは、運悪く受験に失敗し、「馬鹿を装っていた」。そのため、彼女は特殊な学校へ送られ、そこで強い自己感覚を手にし、下情に通じていた。私たちは五回面接し、その間にアリスは自分のことを真面目に考え始め、夜間高校に通う決心をした。彼女の母親は自分の娘にかかずらわることが減り、自身の人生について多く考えるようになった。以下に私の予言の手紙を紹介する。

これは、アリス・ブラウン、＿＿＿＿（住所）の近未来についての予言である。上記の者は、本日より六カ月後の一九八八年六月一五日に、あるいはそれ以降いつでも、この予言の内容を知ることができる。

私の予言は以下の通りである……アリスは、六カ月の間、彼女が踏み出した新しい方向性を維持するであろう。時が経つにつれ、彼女が無知を装うことは減り、ますます自分の知性を認めるようになり、そうすることで自分自身をも認めるようになるであろう。彼女は、数年来、役に立たない教師数名によってもたらされた嘘の人生をそれなりに送ってきたが、これからは真理が勝利を得るであろう。アリスは、彼女自身と自分の能力についての真理の方が、自分自身に言い聞かせてきた嘘よりも好ましいものであることを、多くの一般的なやり方で経験するであろう。そうするなかで、他の人たちもそれを信じることになるであろう。この予言の日が近づく頃には、みにくいアヒルの子がエレガントな白鳥に変わるお話のように、彼女は移行期を迎えているかもしれない。彼女の人生に関わる人々のなかには、昔の彼女の方を好む人がいるであろう。そして、そういった人とアリスの間には、波風が立つかもしれない。アリスは、影から抜け出すと、人生においてより力強く振る舞い、自分に代わって仕事を引き受けてくれる人たちに頼る機会も減るであろう。彼女は、他人のやり遂げたことと同様、自身の達成したことにプライドを持ち始めるであろう。この予言期間の終わる頃には、彼女は、自分が無知であるという考えを一つ残らず捨てるであろうし、こんなにも長い間、自分がそう信じ込んでいたことは不当だったと感じることであろう。

私、デイヴィッド・エプストンは、一九八七年一二月一五日、ニュージーランドのオークランドで、この予言を行った。

対抗紹介状

サイン
D・E

レニー

レニーは一二歳で、彼のことを心配する家庭医から一ページの、そして同じく彼のことを心配する母親からは九ページにわたる手紙が、前もって届いていた。レニーはいつも母親から「おばあさんゆずりのすごい心配性」と見なされていた。六カ月前に、レニーはエイズについてのパンフレットを読み、繰り返すニキビを不吉なサインだと信じ込んだ。彼は、次第にスポーツ仲間やその他の友人たちともつき合わなくなり、かつては夢中になっていたものにさえ興味を失くし、食欲もなくなって、自分の服になぞ一切お金を掛けないようにと両親に指示した。そんなことより、葬式の費用を貯めておくよう指示した。彼を助けようとして多くの人々が関わってきたが、レニーを助けようとする説得の試みはすべてうまくいかず落胆に終わっていた。

ところが、初回面接でレニーはとても勇気づけられ、家庭医のところで血液検査を受けることにし、白だという結果を信じた。以前、彼がこの問題に片をつけるアプローチを拒んでいたのは、悪い結果など誰も教えてはくれないと思っていたからである。

一カ月後には、レニーが「まったく新しい人間」になったと誰もが感じていた。しかし、レニーだけは、そんなふうに思っていなかった。ただ、彼は、自分が「勇気づけられた」人間になりつつあることは認めていた。次の面接は、彼がオーストラリア怪物手なづけ者と恐怖捕手の会に加入する勇気ある手続きのために使われた。私たち全員が一緒になって、レニーの対抗紹介状を書いた。

親愛なるブラウン先生へ

レニー(一二歳)に関して

私は、一九八八年一二月六日と二一日、そして一九八九年二月二日の計三回、レニーと彼の家族に会いましたが、以下にその要約を記します。

レニーは自分自身を信じ始めると同時に、恐怖を信じなくなっています。恐怖につき動かされる人間でいる代わりに、自分の人生から恐怖を締め出したのです。サンドラ(彼の母親)は「過去六カ月続いていた心配は、もうどこにも認めません」と報告しています。彼女は、こんなふうにも言います。「彼は、母親と父親の思っていた通りの素敵な人間であることを証明しました」。レニーは喜んで、自分が「前より、ずっと素敵」になったと答えていました。レニーは、夜トイレへ怖がらずに行くことや、新しい学校で一日で友達を作ること、夏のうちにスケボーの恐怖を克服することといった数々の勇敢な勝利も手にしています。私たちは皆、彼の勇気あるカムバックをまさに完全なものと思いましたので、オーストラリア怪物手なづけ者と恐怖捕手の会のメンバーに彼を推薦しました。もしそれが適当だと認められるなら、彼は恐怖に悩む他の子どもたちに援助をさしのべる資格を手にすることでしょう。落胆と心配で覆われていたジェイムズ家に、今や、幸福が戻ってきたことを誰もが認めることでしょう。恐怖を克服するレニーの主な戦略は、彼の言葉を借りれば、「恐怖から逃れるより、恐怖に面と向かうこと」でした。そして、驚くべきことに、彼がそれを実行したとき、恐怖が彼から逃げ出したのでした。

彼と彼の家族に会えたのは幸運でした。この才能ある若者を紹介してくださって感謝致します。

早々

D・E

同報／ジェイムズ家

人物証明書

サムとスーザン

サムとスーザンは、アイリーンとリチャードという一二歳の双子の母親だった。彼らは、リチャードがアイリーンほどには人生を楽しんでいないのではないかと心配で、私（エプストン）のところへ相談に来た。アイリーンは、たいそう愛嬌のある子のようで、大変な社交家だった。一方、リチャードの方は、彼の部屋で遊ぶ友達が二、三人いるだけで、遊びとなると、そこは工学実験室と化すのであった。彼らは何日も議論し、発明の計画を練る。時には、試作品の制作にも及んだ。リチャードは妹の社交性を評価していたが、自分自身は、工学に身を捧げ、大学でそれを専攻すると決めていた。

サムとスーザンはアイリーンの旺盛な社交性を褒めたたえていたが、両親が「不幸で孤独な子ども時代」を送っていたことが明らかになった。彼らの子育ては成果を上げていたにもかかわらず、まったくうまくいっていないと感じていた。私の観察する限り、彼らの互いへの情熱的な思いやりが各々の幼少期の恵まれなさを埋め合わせて余りあるものであることは、忘れられがちであった。私が、（彼らの原家族のことよりも）彼らが作り上げてきた人間関係を強調すると、彼らはめんくらった。両親がリチャードのことを「孤独で不幸せ」と評し、彼らの子ども時代と同じ経験をしていると心配していたため、リチャードは、これまでも巧みに自己弁護していたものの、さらなる自己主張のために、この機会を利用した。「父さんたちが僕のことを信用するには、精神科医からの手紙が必要だよ」私は訊ねた。「リチャード、私の手紙でも十分だと思うかい？」アイリーンとリチャードは二人とも大丈夫だと答えた。それについてサムとスーザンとも話し合い、皆で「人物証明書」を作成した。

関係当事者殿

筆者の見たところ、サムとスーザン・マルチンは、大変面倒見の良い両親である。彼らは、以下の点で印象的である。

(1) 多くの両親と異なり、彼らは、自分たちの子どもであるアイリーンとリチャードが自分自身の意見を持つように、そして双子の異なる性向と天分に従って各々の人生を生きるよう励ましてきた。彼らは、子どもたちが評価され、それによって子どもたちも自己評価する家族の文脈を提供してきた。アイリーンとリチャードは、自分が現実にどういう人間なのか、そしてどういう人間になることができるのかを理解し始めている。

(2) 双子であることから、アイリーンとリチャードは、互いに異なる人間となり、相手に羨みや不適当な嫉妬を感じることなく違いを評価させる方法を手にした。アイリーンが社交性に磨きをかける一方、リチャードは大変建設的で想像力に富む若者である。

(3) 両親は、子どもたちが人生における問題にぶつかった時にはいつでも、それを避けて通るのではなく、ある程度それに直面する方法を見つけるよう奨励してきた。私の見立てでは、リチャードとアイリーンは大変創造的な問題解決者である。

(4) 折りにふれて、リチャードとアイリーンの口げんかを止めるには、両親の金切り声が必要になる。しかし、これは必要ないと思えたので、両親に実行可能な解決策を与えたところ、金切り声は要らなくなっている。

(5) 彼らは、とても子ども思いの両親で、自分たちの少年期とは全く違った経験を子どもたちがしてくれるよう切望している。私の知るところによれば、子育ては成果を上げているので、彼らの少年期のみじめさと比べれば、アイリーンとリチャードはとても恵まれている。サムとスーザンが完全な両親になる必要がないことさえ認めれば、アイリーンとリチャードも彼らの不完全性をもっと受け入れることができるだろう。結局、完全な人間などいないし、完全になる必要もないのである。

彼らのように思慮深く知識にも恵まれた子ども思いの両親と出会い、子育てについて話し合うのは、私にとって大変楽しい経験だった。もし、すべての子どもがこのような両親を持ったなら、私たちが関係する子どもや思春期の少年少女の「病気」の多くは存在しないだろう。

早々

D・E

追伸。この人物証明書は一九八七年九月二二日まで（一年間）有効である。もし必要なら、上記期日以降更新可能である。

サムとサリーは更新しなかった。

フレディ

私（ホワイト）はフレディを見た瞬間、彼がいたずら坊主だとわかった。彼は、母親ときょうだいを連れて私の部屋に入ると、すぐに「下調べをした」。いたずらっぽくニヤリと笑って、電撃的視線で部屋中をさっと見回したのである。座っていても彼は警戒を怠らず、すぐ次の行為に移る用意ができていた。フレディの母親、ジャンは途方に暮れていた。フレディは制御不能だった。彼は、タバコ欲しさの車上狙いでトラブルに巻き込まれ、退学処分間際で、隣人さえ脅していた。ある一家など引っ越しを考えていたのである。また、彼は最近、麻薬を売っているところを逮捕され、家族の言うこともまったく聞かなかった。これだけのことを、たった一〇歳にしてやってのけたのである。いったい彼に何をしてやれるのか？

私は家族に、いたずらが彼らの人生と人間関係に与える影響について質問し、その後、「いたずらの人生」に対する彼らの影響について訊ねた。誰もが、フレディが自分の人生をほとんどいたずらに売り渡してしまっていることに同意したが、たまたま彼が上手に出て、いたずらに服従することもできたのに、そうはならなかった機会が二、三判明した。フレディが「いたずらの人生」に対して何かしら影響力をもっているという事実は彼に訴えるものがあり、彼は自分の影響力をもっと拡大したいと考えた。彼は、いたずらの「計画を狂わせる」計画を立てた。このアイデアは他の家族にもアピールし、彼らは、自分たちの人生と人間関係を取り戻す計画を練った。

次に彼らがやって来た時に、私は、フレディのいたずらに対する勝ちっぷりに驚愕した。たまたま訪問中のデイヴィッド・エプストンも、同じくらい驚いた。フレディのいたずらからの逃走の知らせに、他の人々はどのように反応したのか？　私たちは、この変化を目撃した人々の多くも驚いたことを知った。事実、なかには、そのニュースがあまりに唐突だったので信じることができず、未だに彼を昔の彼のように扱う人もいた。フレディが素晴らしいドラマで彼の勝利を詳しく語ると、デイヴィッドと私は、どうやったらフレディが自分の新しい人間像を（それを信じようとしない）人々にうまく紹介できるかを話し合った。彼らがフレディを新しい人間として扱うよう促したかったのである。そこでデイヴィッドは、「関係当事者宛の手紙」が役立つのではないかと示唆した。するとフレディは、そのアイデアに夢中になり、以下の手紙が二〇部、選ばれた人々に配られた。

関係当事者殿
あなたがたもご存知のとおり、フレディは、長らくいたずら者だった。彼は以下のようにして、いたずらをたくらんできた。

(a)　非協力的にして制御不能、
(b)　盗み、
(c)　喫煙、
(d)　嘘つき、

(e) 隣人脅し、
(f) 集中しない、
(g) 宿題をしない。

七月二二日の面接の一週間後、フレディはすでに、いたずら者としてのライフスタイルを放棄することを決心していた。これを聞いて私が心底驚かされたことは（おそらく誰もがそうだと思うが）、告白しなければならない。そのため私は、フレディと彼の母親およびきょうだいに、ここで報告された彼の自己変容を支持する証拠があるのかどうか詳しく吟味するよう頼んだ。私は、フレディが以下の状態であることを知らされた。

(a) 協力体制を取っている。
(b) 盗みを止めた。
(c) 禁煙をした。
(d) 嘘をつく誘惑にも打ち勝っている。
(e) 隣人の脅しを止めた。
(f) 気分が落ち着き、他人のことをより思いやるようになり、他人の世話をするという自分の新しい能力に興味を抱いた。
(g) 学校の宿題に対しても前向きな姿勢を見せている。

もちろん、フレディが、いたずら者のライフスタイルから立ち直ったと言うのは時期尚早である。私は、フレディと彼の家族に以下のようにアドバイスした。

(1) フレディは、友達や敵対者の多くが、彼が新しく生まれ変わったことを信じず、彼を昔の彼のように扱おうとしても、自分の新しい方向へ進むべきである。

(2) フレディの母親ときょうだいは、彼が新しい道を進んでいるというさらなる証拠に着目し、しっかり見守るべきである。

(3) フレディは、自分の人生においてわが身と同じくらい大切な人々へこの手紙を配るべきである。そうすれば、彼らは、フレディの新しさに戸惑うことなく、昔のいたずら者ライフスタイルの彼のようには扱わなくなるであろう。

もちろん、フレディの新しいライフスタイルが続くことなど、私には保証できない。フレディ次第なのだから。

早々

M・W

フレディ一家との最終面接から数カ月後のことだった。私自身が失望の中、娘のペニーと一緒にローラースケート場にいた。スローな曲に合わせて照明が落とされたとき、私はリンクの端にいたが、背の低い人が私のすぐ傍を滑り過ぎたのでビックリした。私が、落ち着きを取り戻す前に、同じことがもう一度起きた。しかも、その時は、わずかとはいえ私の身体に触れたのである。私は、リンクでは、二〇歳は年の離れた一番の年長者で、人の助けなど借りなくても充分目立つ存在だった。三度目は、さすがに用意ができていたので、通り過ぎざまにそいつをつかんでやった。私はバランスを崩して、今にも倒れそうになった。背の低い人は、私を安定させたうえ、私の顔をじっと見入った。そして、彼は言った。「僕だよ、いたずら坊主だよ」あまりにも唐突のことで、私は「フレディ!」と叫んでいた。

私たちは楽しく語り合った。彼は、いたずら坊主に戻ったふりをしただけで、自分は本当に「いたずらをまいて逃げた」のだと話した。本物の悪戯を体験しなくて済んだことに、心の底から感謝!フレディの両親は、彼がいたずらに悩まされることがなくなったことを確かめていた。振り返ると、素敵な偶然の再会だったが、次の再会には、彼が私の年齢を考慮してくれればと思う。

特別な機会のための手紙

レイ

私(エプストン)がレイに会ったのは、彼が一五歳のときだった。彼は、その一一カ月前に交通事故に遭い、ブライアン(一九歳)とケリー(一七歳)という尊敬する二人の兄を亡くしていた。家は田舎にあったので、オークランドにある中等学校に通うために、彼は昔の隣人の家に同居していた。彼にとっては「家族」同然であった。しかし、彼の家族が兄たちの墓石の除幕式を計画しだすと、彼の気分はだんだん沈んでいった。このことで、「町の家族」は田舎の家族と同様に心配して家庭医に助けを求め、レイは、私のもとへ紹介されてきた。次の手紙が私たちの初回面接の要約である。

レイへ

大好きな兄さんたち、ケリーとブライアンを亡くしたことは、君にとって、とても大きな驚きで悲しいことだったと思います。君が最近、ようやくショックを抜け、悲しみを経験し始めたとしても、全然おかしくありません。これを恐れる必要はありません。というのは、兄さんたちの死が、君を混乱させたと同時に悲しませたことは、容易に理解できるからです。けれど、悲嘆の法則を思い出すことです。「声を出して泣けば、心のなかで泣く必要はなくなる。心のなかで泣いていると、強さを失くす」。君には泣く必要があり、それが正しく適当であることに君も気づいていることと思います。もし君が泣かなければ、君にとって、兄さんたちがその程度の人たちだったということになるのでしょうが、そうではないでしょう。だけど、もし心を落ち着けたいのなら、頼りになる人がたくさんいますね。お母さんとか、ブレア夫人、アンジェラ、それにシェーン。彼女たち皆それぞれの仕方で、君を落ち着かせてくれるでしょう。ママとブレア夫人は君に「愛情をこめて話しかける」でしょうし、アンジェラは「君を笑わせる」方法を知っていて、君はシェーンとなら「（ケリーとブライアンも交えて）皆でやっていたことについて話せるしね」。

今や、君はショックを乗り越え、兄さんたちの思い出を鮮やかに残しておく方法について考える準備ができているはずです。ブライアンは、強さが幸福につながると信じていたから、君に強い人間になってもらいたがっていたそうだね。思うに、ブライアンは身体的な強さよりも人間的な強さのことを言ってたんじゃないだろうか。ブライアンはとても面倒見のいい人で、特に君のことをかばってくれたけれど、それは、たぶん、君が一番若かったからだと思う。彼は一番年長でとても責任感の強い人だった。君が言ったように、彼は「君たちに手本を見せた」。彼は、クリケットとラグビーをやらせるとピカイチだった。とにかく、彼の短すぎる人生の第一の成果は、たぶん「立派な兄貴でいること」だった。ケリーにも、いいところがたくさんあった。彼は君に、愉快に過ごす方法と人生を有意義に過ごす方法を教えていた。愉快な過ごし方を君に教えたのが、彼の短すぎる人生での大事な業績だった。君は「彼らが喜ぶように、成長していくこと」で、彼らの思い出を生き生きと保つことができると言った。そうだよ、レイ、君にとって、それはそんなに難しくはない。

君の兄さんたちの除幕式は、ここ一カ月中に行われる。除幕式は、君の残された寂しさと悲しみを忘れるための特別の機会だけれど、彼らの思い出を留めておく方法について考える時でもある。除幕式の前に、もう一度会って、そのことについて話し合うのはどうだろう。

レイ、私は君に知っておいて欲しいことがある。君は人生における大きな喪失に苦しんできたけれど、兄さんたちが望んだことをすでにすべて身につけた若者として、私を感じ入らせたということだ。

よろしく

D・E

次の面接でレイは、やがて訪れるメモリアルのことを考えると落ち着かないことを認めた。その他に、彼はこんなことを教えてくれた。「よくなってきてるとは思います。――ボチボチだと思えるようになる前より――心は強くなったし――そんなには取り乱すこともなくて――全然ないかな――たった一度だけ」。ふたりで相談して、兄たちの除幕式でレイが読む手紙を準備することにした。それは、彼の心を落ち着かせたように思える。

レイへ
君がイースターの後の除幕式でブライアンとケリーのために「読む」かもしれない手紙を以下に記しておきます。君が兄さんたちのことを生き生きと覚えていることを、君自身と彼ら二人のために再確認するためのものです。

親愛なる兄さんたちへ
僕は、兄さんたちが僕にしてほしかったことをすることで、二人のことを生き生きと思い出します。クリケットをするときは、一所懸命やって楽しみます。僕は、ブライアン・アンド・ケリー・ジョンソン記念トロフィーを学校に贈りました。それに、マシューと二人で、ジュニアとしてダブル・ウィケット・トーナメントに勝ったので、僕たちの名前は兄さんたちの名前と並ぶことになりました。僕たちは五位か六位にランクされるはずだったのに、困難にも負けず勝ち取りました。僕はちょうどブライアンのように、フォーム2のオークランド代表として活躍したのです。僕は、兄さんのようなビッグ・ヒッターです。兄さんに知ってほしいのは、クリケットが兄さんの望んだように僕の目標であり楽しみであることです。今までのところ、兄さんは僕のことを喜んでくれるでしょう。僕は謙虚でないかもしれないけれど、学校での最高得点についても話してしまいましょう。両親とは離れて暮らしていますが、頻繁に連絡を取り合っています。二人は相変わらず良い友達です。兄さんたちといつも一緒だからか、僕は年齢より成長したようです。僕が兄さんたちの仲間とつき合っていることも知っておいてほしいし、僕が自分で友達を作っても、兄さんたちが気にしないことはわかっています。それに、僕が女の子たちと楽しく過ごせるようになって、僕がしてあげるように相手もしてくれる、そんな女の子と出会うことを兄さんたちは望んでいると思います。僕は、ケリーの忠告に従います。「彼女の気持ちを傷つけちゃいけない」とか「ずうずうしくしちゃいけない」、「やばいことはするな」それに「自分がしたくないことはするな」といったことです。僕は、勉強を続けて、会計士のような資格のある職業に就きたいと考えています。僕は、会計科目はかなり得意だし、事実、去年は一番成績のよい科目でした。兄さんたちが僕にしてほしかったことをすることで、二人の思い出を生き生きと保てば、兄さんたちは満足してくれると思います。二人がいなくて淋しくないと言っているのではありません。時々、僕は、二人がいなくてとても寂しくて、悲しくなってしまうのです。

レイ、私は、君が良くなってきていること、君の抱いている感情が永遠に続くわけではないことに君が気づいてきたことを知って嬉しく思います。それを知ったことが、たぶん、君を強くしたのでしょう。だから、君の理解が許す以上に、君は取り乱したりしないでしょう。
兄さんたちの除幕式に君が元気で出席することを願っています。

D・E

レイは、除幕式のおかげで、とても気持ちが安らいだこと、そして、それ以来すごく気分が良いこと、もう「落ち着く」必要などないことを電話してきた。彼の母親とブレア夫人も、レイの元気だという話に納得していた。

ジュリー

ジュリーは二六歳で、酔っぱらいの夫の元から逃げ出すとすぐに、強姦され、ひどい暴行を受け、さらに人生そのものを脅かされていた。彼女は損害賠償を請求し、償いを求め、自分自身はもっと安定できないものかと努力していた。しかしながら、あらゆる友人や家族が彼女に「プレッシャーをかけ」、彼女は、気が狂うのではないかと心配していた。アドバイスの多くは頼まれもしないものであり、矛盾してもいた（「あなたは彼にもう一度チャンスをあげるべきよ」対「そんな奴は牢屋に入れればいい」）。あれやこれやで、彼女の混乱は耐えられないものとなった。
合意の上で、私（エプストン）は「関係当事者宛」の手紙を書いた。

関係当事者殿
ジュリーは、人生に対する脅しや、暴行、それに強姦に苦しんできました。からだや心に、そのような侮辱を受けた者が来す病気は、「外傷後ストレス障害」と呼ばれています。これは、多くの傷ついた兵士たちの経験と同じものです。直後の苦しみが終わったとしても、不幸にも、苦しみはそこで終わるわけではないのです。打撲傷が癒され、切り傷が瘢痕となった後でも、暴行の犠牲者は、長い間苦しみ続けます。彼らが、特に、夜に心の痛みを感じるのは、自分たちに加えられた攻撃が悪夢のなかでよみがえるからです。昼間でも、彼らは恐ろしさを感じ、恐怖に打ち負かされそうになります。彼らは気がつくと、自分で確かな考えをもつことが難しくなっているのです。彼らは、心のなかで何度も何度も、ぶたれては姦されるのです。

これをお読みの方には、ジュリーが昔のジュリーのように見えるかもしれませんが、生憎、彼女はそうではありません。彼女は問われたとしても、毎日、特に毎晩、彼女が味わっている苦しみや恐怖について語ることはないでしょう。彼女が自分の考えに心を奪われていて、あなたがたとは別世界にいるようにもみえるでしょう。彼女にアドバイスを与えなくてはとか、彼女に代わって何かを決めてやらなければとお思いになるかもしれません。しかし、そのような援助は是非とも考え直して頂きたい。彼女を援助する最良の方法は、決定に際して彼女にプレッシャーをかけないこと、それに、十分考える時間やエネルギーがない事柄を彼女に無理強いしないことです。彼女の意志に逆らって無理矢理何かをさせる人間に、彼女はあまりにも多く会ってきました。そして今でも、彼女の意志を無視して自分の意見を通そうとする他人に抗議するには、彼女はあまりに弱く、傷つきやすいのです。

ジュリーを援助なさりたいのであれば、彼女の心が恐怖と悪夢から癒され立ち直るための時間と空間を与えることです。もし彼女にどうしてもアドバイスを与えたくなるのであれば、彼女がそれを望んでいるかどうかを最初に訊ねることです。暴力に曝された彼女の人生に彼女の権威を取り戻させることです。あなたがたがしてあげられる最良のことは、あなたがたがどのように彼女を助けようか決めることではなく、あなたがたがどのように彼女の役に立つことができるのか彼女に訊ねることです。彼女が自分の人生をコントロールできるよう、恐怖と悪夢のない人生を手に入れるよう援助することです。

人々が暴行や強姦の犠牲者にどのように対応するかが、患者の回復に大きな役割を果たすことは、よく知られています。

この手紙を、「聞いて」下さったことに、感謝いたします。

ジュリーは、この手紙をいくつかの機会に使い、自分の受けた援助が自分の望んだものであることに気づいた。

短い手紙

治療を目的とした文書手段は、必ずしも広範囲にわたる連続的な、多くの時間をかけたものである必要はない。短い「一回限りの」手紙であろうと、多大な支障をきたす問題から人生や人間関係を引き離そうと悪戦苦闘している人々にとっては、かけがえのないものとなる。

私（ホワイト）が短い手紙を出した人々の多くは、社会的にも比較的孤立していた。人々は、自分が何者であるかを同定することに大変困難を感じており、存在感も希薄であった——あまりに希薄なので、彼らはいつも危険な状態に見えた。確かに、彼らの人間としての存在価値が他者によって認められていることは、非常に稀であった。このような人々にとっては、自分宛の手紙を受け取るだけで、世界に自分が存在することの証となった。私が知る人のなかには、手紙が自分の存在を裏づけてくれるからといって、自分宛の手紙を一、二通、いつも持ち歩く人がいる。私の出した手紙がこれに該当する場合、原本がボロボロになると、新しいコピーを頼まれることもしばしばであった。

と言っても、これは驚くに当たらない。私たちの多くも、ある程度、郵便にこういった目的を見出すのである。一日、二日、家を空けていたとき、たいていの人は最初に何をするだろう？　郵便受けを覗く。それ以上にずっと長く家を空けたとしたら、たいてい他の何よりも先に、郵便物をチェックする必要を感じるであろう。部分的に、このことは、人々が自分たち自身の馴れ親しんだ世界に再び入り込み、自分の場所を主張する儀式と考えられる。

以下に示す短い具体例は、そこに書かれたさまざまなテーマを反映する見出しの下に分けてある。しかしながら、読者は多くの重複に気づくだろうし、手紙の多くは、いくつかの見出しの下に置かれ得る。これらの手紙は、物語手段による人々の人生や人間関係の再著述を援助する可能性をわずかながら例示する。ここで述べられる見出しは、テクスト・アナロジーやフーコーの権力／知の分析の援用によって主張されるべきテーマの唯一のリストというわけではない。

面接後の思いつき

時々、私は面接後に、一番面白い考えや最も重要な質問を思いつく。同僚に訊ねてみると、これは、多くの治療者によって共有されている悩みであった。もちろん、これらの質問や思いつきが私たち治療者にとって重要であるほど、私たちが面接した人々にとっても重要であるかどうかは、知るよしもない。しかしながら、私が受けたフィードバックによれば、人々は次回の面接の前に、これらの質問を受け取ることが役立つと感じていたことが、明らかになった。

これらの思いつきや質問の書かれた手紙のいくつかを、以下に上げよう。

親愛なるマリオン、キース、ミシェル、そしてスティーブンへ

面接の後で私は、どうやったらあなたたちの孤立からの逃走計画に手を貸せるかと考えていました。まずは行動することが大切だと思ったので、あなたたちの計画がどんな具合か訊ねるメモを書くことにしました。次回の面接で、続きを聞くのが楽しみです。ご返事にはおよびません。

ではまた。

M・W

親愛なるリックとハリエット

最高の考えは往々にして出来事の後に訪れるという事実を、あなたがたもご存知のことと思います。であれば、私がしばしば面接後に一番重要な質問を思いつくとしても、驚かれることはないでしょう。私は時々、こういった質問を二度と思いつかないのではないかとか、手遅れでしかないのではないかと悩んだりします。

とにかく、前回あなたがたが帰った後で、私の思いついた二、三の大切な質問をお伝えしましょう。

リック、あなたは、どうやってヘレン[5]に反論する誘惑に打ち勝ったのですか？　そして、このことが、彼女の自ら納得しようとする気持ちにどのような影響を与えたと思いますか？　このことは、彼女がより分別をもつことに役立ったと思いますか？

ハリエット、あなたは、ヘレンが頼ってくるのをどうやってかわしたのですか？　そして、このことは、彼女が自分自身を頼りにする気持ちにどのような影響を与えたと思いますか？　このことは、彼女がより良い人生を送るよう援助する上で影響があったと思いますか？

[5] ヘレンはリックとハリエットの思春期を迎えた娘である。

このようにヘレンの人生の主役になれという彼女の誘いにのらないことは、人間としてのあなたがた二人の何を反映しているのでしょうか？

ところで、前回の面接後、あなたがたにはどんな考えが浮かびましたか？

M・W

親愛なるダニー[6]へ

君が帰った後、君がどんなふうにあれをやってのけたのか、もっと知りたいというのどの渇きを感じました。初めに、トレーニングでもしたの？

これを書いているうちに、知りたいという気持ちは、のどの渇き以上になりました。事実、空腹感と言ってもいい——いや、今ではひどい飢えに変わってしまった。もし君がママとパパへの言い分を思いついたら、今度僕たちが会うとき、それを君が僕に言うよう彼らに思い出させてもらおうね。そうなると、僕はとても助かるよ。

すごく腹ペコで

M・W

[6] ダニーは、食べ物に対する長く続いた無関心から抜け出したばかりだった。

ジュンとピーターへ

あるカップルに会って、おふたりのことを思い出しました。あまりにも似ているところが多かったので、事実、あなたがたに訊ねたのと同じ質問を、そのカップルにもしてしまいました。気を悪くなさらないように。ハイト・リポート〔訳注／米国の女性の性の実態を調査したベストセラー〕とは異なるふたりの関係における身体的／親密さのうち評価できる点は、どんなことでしょう？　そして、あえてそれを認めますか？

そのカップルは、質問の答えは思いつかないと言って、私に何か示唆するよう頼んできました。私は、彼らにとってどんな答えが適当なのかわからないと答えました。あなたがたの答えがどんなものであったか、まだ覚えていらっしゃいますか？　そして、もし覚えていらっしゃるなら、このことを喜んで受け入れられますか？

M・W

治療者にも助けが必要

治療を求めてきた人々がその人生や人間関係の展開のために信頼関係を受け入れることができず、治療者は何ら収穫もなく苦労することがある。このような場合、治療者が助けを求めることも不適当ではない。

次に紹介するのは、人々の人生と人間関係における出来事について情報提供を依頼する手紙である。人々の展開を私に教えてほしいというはっきりとした目的の下、治療における足場固めが期待される。

親愛なるエディス、トラビス、ダレン、そしてジャニスへ

聴いてくださいよ、あなたがたが大喧嘩から人間関係を解放するためにどんな一歩を踏み出したか私が十分正確に理解したとは、未だに信じられません。それで、自分だけおいてきぼりになった気がしたので、どうか私に理解させてほしいのです。

大喧嘩はあなたがた全員を人生における乗客の席に追いやり、退屈さはあなたがたの人間関係を台無しにしてきました。それが今や、あなたがたは運転席を分け合い、明るい未来を約束するハイウェイを進んでいる。こうなった仕組みについて、何か教えて下されば幸いです。

ありがとう
M・W

親愛なるグレースとアレンへ

葛藤の優勢さに私の目が眩んでいたのかもしれません。そのせいか最近の出来事によって、私はいくらか動揺しています。

あなたがたの関係は葛藤の犠牲となっていましたが、今では、それにもて遊ばれることはありません。葛藤は、あなたがた二人を何度も何度も使い古された同じパターンに捕らえることで、あなたがたを複写していました。今や、あなたがたは、創作とか冒険と呼ぶべき段階に進み、その方がふたりの関係にしっくりきているようです。

あなたがたの関係におけるこの変容を吟味して、治療を覆い尽くしていた古い葛藤の影から私を

連れ出すのに役立つ詳細な情報を提供する準備は、できていますか？

早々

M・W

面接に同席しない人

時には、家族が最も心配している当の本人が治療に同席しないと決心することがある。治療者が当人と会うかどうかは、必ずしも本質的なことではない。なぜなら、問題が家族に要求する事柄を家族が拒否する方法を調べることによって、当人ではない家族でも解決はできるからである。

しかしながら、面接に同席しない人でも、問題が彼らの人生をかなり制限していたり、個人の挫折感をもたらしていることに気づいている場合、ユニーク・アウトカムにまつわる意味の遂行に彼らを従事させる手紙は、有効である。

ゲーリーへ[7]

今日、君のママとジェンキン夫人にお会いしました。ふたりは、君が不安に背を向け、それを見捨てたことを語ってくれました。私は、こんなことがそんなに早く起きるとは思ってもいなかった

[7] ゲーリーは場面緘黙と不登校から立ち直ったばかりだった。

ので、いくつか確認しておいたほうが良いと思いました。

・君は本当に友達を三人つくったの？

・君が前より幸福だというのは、本当？

・君がいろんなことを自分で決めていて、決心するのに他の誰かの助けは要らないというのも本当ですか？

・君は自分で話すから、代わりにしゃべってくれる人はもう要らないのですか？

もしこれが全部本当なら、その秘訣は何ですか？

私が不安はまた勢力を盛り返すかもしれないと言うと、君のママとジェンキン夫人は、もしそんなことがあっても、君はそこからたぶんうまく逃げ出すでしょうと言いました。君はどう思う？

こんな質問は難しいと思う。けど、もし可能なら、答えて下さい。君がママに答えて、ママが私にそれを伝えるのがいいですか？　それとも、自分で直に私に話しますか？　それとも、答えは君の胸にしまっておきたいですか？

それじゃ、また

M・W

親愛なるグラハムへ
あなたもご承知のとおり、私はジョイスと二、三回会いました。彼女があなたのことを長年本当に心配してきたことを聞きました。あなたもそれはご存知でしょう。

二回目の面接で、いくつかの予期していなかった出来事が明らかになりました。私はそれにとても興味を覚えました。二、三の出来事はあなたの人生にも関連していましたので、私はジョイスに、あなた宛ての手紙を書きたいと言いました。彼女は、もし私が手紙を書いても、あなたは気にしないだろうと言いました。

あなたは、ご自身がジョイスへの依存と見なしていることで自己批判し苦しまれたようですね。彼女も、その依存のせいで、彼女が自身の人生や友達を持つことをあなたがうまく処理できないと考えています。あなたは、依存がジョイスの人生を見苦しくさせることを阻止する行動に出ましたが、つい最近まで、それは、あなたの人生につきまとってきたようです。

私が「予期していなかった出来事」と言ったのは、あなたが依存を振り払う行動に出たことです。あなたは古い過去とはそれほど関わらず、間接的な人生と直接的な人生を交換したように思えます。私たちが話した予期せぬ出来事について、ジョイスが細かい点まで喜んであなたに話すことでしょう。

あなたの人生に対する依存の影響を弱めるのに役立った出来事について、知りたいものです。そのことがあなたの未来にとって及ぼす重要性に、あなたはお気づきでしょうか。そのことが、あなたの自己イメージにどんな影響を与えたのかも知りたいところです。もしこれらの質問を考えてみる準備がおありなら、あなたの考えをジョイスに伝えてください。そうすれば、私はあなたの発展についてもっと多くのことを知ることができるでしょう。

早々
M・W

聴衆集め

新しいストーリーの耐久性は、推敲と同様、そのストーリーの遂行に聴衆が集まることで強化される。これには、二つの側面がある。第一に、そのような遂行の証人になることによって、聴衆は新しい意味の書き込みに貢献することになり、これは、聴衆とストーリーの主人公との相互作用に対して現実的な影響を持つ。第二に、ストーリーの主人公が新しい遂行に対する聴衆の経験を読み取るときに、聴衆の経験についての推測を通して、あるいはもっと直接的な同一化によって、彼らは新しいストーリーの改訂と続編制作に従事することになる。

治療者からの手紙が一人の聴衆を表すのとは別に、その手紙は、新しいストーリーの遂行により多くの聴衆を集めるよう人々を励まし、新しい意味に対する聴衆の経験をしてみるよう人々を誘う上で有益である。

親愛なるヒラリーへ
前回の面接後、あなたが誰にでも責任を持つのを止めることについて、いくつかアイデアが浮かびました。

親戚の人々や友達は、そのことにどんなふうに反応するでしょう？　彼らはあなたが何でも引き受けてくれる人になる誘いにはもう乗らないと知って、歓声を上げるでしょうか、それともすべて今まで通りに振る舞おうとするでしょうか？

思うに、あなたの辞表を受け取ることをしぶって、今まで通りあなたが頼りになる人でいてくれるよう誘う人もいるでしょう。そして、なかには断りにくい人もいる。

こういう可能性がわずかでもあるのなら、他の人々にとっても、あなたにとっても、あなたの辞表を公表することは役に立つでしょう。あなたは出版業界についての知識をお持ちですから、適当な「記者会見」のようなアイデアを思いつかれるかもしれません。

こんなアイデアはどうですか？　この記者会見の聴衆として最適なのは誰ですか？　あなたの意見では、どんなふうに彼らを呼び集めるのが一番良いと思いますか？

早々
M・W

親愛なるトニーへ
君はみんなのための人だった。他の人のイメージで君は動かされていたんだ。でも、今、君は君のための人間になった。今ようやく、君は自分のやりたいことをやるんだ。僕には見えないことがたくさんある。けど、たぶん、君には見えている。

もしよければ、教えてくれないか？　何が君のターニング・ポイントになったのか？　何が、その特別な変化の決め手になったの？　そして、それは、いつ、どこで、どんな文脈のなかで起きたことなの？　それから、君の人生と人間関係にその変化が及ぼした影響に最初に気がついたのは、いつ？

もしかすると誰かが最後の質問に詳しく答えるのに役立つかもしれないね。君が前とは違うと彼らが気づくことになったきっかけはどんなことだったのか、最初にそれに気がついたのはいつだったのか、君は彼らに訊ねる用意ができているかい？　そして、このことは、人間としての君の自画像にどんな影響を与えるんだろう？

もし、こんな質問に関連した事柄をメモすることがやぶさかでなければ、次に会ったときに、僕たちはそれについて話し合うことができると思うよ。

早々

M・W

影響のマッピング

自分の人生を問題に売り渡した人々は、たとえ自身を取り戻した少しばかりの証拠があったとしても、絶望から逃れることは難しい。この絶望は、問題の申し立てに対する進歩を忘れさせ、人生の時計を逆戻りさせる効果を持っているからだ。

それゆえ、このような状況では、自らの領土を取り戻す進歩のマッピングを可能にする仕掛けを手にすることが、必要不可欠になる。そのような仕掛けには、問題が人々の人生に与える影響と人々が「問題の人生」に与える影響を対比させることが、必要だ。それが、人々と問題の相対的影響性を確立し、それを百分率で表すことを可能にする。このような仕掛けの装着は、手紙のやりとりを通して励まされる。

親愛なるモリーへ

摂食障害は、君の人生の九九パーセントを奪った。君には一パーセントの領土しか残っていなかったのに、今では二五パーセントにまで回復した。これは、君が摂食障害から二四パーセントだけ自分を取り戻したということで、それもここ八カ月で達成された。それなのに、君はまだ、自分のなくした何年かのこと、それに摂食障害の支配下にあった君の人生の三分の二のことをクヨクヨ考えている。

僕の質問に答えられるかい？　もし君が次の八カ月に二四パーセントを取り戻し、もう八カ月後にさらに二四パーセントを取り戻し、ということになっていったら、君が二〇〇パーセントの自分を手にして自らの人生を二倍楽しむようになるのに、どれだけかかるのだろう？　そして、そんなふうに君が生きていったとしたら、なくした何年かを君が取り戻せるようになる頃、君は何歳になっているのか？　他の人が人生をスローダウンさせているときに、君がドンドン人生のアクセルを踏み込むことは、どんな意味があるのだろう？

ただ興味深いばかり
M・W

親愛なるクリーブ、ロリー、そしてヴァージニアへ

あなたがたは皆、葛藤があなたがたの人生に猛威を奮っていたと信じていました。あなたがたの人生は完全に葛藤の犠牲になったと。それに歯向かおうとしても、それは、あなたがたをいともたやすくクモの巣に引っかけ、使い古されて飽き飽きするお決まりの相互作用を強いてきました。ところが、葛藤は八五パーセントしかあなたがたの人生をコントロールしていないこと、あなたがたがそれのなすがままになっているわけではないことが、面接で判明しました。そして、あなたがた自身の影響力を拡大し、最終的には人生をあなたがたの手に取り戻す計画を練るところまできました。

面接以後、あなたがたの人間関係に対する葛藤の支配力をどの程度くじくことができたと思いますか？　こんなことを決めるのは容易ではありません。葛藤は人を盲目にさせ、(あなたがたがすでに手にし始めた)ささやかであれ重大な変化を同定することを難しくさせるからです。人々の人生や人間関係をたちどころに葛藤のないものに変えるという極端な考えも、変化に対する人々の目を見えなくさせるようです。

たぶん、次の「葛藤からの逃走」面接では、あなたがたがどの程度、人生と人間関係を自由にしたのかを振り返ることになるでしょう。忘れないで下さい。すでにあなたがたが二五パーセントも取り戻していることを。

早々
M・W

歴史だてること(historicizing)

ユニーク・アウトカムを歴史だてることにより、人々は悪戦苦闘についてのユニークなストーリーを位置づけ、喜んで引き受けることができるし、自分たちの人生と人間関係が構築されてきた「統一された」知に対する代わりの知を同定することができる。これらの代わりの知の同定は、人々が統一された知の特定化をものともせず、人々の生きられた経験の重要な側面をより多く取り込んでいる知によって人生と人間関係を形作る上で有益である。

悪戦苦闘のユニークな歴史の位置づけ、そして人々に代わりの知を同定するよう奨励する上で、手紙は道具としての役割を果たす。

親愛なるタミーとウェスへ

あなたがたは重要な質問をいくつか残していきました。それとも、あなたがたが去った後、いくつかの大切な質問が私の前に現れたと言うべきかもしれません。これは面接の後によくあることです。

子育てと人間関係に関するアプローチにおいて、あなたがたがつかみつつある知恵の歴史的原点はどこにあるのでしょう？　私には「はるか昔」からあなたがたが何か手にしてきていたような気がします。

この知恵は伝統に則したものですか？　もしそうだとすれば、あなたがたは、この特別な知恵を生き返らすために何か特別なことを思い出したのですか？　あなたがたの思い出を揺さぶるために何をしたのですか？

最後の質問です。あなたがたがこの伝統をさらに押し進めることを援助する興味深い考えを、面接の後にあなたがたも持たれたのではないですか？

またの近況報告を楽しみにしています。

M・W

親愛なるジェニーへ

私たちは全員で、あなたの自己拒絶の歴史が破綻するのに立ち会っているようです。この破綻が一体何なのかを理解しようとする面接において、それは、あなたの人生における自己消去から自己抱擁への過渡期のしるしであることが、明示されました。

あなたの与えてくれた情報によって、いくつかのことが明らかになりました。つまり、これにはパイオニア的次元があって、先達たちは歴史に突き動かされる人生を送っていたのです。

この観点から、メモしておきたい質問がいくつか私の手元に残りました。

・この破綻に導いた、あなたの悪戦苦闘の歴史は何ですか？
・あなたの前を歩いた人々の人生に同定される、似たような悪戦苦闘の痕跡は認められますか？
・それはどのように評価されますか？

これらの質問があなたの関心を引いたのなら、あなたからの返事が楽しみです。

バイ
M・W

権力の技術への挑戦

多くの人々が、人生と人間関係における権力の技術操作に挑戦したり、抗議する決心を固めるのに手紙が役立つことを経験している。

これが重要なのは、人の問題経験が主に、以下のことに関連して同定されるときである。

(1) 他者によって行使されている権力の特殊な技術への服従、そして／あるいは

(2) 他者への服従において、権力を運ぶもの、および権力の道具になっていること、そして／あるいは

(3) 自己の技術への服従。そこでは、人が自身の服従における権力の道具となっている。

以下に、権力の技術に対して抗議する人々を援助するための可能性を例示する手紙を上げよう。

親愛なるジェイクへ

問題が生き残りをかけて何を君に課したのか話し合っていたとき、他人を非難する特別の技術を君が採用していることが本質に思えました。

それで、君は問題の道具にはならないことを決意して、ストライキに突入し、他者非難の技術を君の人生から追い出しました。

ミーティングでこのことを同僚に話すと、彼らは、このことが君と接する人たちの態度にどんなふうに影響したのかを知りたがりました。それで、僕たちが議論で夢中になった疑問のいくつかを君にも知っておいてもらうことにしました。

・このストライキは、他の人たちが抱いている君のイメージにどんな影響を与えたのでしょう？
・そして、それは、君が納得できる自分自身を発見するのに、何の役に立ったのでしょう？

君の発見について聞くのが楽しみです。

M・W

親愛なるスーへ

過食症は君に多くを要求してきた。奴を生き残らせるのは高くつくわけだ。過食症は、君自身を操作することや君自身を拒絶することを君に要求してきた。その上、自分のからだと人間性の絶えざる評価に君自身が服従するよう君に要求してきた。従順ささえも。そんな要求にもかかわらず、君は過食症を暴露して自分の人生を取り戻す準備を整えた。自分の経験を友だちとも分かちあうのは、すごいリスクだったね。でも、うまくいった。

君が帰った後で、僕はいくつかの質問を君にしておけばよかったと思った。それで、手紙を書くことにしたんだ。僕のすることで気を悪くしなければいいんだけど。質問について考えないといけない、とは思わないでください。回答義務はありません。

・君が過食症の圧政に甘んじなかった人であることを、友だちはどう評価するだろう?
・ことによっては、君は盲目のまま統治されていたわけだけど、そのことは君に何を教えるのだろう?
・これは、女性としての君自身に関するどんな類の知識なのか?
・女性としての君自身に関するこの知識は、過食症の圧政がよってたつ女性観から、どんなふうに君を引き離すのか?

秘密の抗議によって、君が過食症に対して次の一歩を踏み出す用意ができていることを君は信じている。君はずいぶん変わったんだ。グッドラック！

次の面接で、新しいニュースが聞けるのを楽しみにしているよ。

M・W

人柄と人間関係の特徴づけに対する挑戦

人柄と人間関係についての優勢な「真理」に対する挑戦において人々を支える手紙は、必ず何かを可能にするものとして経験される。これらの「真理」は「統一された包括的な知」によって特徴づけられたもので、たいてい人々、そして／あるいはその人間関係を服従させるものとして同定される。

これらの手紙は、人々が価値を認めているものの、統一された知によって提唱されている規格や期待──つまり特徴づけ──にはそぐわない、彼ら自身やその人間関係における側面についての意味を遂行するようさらに彼らを奨励する。この過程において、人々は自らの人生についての再記述、および人柄と人間関係についての代わりの知を確立することに積極的に従事するのである。

親愛なるレックスへ

前回の家族面接で、あなたが理性的な人間になることに失敗し、そしてひとかどの人間になれなかったことを、うつ病によって大方信じ込まされていたことが明らかになりました。そして、うつ病が、あなたの挫折感を頼りに生き残っていることもわかりました。

その晩、あなたが応え損ねたと思っているある種の期待について振り返ると、それがあなたの人生に破壊的な影響を及ぼしていたことが判明しました。あなたは、それにすごく振り回されていると言いました。ご両親は、その期待こそが、あなたのうつ病を生き永らえさせていると考えておられました。

けれども、うつ病の人生に対するあなたの影響を調べると、あなたが自身について評価している「一と二分の一」の個性を同定することができました。そして、それはあの期待にはそぐわないのです。

皆が、このことに注目し、それが人間としてのあなたについて教えることに興味が集まりました。つまり、このことは、あなたが期待にかなう人物になる必要がないことを語っていたのです。まだ答えられていない質問がいくつかあります。

・期待に応えることなく自分自身を評価していくとしたら、あなたはどんなものに触れると思いますか?
・期待通りに生きていく意思のないことを示すために、あなたは他のどんな一歩を踏み出すことができますか?
・その一歩は、うつ病を負かすのに役立ちますか?

私たちには他にも質問がありますが、あなたは一度に三つが限度だと言いました。あなたのその自己主張は、すでに期待にはずれた例と言えるでしょう。
次の面接を楽しみにしています。

早々
M・W

親愛なるシェリーとケンへ
あなたがたの同意の下で、最近の面接に関するいくつかのコメントを書いて送ることにしました。あの面接で、おふたりとも違った言い方であるとはいえ、あなたがたの人間関係についての結論を分かちあって下さいました。あなたがたは、理性的といえる関係の半分にも至っていないことに同意されました。
私たちは、あなたがたが試してこられた人間関係のマニュアルについて議論し、二つのことを明らかにしました。
(a) これは、特別にモダンなマニュアルであり、ことによると将来のマニュアルになるかもしれない。
(b) あなたがたは、二人の関係をこのマニュアルに完全に屈服させることに、ほぼ成功した。
しかしながら、私たちは、あなたがたの人間関係がモダンなマニュアルに完全に屈服したわけではないことに気づきました。たとえば、あなたがたが同時にオルガスムスに達しなくても、完全に打ちひしがれ、がっくりして、諦めることがないことは、明らかでした。むしろ、モダンなマニュアルにはフィットしない親密さの楽しみ方を見つけたわけです。それに、あなたがたが評価できるその他の関係性、つまりマニュアルに反抗する側面が存在することも確認できました。

これらの発見に関する質問について考えてみることに、あなたがたは同意されました。

モダンなマニュアルにそってあなたがたの人生を形作っていくことにうまく抵抗することは、あなたがたの人間関係について、どんなことを映し出しますか？

もしこの抵抗が、人間関係はどのようにあり得るかといった概念によって支持されるとしたら、これらの概念とは、どんな種類のものなのでしょうか？　これらの概念の基にあるものは何でしょうか？

あなたがたは、あえて人間関係についての発見を受け入れ、代わりの概念の肩をもって、さらに反抗を進めていきますか？

これらの質問についての、あなたがたの考えを聞くのを楽しみにしています。

早々

M・W

連想

私（ホワイト）はしばしば、誰かに会って別の人を思い出すが、時には、それが治療で面接した人であったりする。時には、何らかの出来事を経験して、治療で会った人々の人生や人間関係の局面を思い出すこともある。そして、このような人々に短い手紙を書くこともある。以下に、これらを簡単に紹介しておこう。

親愛なるジュンへ

今日、私は、一人前になろうと悪戦苦闘してきた若い女性に会いました。面接の終わりに、彼女は自分が次の一歩を踏み出す用意ができていることに気づきましたが、それは、あなたが踏み出そうとしている一歩にとてもよく似たものでした。

彼女があなたのことを思い出させたので、私は、あなたが自分の用意について何を発見したのか興味深く思い出しました。あなたは、人生への復帰を開始しましたか？　それともその一歩を踏み出すには早過ぎましたか？　次の面接まで私の好奇心が待ってくれることは確かですが、ただ、あなたに伝えようと思ったのです。

早々

M・W

フレッドに

この手紙にビックリした？　僕だって、自分がこれを書いたのにおどろいている。昨日のことだけど、公園で腕立て伏せをしている人に気を取られていたら、溝にはまって、爪先をぶつけたんだ。

これが君と何の関係があるかって？　それはね、このあいだの面接で、君が足を痛がっていたのを思い出したんだ。僕の足の痛みが君の足を連想させたんだ。そして、その後で、君はどうしているだろうかと僕に考えさせたというわけだ。それだけ。

じゃ、また、次回に。

M・W

デニスとフランへ

昨日、一連の出来事のために、あなたがたが前回の面接で明かされた、ふたりの関係についての大切だけど想像もできなかった理解を思い出すことになりました。

それ以来、この理解がおふたりの関係にどのように影響してきたか、何をあなたがたがお気づきになっているか、手紙で訊ねたくなったのです。たぶん、あなたがたは、二週間を振り返って、次の面接に持参するメモをまとめることにやぶさかではないでしょう。

早々

M・W

偶然の出会い

治療者にとって、治療をしている人々の拡大家族とか友人の誰かに出会うことは、稀ではない。治療者が病院のような機関で働いていたり、コンサルテーションを担当している場合には、特にそうだ。そのような機関には、家族や時には友人も関わりがある。そして、利用者の多くにとって、そこで出会った人々同士で友人の輪ができていることも、しばしばである。

こういった親族とか友人に偶然出会うことは、困っている人が社会的に孤立した人である場合は特に、手紙を書く良い素材となる。

親愛なるロナルドへ

ちょっといいかな？　このあいだ君のママに、病院で会いました。それで、君に手紙を書いて、君がどんな具合か訊いてみることにしたんだ。

それだけ。それでは。

M・W

親愛なるエリザベスへ

キャンディが、君はずいぶん変わったと言っていました。けれど、僕はそのとき、急ぎの用があったので、彼女の話を十分聞けませんでした。君が教えてくれれば、とても嬉しいです。

親愛なるジェンマへ

昨日、ばったりニックに会いました。君について訊ねたものの、彼は仕事で忙しく多くを語ることができませんでした。

それで、短い手紙を出して、挨拶がてら、君の個人的計画がどこまで進んでいるのか直接訊いてみようと思いついたのです。

よろしく。

M・W

よろしく。

M・W

物語としての手紙

手紙はある特殊なジャンルというより伝達手段なので、どのような目的にでも使用され、そのいくつかを本書でも紹介した。ストーリーだてる治療においては主に、生きられた経験を（一貫性と迫真性という基準で意味が生まれる）物語や「ストーリー」に変える目的で、手紙が使われる。それゆえ、専門家による文書の定型や文体を要求する慣習とは、かなり異なっている。私が「専門家的」な文書というのは、人間と問題についての専門家間のコミュニケーションのことである。典型的には、この種の文書の主人公となる人々は、たとえ彼らの将来がその記録によって形作られるとしても、それを見ることも許されていない。一方、ストーリーだてる治療においては、手紙（文書）は治療と呼ばれる現実を共に構成するものであり、治療に参加するすべての人々の共有財産となる。手紙は症例記録の代わりにもなる。手紙の作成に当たっては、人／家族が想像上の聴衆となるが、これとは対照的に、症例記録のためには、推測上の権威のある専門家が、見えない聴衆となる。多くの場合、症例記録は書き手の自己との会話である。私たちは、物語化する手紙の方が専門家的説明法よりも、より正確に「仕事」を提示すると信じている。そのような手紙を使うと、治療者は第一に、人／家族に対して、そして第二に、専門家コミュニティにおいても自らの実践をわかりやすいものにできる。これが可能になるのは、手紙やそれに含まれる情報が共有されるものであり、専門家的モノローグというよりダイアローグであり、さらに誰にでも見えるので、誰からも簡単に修正され、（内容の信憑性について）競われ、そして確認され得るからである。治療者は、人を惑わす排他的な専門用語の使い方をやめると同時に、会話のなかにすべての、ないしほとんどの人々を言語学的に含んだ言説を共同制作することも要求される。

物語化する実践には、いくつかのとても明らかな利点がある。第一に、人／家族の経験が時間の流れのなかに位置づけられる。科学的な説明とは違って、経験を永久化しようとはせず、むしろ一時的なものとして捉える。ジェローム・ブルーナーは、この必要性を主張している。

私たちは、「生きられた時間」を記述するのに、物語の形式以外に有効な手段を持っていないようだ。時間の経験を捉え得る時間形式が他に存在しないというわけではないが、どれも生きられた時間の感覚を捉えるのに成功していない。時計とか、日付の時間形式、連続的ないし周期的順序であれ、どれをとってみても同じことである。(J. Bruner, 1987, p. 12)

第二に、ストーリーは説明的図式の経済性と比較して豊かで、より複雑なので、はるかに広範な出来事や意図をそのなかに組み込むことができ、意味を持たせることができる。ストーリーがすべてをひっくるめる傾向にあり、人々の人生の出来事を豊かにするのに対し、説明は排他的であり、ある範囲を越えた出来事は無視される傾向にある。物語は、生きられた経験が生きられた時間のなかで解釈されることを許し、ストーリーへのプロット化により、生きられた経験が出来事であふれることを許すのである。

ストーリーだてる治療は、プロットすることによって動かされ、時間の流れに沿って進んでいくので、家族と治療者の両者にとって、ある程度の興奮を招く。振り返るよりは、先を見つめるのである。すべての参加者は、問題のしみ込んだ描写やドミナント・ストーリーを疑問視するきっかけとなる。新しい意味や新しい可能性を探すことになる。オルタナティヴ・ストーリーは、ドミナント・ストーリーの中から現れるのであれ、並行するトラックとして見出されるのであれ、いずれにせよ、それまでは抑圧され記録されることはなかったのである。オルタナティヴ・ストーリーはドミナント・ストーリーとは矛盾し、人を惑わす奇形としか思われていなかった「ユニーク・アウトカム」の発見に由来する。ユニーク・アウトカムが、ドミナント・ストーリーにプロットされ得ないのは、ナンセンスとか重要でないものとされるからである。再著述には、以前のドミナント・ストーリーが時代遅れとなる新しい物語のなかに、人／家族の経験を置き直すことが必要だ。このような活動のなかで、人々自身の人生や、人間関係、そして問題に対する関係が再記述されるのである。ブルーナーは以下のように主張している。

究極的には、人生物語の自己語りに導く文化的に作り上げられた認知言語学的過程が、知覚経験を構造化し、記憶を組織化し、そして人生の真の「出来事」を目的を立てて区分けするための力を獲得する。最後に私たちは、自分が人生「について語る」自伝的物語になる。(J. Bruner, 1987, p. 15)

仕返しをして対等になること

私（エプストン）は、一七歳になるテッドと両親、それに彼の弟で一五歳のマイケルと一一歳になる妹のジャンに、一年前に一度だけ会った。彼が今回電話してきたところでは、両親が彼に、一人で行くか、家族全員で行くかの二者択一を迫ったのだった。彼は、行きたくはないけれど、もしどうしてもというのであれば、一人で行きたいと答えた。私はこれに同意し、自分でもそれに喜びを感じていた。テッドは、いくら我慢しようとしても、弟と妹の挑発は限界を超えていると語った。それは悪口に始まり、ジャンに至っては身体的暴力も含まれていた。彼が我慢しようとすればするほど、マイケルとジャンの刺激は抑制を欠いた。彼は、望むほど背が伸びなかったことと二人に負けることに対して、自分がことさら敏感であることを認めた。テッドは、成功という問題を抱える少年だった。つまり、手をつけることすべてに信じられないほど熟達してしまうのだ。彼は、すべてに素晴らしい業績を上げないことには我慢ならなかった。特記すべきことには、彼が六、七カ月前に、新しいきょうだい愛を創造する決定をしたのだが、それは、マイケルやジャンには見向きもされず、失敗に終わった。しかし、それでは済まず、状況はさらにこじれてもいた。テッドと私は知恵を絞って、最近の出来事を理解し、事の成り行きをまとめの「手紙」に書き記した。

親愛なるテッドへ

君との再会は、とても楽しかった。年の割に、君はとても智恵がある。

君の「心を刺激する」問題について、ここ六、七週間でマイケルとジャンに対する方針を変えたのは、すごくいいことだと思う。君は、近い将来、自分が家を出ることを意識して、人生における重要人物として弟や妹を評価し直している。よくある話だろうけど、今まで、彼らはじれったい奴らだったし、真似し小僧で、ライバルだった。でも君は、年からいっても経験や体重、力においても、いつも彼らより勝っていた。だから、彼らが違ったふうに反応したり、気づいたりしてくれないものかと、ある程度、その悪戦苦闘から退いていた。残念なことに、事態はその逆となった。君が古いきょうだいパターンから抜け出そうとすればするほど、彼らはそれにしがみつこうとしたんだ。あたかも君が加わらないのが寂しくて、挑発して君を誘い込もうとしたようだ。二人は、君が他の何かを望んでいることなんか知っちゃいない。私は、君が彼らと話す機会をもって、君の提案を彼らに読み上げるか、語るのがいいと思う。
提案は以下の通り。

(1) 君が近々家を出ること、そして今、二人のことがどのくらい重要なのか、君の人生において二人をどのくらい重要な人間にしようとしているか気づいたことを言う。

(2) 君が、ケンカをやめて悪口も言わないことによって、二人に強い絆をわかってもらおうとしたこと、しかし誰もそれに気づかなかったことを言う。事実、それは逆の効果しかなかった。最近では、彼らが君にケンカをしかけたり、悪口を言っている。これは、自分が彼らより優れていると君が思っていることに彼らが気づいたせいじゃないかと、君は心配している。

(3) マイケルとジャンに、どれも正しくないと言う。その後で、君が彼らを尊敬していることをすべて一つ残さず語る。私は、君が彼らのことを誇りに思う理由について、くどくどと説明する必要はないと思います。

(4) 君が彼らよりも年上で、からだも大きくて、経験もあったので、そして長らくずっと優位にあった(これはもはや当たらないと語ること)ので、対等なきょうだいになる前に、君に仕返しができるよう何らかの復讐が必要なのかもしれないと思っていると言う。

(5) このために、彼らが君を辱める方法を長いリストにして提供してやろう。背が低いことと負けることを匂わすようなできるだけたくさんの言葉をちりばめるんだ。たとえば、ちび、寸足らず、ちっちゃな子、奇形、見世物、生まれつきの敗北者、凡庸な人、盛りを過ぎた人、B級、等々。このリストは長く続くはずだから、君は記憶の隅まで探さなくちゃならない。リストのコピーは、マイケルとジャンに預けなさい。それに、マイケルとジャンが君に身体的な復讐をする必要があるかどうか訊ねることもできるでしょう。もし彼らがそれを望むなら、ふたりが今こそ君と対等になったと感じることができるように、両親の監視下で君の手を叩くのもよいでしょう。

(6) 君たちが完全に対等になったとき（彼らがもう復讐したいと思わなくなるので、それがいつなのかわかるでしょう）、彼らを食事に連れて行くつもりだと言う。しばらく彼らにサヨナラをすることになるかもしれないけれど、君が新しい、対等で平等なきょうだい関係にコンニチワをすることもありそうなことです。たぶん、ジャンとの間で、君は、性差別のないきょうだい関係を築く問題に直面することでしょう。

(7) テッド、君が覚えておかなくてはならないことは、もしマイケルとジャンが君と対等になったら、悪口以上のものに迎えられるということだ。それは、同胞の間に平等で対等な人間関係を切り開いていくこと。

グッドラック！

D・E

追伸。もし君に質問があったり、私が何かの役に立つと思ったら、電話を下さい（今週はここにいないけれど）。

テッドは三週間後に電話をくれた。彼は大得意で、何が起こったのか私に会って話したいと言った。テッドは自分に合うよういくらか計画を修正していた。「ボクは、二人のことをもっとよく知りたいって言ったんです。反応はありませんでした。変だと思ったんでしょうね。でも、それ以来、大きなケンカはないんですよ。マイケルの方がそれを評価してるんですよ。彼はジャンに対抗してボクの肩を持ってくれます。ボクが努力してるのがわかるんです。それで、ひらめいたんです。以前はまったく変化はなかったのに、今はわかるんですよ。遂に来たって。ボクたちは一緒に座って、話し合います。ボクは反対しないんです」。彼らに「長いリスト」を渡す代わりに「ボクは言ったんですよ。いろいろと。それで、ジャンは不意打ちをくらったんです。彼女はボクを誘い込もうとはしなくなりました。挑発は九〇パーセント……いや、九五パーセントも減ったんです。ほとんど残っていません。苦しみは楽しみに変わりました」。彼は身体的復讐の「アイデアもそれとなく口にした」。彼は、次の試験が終ったら「二人と一緒に映画に出かけ、その後で食事をすること」を提案した。彼は、その後、「ボクは、マイケルとジャンの親同然だと思っているんですよ」と語り続けた。彼は両親のことを感心していて尊敬していたけれども、たとえ両親がいさめたとしても、マイケルとジャンが彼のアドバイスや相談を喜んで受け入れないことには不満を感じていた。「手紙」は、私たちの面接を要約している。

親愛なるテッドへ

そうだねえ、きょうだい問題が九〇から九五パーセントくらい消えてなくなり、君が言ったように、「苦しみが楽しみに」変わったことは明らかだ。君がすでに体験した成果をもってすれば、君が何と言おうと、「自分自身について、前よりずっと良い感じがするものさ」。

それでも、「ボクは、マイケルとジャンの親同然だと思っているんですよ」という君の感情については挑戦してみたい。驚くようなことでもないけれど、ジャンとマイケルは、「ボクの話を聞こうとしない」し、君は「そのことで、すごく腹が立つ……ボクなら助けてやれるのにって……二人の頼り甲斐のある兄貴になりたい」。今、私が推測するに、ジャンとマイケルは君の申し出には乗り気じゃない、それより、ここ何カ月かでわかってきたように、君がただの兄貴、対等なきょうだいになることを望んでいるんじゃないかな。

今、しばらくは、「なぜ君がそんなふうに感じるのかわからない」にしても、気がつくと君自身が「彼らに忠告したがって」いるということは、ありそうだ。なぜ君がそんなふうに感じるのか簡単に察しがつくよ。君は一七年間でいろんなことを学んできたけれど、そのいくらかは自分の過ちから学んだものだ。自然と君は責任感の強い人になり、君の学んだことを彼らに役立ててやり、彼らがみすみす過ちを犯すのを助けてやろうとする。でも、マイケルとジャンはとても意志が固いから、君の「指導」によってよりは「自らの発見によって」物事を学びとりたいようだ。相変わらず、君は、良いアドバイスをする習慣に染まっているから、そこから逃げ出すのは難しいようだけど。

私たちは、以下の解決策にたどりついた。君は、以下の手紙を読んで、改訂し、二〇部コピーし、マイケルにわたすこと。そして、君は「良いアドバイスをする習慣」をもっているけれど、それは葬り去りたいと思っていると彼に言いなさい。彼がそれを手伝ってくれそうかどうかも観察すること。彼が余計なお世話だと思うアドバイスを君がしたときには、その手紙のコピーを君に渡すように頼みなさい。

親愛なるマイケルへ

ボクはいつも、自分を君の偉大な兄貴のように感じてきたけれど、今は対等になりたいと思っている。でも、習慣という奴はなかなかやめられない。これまで一五年間も、ボクは君の偉大な兄貴をやってきたんだ。もしボクが対等であることを忘れて、君が必要としないアドバイスをしたら、このコピーをボクに渡してくれないか？　二〇部預けておくよ。もっと必要なら、いつでも知らせて下さい。

対等な人として
テッド

テッドとの初回面接の前に、彼の両親は息子が躁うつ病ではないかと心配になり、精神科を受診すべきかどうか電話してきたので、私は彼らに短い手紙を書いた。彼らは初回面接の後で、テッドがとても改善したと感謝の電話をかけてきた。

親愛なるジョージとドロシーへ

あなたがたにとって、マイケルとジャンが信頼に足ることは確かです、けれど私がテッドに対して賞讃と敬意の念を抱いていることに注目してほしいと思います。彼と同じ年頃の子で、彼ほど他人に思いやりがあって、自分のこともよくわかっていて、人間的に深みのある子は、あまりいません。私は、あなたがたが彼のことを誇りに思って然るべきだと信じています。私が唯一心配しているのは、彼の度の過ぎた責任感です。あなたがたは、彼が自分では心配しない程度のことでもことさらに心配してやることによって、彼が他人のことを思い煩うことをやめさせる方法を手にするかもしれません。

もう一度言いましょう、あなたがたの息子さんと話すのは、とても楽しかった。

早々
D・E

私は九カ月後にテッドに電話をしたが、それはちょうど、彼が海外へ旅立つ前夜だった。彼は、私に会ってすべてを語りたがったが、時間がなかった。彼は、自分の望み通りに物事は進んだ、自分はようやく弟や妹と平等になったと語った。

問題に至った道を通って帰ること

グレンは一三歳だったが、ハイスクールの一年目が終わる前に、トラブルに巻き込まれていた。二年前に盗みの件で、私（エプストン）はグレンに会っていた。両親が言うには、面接後、彼は盗み以外にも、いろいろなレパートリーを加えていた。けれども、その翌年には、彼は「かなり協力的に」なったので、両親は、彼と一六歳になる姉、それに一一歳になる弟をとても信頼し、子どもたちだけを家に残して外出ができるまでになった。グレンは、無責任でいるより責任を取る方が好きだと言った。なぜなら「両親が子どもを信頼すれば、それだけ子どもは安全な立場を得るから」。けれど、ハイスクールへ通いだすと、彼は自分がドンドン窮地に追い込まれるのがわかってきた。まず、成績が落ちた。それから、ずる休みをして、どこかに隠れるようになり、最終的には万引きで逮捕された。これだけのことが半年の間に起きて、両親はとても心配になった。けれど、彼らが何をしようとも、彼は口を開こうとはせず、自分の部屋に閉じこもっていた。母親は「ひとつひとつブロックが積まれて……大きな壁ができあがり」、両親とグレンを分け隔てているように感じていた。彼は、トラブルが自分を苦しめ始めていることを認めざるを得なかった。母親によれば、彼は夜もよく眠れず、とても不幸だと感じていた。

私はグレンに次の手紙を送った。

親愛なるグレンへ

そうか、君はトラブルに巻き込まれたようだね。君がトラブルから抜け出そうとするのを責めたりはしない。君のパパとママは、成長を理由に、去年は君のことを信用し始めていた。僕も、君がトラブルから自分を引き離すことができるほど成長していると思う。

トラブルから抜け出す一番いい方法は、どうやってトラブルに巻き込まれたかを考えてみることだ。たとえば、君が森に迷い込んだら、自分の足跡を辿り直すのが一番だ。だから、君を苦しめだしたトラブルの歴史を辿るんだ。

君は、そんなに一生懸命やらなくても中間学校を楽々と進めた。注意していれば、普通についていくことができた。その後、大きな一歩を踏み出して、ハイスクールに入った。そこで、君は奮発した。たぶん、そうすれば、ハイスクールも順風満帆だと思ったんだろう。君は、宿題なんかやる価値のないものだと思った。君は、中間学校の先生のように注意深く鍛え上げ監視してくれる人がいないことを知らなかった。それに、誰かが心の準備をさせてくれるなんてことはなく、自分で準備しなければならないことにも気づいていなかった。そんな状況では驚くに当たらないけれど、君は登校しているふりをして、ずる休みを始めた。それに面と向かうのはとても難しいことだから、君は閉じたドアの裏に隠れて、ママやパパとは口をきかなくなった。「ひとつひとつブロックが積まれて、私たちの間に大きな壁ができてしまった」。六月に、君はミュージカルで役をもらったので、自分の失ったものが何なのかわからなくてもいい大義名分ができた。それで、余計、裏へ裏へ退くことになった。君は、確かに退却し始め、学校から姿を消し始めた。学校側は、君に警告を発し、君に「ブルーカード」をつけて監視することを決めた。そうなると、君はついに自分にも見切りをつけて、万引きを始めた。今となっては、トラブルは警察との間にも持ち上がった。ユースエイドの上官代理は、君が言ったように「いくつかの良いアドバイス」を君に与え、それは君にも通じたように見えた。

グレン、君の仕事は、来た道を辿って帰り、自分自身をトラブルから引き離すことだ。君がトラブルに入り込んだんだから、君がそこから抜け出るのは正しく適当なことだと思うよ。そうすることによって、君はママとパパに本当に感銘を与えることができる。つまり、君が自分の過ちから学びとったという事実を目の当たりにして、ご両親は君の成長を確信することになる。これは、君がママやパパに助けや支持、そして指導を求められないということではない。君がうろたえている状態から抜け出ようとするなら、そうしなければならないこともあるんだ。君のカムバックについて、パパやママに知らせておくのは良いアイデアです。

グレン、君は問題から抜け出るほどには、成長していないかもしれない。もしそうだとしたら、ママとパパは、君をもっと小さい子のように扱わなければならないし、君の人生に対して責任を取らなくてはならない。

君は今、知っていることだけで十分、トラブルから逃れられる。

マリーとトムのために、この手紙のコピーを同封しておくので、彼らにそれを渡して下さい。

一カ月に一度面接するのはどうかな、そうすれば、君がトラブルにもっと巻き込まれもっと苦しんでいるのか（たとえば、不幸ないし不眠）、それとも君がトラブルから抜け出してあまり困らなくなっているのか（たとえば、幸せあるいは世話を焼かれずに済むこと）を訊ねることもできるんだよ。もしよければ、ママとパパに電話をして予約を取るように頼んで下さい。

君のカムバックに乾杯

D・E

追伸。もし君がトラブルから抜け出そうとしても、それが簡単なことだとは思わないでほしい。もちろん難しいほど良いことではあるんだ。苦労すればするほど、君は良い人になるから。

私たちは二カ月後に再会した。次の手紙が私たちの面接の要約である。

親愛なるグレンへ

グレン、君はトラブルの深みにはまりこんでいくよりも、君の言うように、そこから逃げ出しつつある。君は「トラブるのはいやだった」と言い、私はそれを責めない。君は、勉強のほうもうまくやりだしていて、先生もそれを認めざるを得ない。宿題を中途で投げ出すんじゃなくて、全部済ませるようになった。君にとって試験はずっと簡単なものになるだろう。君は前ほど困っていないし、良く眠れるようになって、事実、朝起きるのがつらいほどだ。君のママとパパは君にイライラすることも減って、君を信頼するようになっている。君のママは、君の信頼度を「マイナス一〇パーセントから六〇～七〇パーセント」に引き上げることになったと言っていた。君のパパも「とても信頼している」と言っていた。ママは、君が「宿題をはりきってやっているし」、何につけても「前よりずっと大人らしく振る舞う」ようになったと報告した。こんなふうなら、君に新しい友だちができたとしてもまったく驚くに当たらない。

グレン、君はトラブルに至った道を辿って行き、「少なくとも帰ってきた」と言った。パパもそれには同意している。ママはそうは思っていなくて、「私は彼がそのまま突き抜けてしまったんだと思います……面倒なことを彼はずっと大人らしい仕方で処理するんです……私たちの限界も認めてくれるんですよ」。グレン、君はワイルドさを試してみたけど、うまくいかなかったと言ったね。だから、君は自分の野望を今、手なづけているんだ。君のママは、君がフィットネスとか体重なんかの「自分の健康に前よりずっと気を使っている」ことに気づいた。君は、両親に責任を取ってもらうよりは、自分で責任を取り始めている。私はそんなふうに見ている。パパも、君が弟に対して前より忍耐強くなったと言っている。

グレン、残念ながら、私は君にではなく、君のママのほうに賛成します。君は確かに突き抜けてしまったんだ。ただトラブルに至った道を辿っただけじゃない。というのは、もし君が以前のようにトラブルを抱えた人だったら、君がやったようにはできなかったはずだから。そんなわけで、私は君がやってきたことを注意深く考え、すべてを記憶しておくことが得策だと思う。将来、君がトラブルに巻き込まれたとき、トラブルに巻き込まれた人でいる代わりに、君がトラブルにどうやって巻き込まれたか、そしてそこからどうやって逃げ出したかを思い出せるようにしておく。この記憶を埋めておくんだ。でも、君がどこに埋めたかわかるように「地図」をなくしてはいけない。いつかそれが必要になるかもしれないからね。

トラブルから抜け出したこと、そしてその先まで突き抜けたことに乾杯！　もし差し支えなければ、この手紙をマリーとトムにも見せて下さい。

みんなによろしく
D・E

私は、グレンと彼の両親に六カ月後に電話をした。誰もが、彼がトラブルのない若者であることに同意した。興味深いことに、グレンは越境入学であっても転校を主張した。その学校は「もっと規律正しく」、それが自分には向いているのだと。両親はいくぶんがっかりしたものの、息子がよく考えた上で決めたことだからと承諾し、そのことで彼に敬意さえ払った。

何をするのであれ、サツにだけは連絡しないで！

キャロルは、今では一六歳から三一歳になる五人の子どもたちを、一〇年がかりで女手ひとつで育ててきた。私（エプストン）は一年前に、キャロルと彼女の末娘および末っ子のトニーに三回ほど会っていた。問題は、トニーが姉のジュディ（二三歳）に暴力を振るうことだった。彼の明らかな暴力はすぐに目立たなくなり、その後、母親の勧めでジュディは家を出ることになった。キャロルは、これだけのことを果敢にやってのけたのである。

しかし、今回の状況は、明らかに異なっていた。キャロルは、ものすごく取り乱していて、初回面接で「私があなたに上げられるものといったら、食卓から落ちたパン屑くらいのものよ」と言った。彼女は今や、誰かを信頼しなくてはならないと感じていたものの、私の目をのぞき込んで言った。「何をするのであれ、サツにだけは連絡しないで！」彼女の説明によれば、トニーは暴力は振るわなくなったものの、代わりに脅しをかけていた。それに加えて、彼は刑法に引っ掛かり、罰金を科せられ、少年院でしばらく過ごす羽目になった。彼は、キャロルが彼のこづかいをしぶったり、彼女の車や家を使うのを許さないときは未だにかんしゃくを起こした。彼は、彼女の物を壊したり、彼女やそのネコを切りつけるとか殺してやると脅した。彼女は自分が生きていられることに驚きを隠さなかった。彼女は、トニーが刑罰に処されるのではないかという私でももっともだと思う心配を抱えていた。そして、こればかりは、自分にできることは何もないのだと感じていた。

私は「罪悪感」を外在化し、対象化して、キャロルに一連の相補的質問 complementary questions［訳注／ある出来事についての二方向からの論理的記述」を家族から引き出す質問。」（White, 1986b）を行った。そして、出来事の相補的記述を彼女に提供した。私はそれを「私の要約」と呼んでいる。

「罪悪感は、トニーの非難を誘導しますが、他人を非難することは、非難する人を責任逃れに導きます。すると、罪悪感に突き動かされている人々は、子どもの無責任な行動を前に、度が過ぎるほどの責任感を持つのです」。そのあと、彼女には「家に持ち帰る」質問が渡された。

(1) あなたが罪悪感に対して傷つきやすいことは、どのように理解していますか？　罪悪感のために、どんなトレーニングをしましたか？

(2) すべてのことを家族の絆のなかで処理したり、どんなことも家族の外への持ち出しは忠誠心を欠く裏切りだと感じる、あなたの家族の伝統を、どのように理解していますか？

キャロルは、翌週やって来た。彼女によれば、質問は意味のあるもので、罪悪感を抱く理由はたくさん見つかった。彼女はすでに五歳のとき父親の飲酒に責任を感じ、そこでは家族のなかで何が起きているのか知ることは誰にも許されていなかった。彼女自身の家族においては、同時に「誰もが皆、秘密を持っていた」。キャロルは、子どもたち一人ひとりについて責任を感じ、罪悪感を抱いていると語った。この面接の後で、私はもうふたつ、家で考える質問を提供した。

(1) 私が罪悪感を抱くべき理由は何か？

(2) 私は十分苦しんだのか、それとも自分自身をもっといじめなければならないのか？

キャロルは罪悪感を抱く理由を記録した大変長いリストを次の面接に持参したが、私は驚かなかった。次の手紙は、その面接の要約である。

親愛なるキャロルへ
あなたへの質問は次のものでした。

(1) 私が罪悪感を抱くべき理由は何か？
(2) 私は十分苦しんだのか、それとも自分自身をもっといじめなければならないのか？

それに対する答えは以下の通り。

(1) トニーが幼稚園児のとき、他の男の子の世話をしていたから。
(2) たぶん、彼のことを十分愛していなかったから。
(3) トニーが楽しく過ごしていた学校のあるトーランガから、彼には合わなかった学校のあるオークランドへ引っ越したから。
(4) トーランガで看護研修を受けていたから。

(5) 結婚がうまくいかなかったから。

(6) トニーが小さかった頃でも、共有できるものが何もなかったから。

(7) トニーが生後六週間のとき、私の父親が亡くなり、母親が同居することになりました。私は、彼女が父親の死を忘れて穏やかな気持ちになれればと、授乳後いつも息子を彼女に渡しました。

(8) 彼のような人間は好きではないと態度で示し、口にもしたから。

(9) たぶん、彼にダブルメッセージを与えていたから。

(10) 時に、彼の世話をすることをやめて、投げ打ってしまいたい気持ちになるから。

(11) 彼のために基礎的学業を提供できなかったから。

(12) 否定的で、彼を十分ほめてあげなかったから。

(13) 彼が家を出てアパートを見つけることを望んでいるから。

キャロル、あなたは、罪悪感があなたに与えた影響と、あなたが罪悪感に与えた影響という影響の相対性についての議論で、現在の流れを把握しました。六カ月前、あなたの主張の三〇パーセントしか自己に敬意を払わず、七〇パーセントは自己を苦しめるものでした。最近では、四〇パーセントが自己に敬意を払い、六〇パーセントが自己を苦しめるものとなっていて、今日は、四五パーセントが自己に敬意を払い、五五パーセントが自己を苦しめています。サバイバルがあなたをそのように方向づけているのだとあなたは言います。ひどい状況においてあなたがサバイバルできるのか私も心配していますが、それでも、形勢はよいと信じています。しかし、自己に敬意を払う主張が、自己を苦しめる主張に打ち勝つまでは、あなたは防衛のための決定的行動には出られないのではないでしょうか？　私たちは、あなたが自己拷問に挑戦し自己敬意にシフトする二つのアイデアを得ました。第一は、ジャン、ドンナ、リチャード、そしてキャシーに、[8]この手紙のコピーを送って、あなたの進むべき方向について彼らの意見を求めることです。つまり自己拷問か自己敬意かという二者択一です。あなたの同意が得られたので、手紙のコピーも同封しておきました。返事がすべて届いたら、予約の電話を入れてください。そうすれば、あなたにどの程度の準備ができているのかわかるでしょう。しかしながら、あなたに準備ができているなら、あなたの準備はすぐに明らかとなるだろうことを私は確信しています。もしお子さんたちからの返事が、あなたのさらなる自己敬意の主張を良しとするものでなかったならば、話し合いの通り、代替案に進みましょう。あなたも私同様、トリックを使わざるを得ないことはお気づきでしょう。

あなた自身のために肯定的行動を取ることによって、自己肯定の用意ができることを祈っています。罪悪感に突き動かされる人生も、人生の一つの季節であることを忘れないで。

皆さんによろしく！

D・E

三日後にキャロルは、緊急の電話をかけてきて、すぐに予約を入れてくれるよう頼んだ。あることを

[8] キャロルの四人の年上の子どもたち。

伝えたいだけなのだと彼女は言った。私たちは、翌日に会った。以下に、その面接のテクストを示す。すぐさまタイプされ、彼女のもとへも送られたものだ。

あなたは、私が用意ができているかわかるだろうとおっしゃいました。私は、怒りっぽくなっていました。仕事は、二日間、最悪でした。家に帰ると自分の銀行口座から一三〇ドルが引き出されていました。彼は認証番号を知っていたのです。時々、キャッシュカードを与えていましたから。彼は以前、七五ドル貸してくれと言っていました。最初が八〇ドルで、次に一〇ドル、そして二〇ドル、そのまた翌日に一〇ドル。計一三〇ドルが三日で引き出されていました。私は銀行に電話して、口座を閉じるよう伝えました。仕事でもプレッシャーを感じていました。とても、夜の授業に出られる状態ではありませんでした。帰宅すると……トニーはビールの缶をそこらじゅうに散らかして、ご機嫌でした。何が起こったかはわかりませんでしたが、何かが音を立てて崩れました。私は、自分が身体の外にいるようでした。叫ぶのと同時に泣いていました。「何もかも与えたでしょ、与えて、与えて、もうこれ以上何も与えるものはないわよ」。私には、大きくて深い穴が見えました。「出ていきなさい、言うことを聞かないならサツを呼ぶわよ」。私の恐れはすべて消えていきました……すべてが私から消えていきました。私は、彼の身体を壁に押さえつけていました。彼は、いつも通りでした。いつものやり口を全部試してきました。「ハグしてほしいのか?」と言ったかと思うと、車を壊すぞとか、窓を割るだの私を殺すだのと脅しました。私はいい気持ちでした。恐れなどなかったのです。「あなたは私に何もできないわ」そんなことが言える自分に驚きでした。大きな穴があって、そこには何もないんです。人を雇ってお前を殺すぞ、と彼が脅しても、怖くなかったのです。隣人のところへ行くと、ワインと精神安定剤をくれました。私はすぐに眠ってしまいました。

翌日、仕事が終わると、私は友だちの家へ行きました。私は家に電話をし、ダイアン[9]の両親はまだいるのか訊ねました。答えは「イエス」だったので、家に戻りました。トニーが、私たちを紹介しました。私は、コーヒーもお茶も出しませんでした。ただそこに黙って座っていました。遂に、父親が口を開きました。「あなたとトニーは、うまくいかないんですか？」私たちは二人とも「そうです！」と言い、私は「もうたくさんです」とつけ加えました。父親は「他に、お子さんがおありですか？」と訊き、私は「四人います」と答えました。「彼は、他にどこか行けるところはありませんか？」「ええ、父親の家なら」そこでトニーは「でも、あいつはメリベイルにいるんだぜ」と言いましたが、私はずっと黙っていました。最後に、トニーが、あいつらは知らない奴を家には入れてくれないと言いました。私は、ダイアンの両親が自分のことをなんと思おうと気にしませんでした……ここは、私の家なのですから。家には私がいてほしいと思う人がいてほしい。私を邪見にする人間とは、もうつきあいたくないのです。彼らは帰っていきました。その後、私たちはヒーターについて口論し、彼はそれを叩き壊しました。彼は父親に電話して、同居できるかどうか訊ねました。私は彼に言いました。「お父さんには土曜日までに来てもらって、あなたのものをす

[9] ダイアンはトニーのガールフレンド。

べて持っていってもらうわ。土曜が締め切りよ……それが過ぎたら、売るなり人にあげるなりするから」。彼が言ったのは「なんてこった」だけでした。トニーは父親に「この人が、どんなに無理を言っているかわかるだろうよ」と言いました。彼は私の足を踏みつけたけれど、骨は大丈夫でした。彼は時計を投げつけ、出て行きました。彼は二、三日後に電話してきて、お金を工面してくれるよう言いました。私が出かけていって、お金を与えると、彼は私の指をひねりました。恐怖心のうずきを覚えました。リチャードがやって来て、錠を変えてくれました。

その日、帰宅する少し前に、私は同僚に、何が起こったかを語ることができました。うまくいっていると装う必要などないのです。私は二、三人の友だちにも話しました。彼女たちはショックを受けました。彼女たちは私に錠を変えるように言いました。他人に語るということ……それが私には大切なことのように思われました。

あなたは、前回の面接後の進展について訊ねました。そう、彼は以前しなかったことは何もしませんでした。私は怒りっぽくなっていました。これ以上、なぜ我慢しなければならないのでしょう？　私は、あの手紙を子どもたちに送りました。ドンナから返事が来ました。ジャンは半分書いたそうです。私が不満を言うと、返事が届きました。私は、彼らが私を助けてくれると未だに信じています。彼らを頼りにしているのかもしれません。私は、自分があれほど準備ができていたとは知りませんでした。自分があんなにも閉鎖的だとも気づいていませんでした。第一の変化は、何が起こったかを私が少しでも他人に語ったということです。以前には、そんなことはできませんでした。トニーがいい子じゃないなんて、誰にもそんなふうには思われたくなかったのです。私は、トニーが一三の時の古い写真を見ました。私の愛した少年の面影は、今はもうどこにもありません。もし彼が他人のことを気づかってやれないのなら、彼のためには何もしたくありません。これが本音です！

気が狂ったようで……実際、ドラマみたいでした。私は自分が大きな穴に見えたのです。丸くて……暗い……完全にカラッポで……底にさえ何もない。私は、与えて……与えて……与え尽くして……何もない。

その日、私は、自分を虐待したすべての人々のことを考えていました。優しくすると、彼らは私をだますのです。長い間、たくさんの人たちの犠牲になった気がします。

ラクダの背骨を砕くのは最後の一本のワラだったのです。それはお金であり、仕事中に起こったことでした。私のことを「ダーリン」と呼ぶ二、三人の性差別主義者によって、私は打ちのめされたのです。ランチタイムには銀行まで歩いて行かなければならなかったし、仕事の後の授業にも行けなくなりました。

私は、手紙にとても面食らいました。でも子どもたちはそれぞれ、とてもよい子です。私は皆に電話をして、たくさんのことに罪悪感を抱いていることを伝えました。彼らは公正でした。彼らはおせっかいでした。でも、それは役に立ちました。返事が来ることはわかっていました。参考にする手紙が必要になると思いました。彼を追い出すこと。それは、私の頭の片隅にあった解決策でした。あなたが言われたように、実際そうなりました。素敵なことです……私は、彼の父親とは、もう金の繋がりもなくなりました。まったく新しい人生が始まるのです。自分で始めた以上、妥協の余地はありません。私は、愛によってゆすられていたのです。少女は、愛とロマンスのおとぎ話で大きくなります。私は、娘たちを違ったふうに育てました。
子どもには何も語りませんでした。その必要を感じなかったのです。私が必要と感じたのは、ここへ戻ってきて、あなたに語ることだけでした。

キャロルは二週間後に手紙で、すべてが順調だと知らせてきた。彼女は「トニーを愛し面倒をみることはやめられない」と感じていたものの、「彼の内面は変わった」とは言えるほどになっていた。

彼が困っていると私は、ひどい挫折感を抱いたものでしたが、最善を尽くしたので、あとは彼次第だと思います。私が一番強く感じるのは、これまでのことについての悲しみです……私にとっての物事の意味が変わっていく過程について、興味深く考えます。第一に、私はあなたを信じました。完全に信頼したのです。他に選択肢はなかったのです。誘われるままに物事を変えようとしました。時には、肉体労働と同じくらいのエネルギーが要りました。その一歩は、何が起こったかを自分が人々に語れるのだと気づいたこと、そしてトニーについて人々が私を非難せず意地悪も言わないのに驚いたことです。その次は、私が怒りを覚えれば覚えるほど、自分はそれに値しないと感じるようになっていったことです。他に何が起こったかは、あなたもご存知です。いつの日か、「穴」がもう一度埋まり、私が与える人になれればと思います。私は二度と、自己に敬意を払う気持ちを失うことはないでしょう。

追伸。私は八五パーセントの得点で試験に合格し、上級コースに進むことになりました。

ありがとうございました
キャロル

私の返事は以下の通り。

親愛なるキャロルへ
お手紙どうもありがとう。あなたは、罪悪感という監視人の牢獄から釈放された人のようですね。あなたが今感じている空虚感は、あなたが考えているよりは早く、あなたとあなたの友人によって消されるものと信じています。あなたは今、個人的達成を成し遂げ、幸せになろうとしています。あなたは長い間、自身を顧みることができませんでした。明日はあなたのもので、それを与えられる資格があなたにはあるのです。あなたの「私は二度と、自己に敬意を払う気持ちを失うことはないでしょう」という意見に私も同感です。あなたが自身を苦しめることは、二度とないでしょう。
試験合格おめでとう、そして人生の新しい門出に幸いあれ。

敬意の念をこめて
D・E

一年後に私は、彼女のストーリーの出版許可を得るべく手紙を書いた。

もちろん、私の「ストーリー」を使って頂いて結構です。誰かの役に立てるのであれば、それ以上に嬉しいことはありません。

トニーと私は、ここ何年かよりも良い感じです。彼は家を出てから、さまざまな段階を経てきました。私を憎む段階から、暇なときに私の下に来て過ごしてもよいか訊ねるまで。ドラッグやアルコール、それに馬鹿でかい音で音楽を聴くことは禁止で、彼はそれに従っています。

彼は、度の過ぎた飲み方をしたり、ドラッグをやっていました。今では、タダでもらったとき以外はやらないように決心し、お金を貯めています。彼は来年、成人として復学し、その後、大学へ進むことも考えています。

私も、まだ変わりつつあります。前よりずっと自信がつきました。そして、トニーの刺青やいくつかの態度は好きになれませんが、彼が私の息子であることを誇りにしていますし、彼の良いところも見つけられます。彼がさらに変わろうと変わるまいと、彼のことを受け入れることができます。

本の成功を祈って

キャロル

た。

忘れるために思い出す[10]

ジャネット（一四歳）は自殺未遂で入院治療された後、母親と一緒にレスリーセンターに紹介されてきた。退院後、ジャネットは何度も家出を繰り返していたので、母親のフランシスは助けを心底望んでいた。

フランシスとジャネットはオークランドに住んで六カ月になる。フランシスが一〇年前に離婚し、ジャネットの妹で一二歳のアンは父親と一緒に暮らしている。フランシスは、来年には（一二〇〇キロメートルほど南にある）クライストチャーチに戻る予定だった。フランシスもジャネットも、二カ月前にジャネットの行動が変わったと述べた。彼女は過食傾向になり、いつもからだをだるがり、朝起きるのもつらくなっていた。彼女は以前、優等生だったが、学校にもまったく興味をなくしていた。

面接が進むと、フランシスとジャネットがクライストチャーチから逃げてきたことが明らかになった。それは、ジャネットの祖母の一見、説明不可能な行動に、二人が直面できなかったからである。私たちは、彼女たちの語ったストーリーに驚き、面接の終わりに、それを要約した。私たちは、彼女たちの人生の今の章を終了させることが、二人にとって、特にジャネットにとって大切なことだと述べた。私たちは、以前なら他人に話せなかった事実を再び彼女たち自身、そして二人の見知らぬ人に話すことは、この章の幕引きに貢献すると感じていた。私たちは、過去が明らかになればなるほど、彼女たちの人生

[10] オークランド・レスリーセンターのデイヴィッド・エプストンとジョネラ・バードの共著による。

に与える衝撃は減り、新しい章を始める準備はより整うだろうと示唆した。

以下が、彼女たちのストーリーのあらすじである。

ジャネット、君はおじいさん、おばあさんに大変可愛がられて育ちました。けれど、おばあさんは不幸にも混乱した人生を歩まれました。彼女は、父親（彼女の人生に一度も関わってくることはなかった）の愛情なしで育ち、若い頃には、母親のボーイフレンドからみだらに言い寄られました。彼女の母親は娘のことを信じようとせず、ひどい扱いをしました。この結果、彼女は人生の深刻な問題を抱えることになりました。彼女は結婚し、娘が生まれました。そして、その娘は自分の娘をジャネットと名づけました。ジャネットの父親が失踪したため、彼女の祖父母はそれを埋め合わせるために一生懸命働かざるを得ませんでした。彼らは、彼女の人生において、ほとんど「別の親」になりました。

孫娘と祖父母が親密になるのは驚くようなことではありませんし、祖母が自分自身の娘であるフランシスと親しくなれず、その埋め合わせとしてジャネットと親しくなろうと努力するのも納得がいきます。一方、君のお母さんが君のおばあさんに君を奪われてしまうんじゃないかと思うのも無理のないことで、君は愛の綱引きに巻き込まれてきました。フランシスは、君が自分よりおばあさんに忠誠心を抱いていると信じていて、それは彼女の役に立つことはなく彼女を逆上させました。

そして、いつしか、君を「震え上がらせる」いやらしい電話が掛かるようになりました。それは、君の母親が自分自身のより良い人生のために大学へ通う日に限られていました。当然のことながら、君は「震え上がる」と、おばあさんに電話をして、彼女がやってくることになりました。フランシスが帰ってくると、おばあさんは「疲れ果てた」目で彼女を見ました。電話はしつこく続き、君はますます「震え上がって」いろんなことに集中することが難しくなりました。しかしながら、シャーロック・ホームズ流に言うなら、執事ないし一番疑われることのない人が罪を犯していたことが判明します。おばあさんだったのです。このことは、君をとても混乱させたに違いありませんし、夜中、君を一つの疑問で眠れなくさせました。君をあんなにも愛しているおばあさんが、なぜ君を「震え上がらせ」たのか？

君に選べた唯一の行動は、それを忘れたかのように振る舞うことで、文字通り、何もなかったかのように信じることでした。問題は、それが実際に起こったということで、「潜在意識」のなかで君が本当に驚いたということです。

このストーリーの君のバージョンにも書かれているように、いくつかの部分が、君がそのことを思い出せるくらいうまく組み合わされると、君は本当にそれを忘れられるのだと思います。物事は意味をなさない限り、本当に忘れることは不可能でしょう。君が自分の人生について書くことで、人生は意味をなすのです。

でも、これで、君のお母さんが君のおばあさんに対する幻滅を正すとは期待しないで下さい。それは、君の肩には重過ぎる問題です。

翌月、私たちはもう一度面接することにした。しかしながら、三週目にフランシスから私（ジョネラ・

バード）に連絡が入り、ジャネットの機嫌が良いことを知らされた。彼女は再び登校しはじめ、母と娘も話ができるようになった。フランシスによると、面接後、彼女は私たちとの会話を振り返り、クライストチャーチへ戻る決心をした。なぜなら、そこが彼女の暮らしたい場所だったからだ。彼女たちは、その週に出発するということだった。ジャネットは、私たちに別れを告げるために母親に電話を掛けさせた。そして、ジャネットは私に、人生の本章は終わったように感じていると語った。クライストチャーチに戻ることで、彼女が困難に直面することはわかっていたが、彼女にはそれを克服する自信があった。

この面接は、治療においてしばしば認められる事柄、つまり外傷となるような出来事を「忘れること」のもつ影響を記述している。この治療の過程において、私たちは「思い出す」ための安全な場所を与え、ジャネットとフランシスのストーリーが書かれ、書き直されるような文脈を構成した。それゆえ彼女たちには、過去と現在、そして未来の区別が可能になったのである。

引退からの逃走

私（ホワイト）は、ハリー・ソンダースとの初回面接をよく覚えている。彼はダルウィッチセンターの小道を迷子のように打ちひしがれて歩いていたからだ。自己紹介の際、私は、彼が一六歳になる息子、ポールのことで相談にいくだろうという私の友人の話を思い出した。ハリーは、ポールのことをとても心配していて、状況は抜き差しならなかった。

ハリーによれば、二年ほど前にポールは引きこもりがちとなり、自信をなくしていた。数カ月の間にそれはどんどんひどくなり、登校も拒否するまでになった。学校側の代表も含め、さまざまな権威者が介入を試みたが、彼を学校へ戻そうという熱心で骨の折れるいかなる試みも、望ましい成果を上げなかった。これに反応して、ポールはさらに内省的で自己批判的になった。

ポールの母親のローズとハリーは二、三度なんとか彼を病院へ連れて行った。そのたびに彼は検査され、診断され、処方をされた。そして、ポールはいつも二度と病院へは行かないと言い、薬は飲もうともしなかった。

彼の引きこもりの度は増し、ベッドルームから出てくることも稀になり、両親と弟にしか話さなくなり、それもほんのたまのことになっていた。たいてい彼は、ベッドで横になっているかベッドの奥にいたが、時には泣いたり、「うろうろと行ったり来たり」していた。ずっと「恥ずかしがり屋で感受性に富んだ」人間だった彼も、いっぱしの世捨て人になったのである。

この問題が家族に与える影響について訊ねると、ハリーは、彼とローズがほとんどいつもストレスを感じてガックリきていて、その絶望感は日増しに強くなっていると語った。ポールの弟への影響は比較的小さかったものの、彼も感受性に富む子どもだったので、兄の人生のことを考えると、時にいてもたってもいられなくなった。弟にとって、自分が兄を助ける方法などまったくないという事実は、認め難いものだった。

私は、家族全員と面接することにした。ハリーは、ポールを予約の時間に連れてくることなどまったく保証できないと言い、よしんば一度連れてこれたとしても、次はないと考えていた。これに対して私は、ポールが毎回参加する必要はないが、一度の参加でも役に立つと答えた。

名誉なことに、ハリーは初回面接にポールを連れてくることができた。最初、私も含め誰もが、他人をとても気づかっていた。ポールは視線を合わせようとせず、ほとんど何も話さなかった。彼はイライラしていて、面接に来なければならなかったことが明らかに不服そうだった。

面接が始まってしばらくすると、引退ということが、問題の外在化の候補として浮上した。誰が言ったのか思い出せないが、それは突然現れ、私たちは、これが家族や家族関係に与えた影響について話した。その結果、ポールの引退は非常に影響力の強いものであることが明らかになった。

家族が「問題の人生」に与える影響をマッピングしていくと、ポールがそれに服従しても不思議ではないにもかかわらず、そうはならなかった領域を同定することになった。彼は完全に敗北したわけではなく、人生の乗客になり下がったわけでもなかった。私がこのユニーク・アウトカムにまつわる意味を遂行するよう家族全員を誘うと、ポールの参加は積極的というにはほど遠かったが、彼はそれに従事し、出来事の展開にいくらか驚いたように見えた。私たちは、引退のせいでハリーとローズが二人での活動を差し止めるかに見えたもののそれに抵抗する機会があったことも同定した。それに加え、私たちは、引退が彼ら全員を実際よりもはるかに絶望させた機会をいくつも発見した。

面接の終わりに向けてポールは、引退とそこからの逃走はどちらも魅力的なのだと少しばかり匂わせた。しかしながら、ローズとハリー、そして弟のジェームズにしてみれば、どちらが良いかは明白であって、私たちは、彼らやその人間関係に対する問題の要求に抵抗するための一歩について話し合った。

ポールは第二回面接への参加に興味はなく、私は彼に二度と会わなかった。この後の彼とのコミュニケーションはすべて、彼の両親や弟、それに手紙を介して行われた。

第二回面接の後に、一連の手紙[一一]の第一通が送られた。これらの手紙は、詳細に論ずるつもりはないが、ポールが自らの人生を経験し、両親がポールについて経験するための新しい受け容れ文脈を確立するよう配慮されている。経験を受け容れる文脈を提供していた「古い」ストーリーは、一般的に言えば、失敗を強調するものであった。しかし、新しい受け容れ文脈は、失敗の存在を拒むものである。治療者が先頭に立つのではなく後ろから人々を支持する態度が、新しい受け容れ文脈を構成する主な仕組みである。一般に、もし他人が人々の前に立って視野を邪魔すれば、人々は、自らの人生についてのユニークな可能性を見つけることはできない。

自分自身をとんでもない失敗者だと経験している人々にとっては、ポジティヴな面を指摘したり、彼らの人生における出来事について一般的で直接的な興味をもつことでさえ「人々の力を奪うdisempowering」区別を構成する。そのような状況において人は、自らが考える人生の立ち位置と、他人が考える自らの立ち位置との間に大きな隔たりを見つけるものである。彼は、他人が描く自分の人生が自らの実際の環境とは大違いだと「発見」し、自らを不十分な者として経験し、自らの挫折を確信することだろう。そして、この確信こそが現実的影響を持つ。

後ろから人々を支持することが、上記のような問題を孕むことはない。治療者はユニーク・アウトカムを同定するよう働き、それにまつわる新しい意味の遂行に人々を直接従事させることによって、一般的な意味で、この態度を達成することができる。そうなれば、人々は、新しいストーリーの特権的作者

[一一] ここに紹介する一連の手紙は、ポールと彼の両親に宛てられた手紙のほんの一部にすぎない。

になることを奨励される。

治療者は、「基本線」上の立場を維持することによっても、後ろに立つ態度を達成することができる。「基本線」とは、人々のあらゆる人生の変化が速やかに解除される場であり、これによって、より力を与える empowering 区別がもたらされる。治療者は、人が以前取っていた立場を同定するよう絶えず努力し、人々の人生の進展にすぐに追いついてしまわないよう慎重な態度を維持する。こうなると、治療者はこれらの進展で「一息つく」ことができる。また、人の先に立ち、ひいては人々の力を奪う区別をもたらすリスクを減らすこともできる。治療者は、進展についての情報を与えてくれるように、そしてその意味を教えてくれるように絶えず人を奨励することができる。人が自身を前より成功した者として経験するとき、治療者は人の先に立つリスクについて心配する必要も減るわけである。

「準備についての質問 Readiness questioning」と推測によっても、治療者の後ろに立つ態度、そして挫折感を抱かせにくい受容文脈の導入の両方が促進される。治療者は、人々がすでに踏み出した一歩の準備ができていたことを本人がどのように知ったのか興味を持つことができるし、さらに次の一歩についての彼らの準備具合について訊ねることができる。それゆえ、問題の影響から逃走を図る一歩を踏み出すかどうかは、準備ができているかどうかの問題であって、失敗ではなくなる。もし人々が後戻りするのであれば、そもそもその一歩を踏み出す準備についての間違った見込みが被告人なのである。

親愛なるポールへ

八月一一日の面接では君に会えなくて残念だった。再会を楽しみにしていたので、寂しかったよ。

それでも、あの日は行かないと君が決めたことには敬意を表します。面接にくる準備ができていなかったのだろうから、欠席はたぶん、賢明なことだったのでしょう。君のママとパパの三人で話し合う良い機会にもなりました。

自分自身の力で引退の目をくらまして逃げるという君の踏み出した一歩を、君が地固めしていると聞きました。私たちは、引退が君に教え込んだ習慣から君が時期尚早に逃走しないことがいかに重要かと話し合いました。進歩というのは、止まってはまた進み出すもので、大方三歩進んで二歩下がるものだと知っておくのは、とても大切なことです。

思うに、君は引退から逃走するための次の一歩を踏み出す準備ができています。私には、次の一歩がどんなものか、それがいつのことかもわかりませんが、君がそれについてあまり大志を抱かないでいてくれればと思います。

君のしていることを立派だと思うし、次の面接で君に会うのを楽しみにしています。

早々

M・W

親愛なるポールへ

九月一日火曜日の面接に君がいなくて残念だった。こう書いたからといって、次回の面接に来るようプレッシャーを掛けているわけではありません。ただ、私が君という人間に興味を抱いていることを知っておいてほしかったのです。

君のママとパパが君は元気になったと報告されたので、私は君に会って、その変化を直接感じとれたらと思いました。承知してくれるかな。

前の手紙で私は、引退から逃走するための次の一歩を踏み出す準備が君にできている証拠が揃ったと書きましたね。これは正しいとは思ったけれど、確信はなかったのです。ニュースを聞くのはとても楽しみで、八月二二日土曜日に君が一歩を踏み出したと聞いて、とても嬉しかった。考えてもごらん、あんな大きな一歩など私は思ってもみなかったのだから。あのニュースで私は一息つきました。その日、君は自分自身のために行動し、一年以上うまく行っていなかったやり方をパワーアップしたんだ。

このことは、自身の人生を方向づけて自分にとって特別なことが見分けられる人間としての君の将来にとって、大切な糸口だったと思います。

私の予想よりもう少し先まで行ける準備ができていた事実からすると、君の次の一歩はそんなに先のことではないだろうね。

次の地固めを楽しみにしています。

早々

M・W

追伸。急ぎ過ぎるのが良くないことは、君も知っているはずだ。

親愛なるポールへ

二、三週間前に、この手紙を出すつもりでしたが、学会があって、出せずじまいでした。

先日、ご両親にお会いして、引退からの逃走での君の新しい一歩について聞きました。正直言って、新しい一歩のいくつかには本当に驚き、最初、何と言ってよいのかまったくわからなかったほどです。君が遊びをとことん続けたことや、君の能力が誰の目にも止まるほどになったと聞かされたとき、私が本当に言葉を失ったことは認めなければなりません。私の予想以上に君はやり遂げていて、その成功は私が抱いていた人間としての君のイメージに大きく影響しました。誤解しないでほしいのは、以前にも言ったように、君が自分の人生を方向づけることができることは知っていましたが、君はカムバックのスケジュールより十分先に進んでいます。

ご両親は、君の新しい能力と自信を知らせる多くのことについて話をされましたが、君が人生の新しい道を辿り始めたことを確信されたこと以外、ここには書きません。見る気さえあれば誰でも、この新しい方向性の深みに目を開かずにはいられないでしょう。

それにもかかわらず、年内の再登校という君の決心をご両親が報告されたときには、少し不安になりました。私は最初、君がこの一歩を踏み出すのは早過ぎるし、君がこれ以上先に進むのを両親は挫くべきだと彼らに告げたかったのです。その後、私たちはさらに多くの議論をしましたが、君がもう一歩踏み出す準備ができているのかどうか、答えはでませんでした。もし君が本当にこの一歩の準備ができているか確かめる実験として再登校を考えるのであれば、私の恐れと心配は和らぐかもしれないと言いました。もし君が「僕は今年から学校へ行き、頑張り通す」と言うのなら、私はビクッとしてすごく神経質になるでしょう。ところが、君が「僕は学校へ行く準備ができているかどうかみるために、今年から学校へ行く実験をしてみる」と言うのであれば、少し安心です。

私は、君が踏み出した一歩について君にとても敬意を表します。実は（名前は伏せたまま）君のことを何人かの同僚に話しました。過去八カ月間、君が引退からの逃走レースで見事なペースを維持してきたことは、皆の知るところとなりました。けれども、多くの人は君が今すこし後退して進歩を止めるのが良いのではないかと考えています。

もし君がここにやって来て私に会う決心をするところまで来ているのなら、私は喜んで君に会うことでしょう。君も知っているように、人としての君に対する私のイメージはとても大きく変わったので、今、君がどんな風なのかすごく好奇心をくすぐられます。

八八年のベストを祈って。

心からのよろしく

M・W

親愛なるポールへ

先日、ご両親にまたお会いして、君の近況を知りました。

私は個人的に、おふたりとの面接をとても有益だと考えています。君も覚えていると思うけれど、前回の面接では、君の進展のスピードについて私はすこし神経質になっていたので、彼らの情報は本当に助かるのです。君が予定を先取りし過ぎるのが心配だったのです。君は、人生から引退を撤退させる一歩を踏み続けてきました。事実、二、三の機会に君は引退から完全に抜け出しました。このニュースで私が驚いたのは、たぶん、心のどこかで君が引退から休みをもらっただけだと信じていたからかもしれません。

以前、私は、君の人としてのイメージを大雑把にしかつかんでいなかった。ようやく最近、君が踏み出した一歩の重要性をより良く把握し始めたのです。それで、君の一歩が現実のものであることが理解できました。

引退が閉じ込めた隅っこから君が逃げだす決心を変えなかったことが、やっと理解できました。最近の君の達成のおかげで、私は地に足のついた感じで君とつき合えます。私の不安は、君の進歩にいくらか遅れを取ったことに関連していたと思ってください。

同僚の何人かに（もちろん君の名前は伏せたまま）この状況について話したところ、彼らはもっと君について知りたがりました。彼らは君の人生について興味を抱き、過去数カ月の間に君がしたようなことをどうやって達成したのか等たくさんの質問が出ました。君がどんなアドバイスを自身に与えたのかとか、引退の仕業をどうやって妨害したのかとか、どのようにして予測を上回る成績を上げたのかといったことを彼らは考えようとしました。彼らの好奇心を十分満たせないのが残念でした。いつか再会したなら、君はこんな質問のいくつかを面白がって聞くかもしれません。

ある同僚によると、たぶん私は地に足がついておらず、君の進展に対して頭を冷やし、君がもっとペースを落とすよう注意すべき事態なのだそうです。しかし、ご両親からの情報によれば、君の進展スピードは君にしっくりきているようだから、私は彼に安心するよう言いました。君はどう思

います か?

君からもっとニュースが聞けるのを楽しみに待っています。

よろしく
M・W

親愛なるローズとハリーへ

ポールの進展についてあなたがたから教えて頂くのは楽しみです。ポールに手紙を書きながら、あなたがたにも一通出すことにしました。

あなたがたが詳しく教えて下さった、ポールの自分と人生についての再発見は、とても新鮮な驚きでした。いったん息子さんが自分の人生を失い、自分自身さえも失いかけたところを見て、その後彼が新しい人生と新しい未来を手に入れるところを目撃するのは、おふたりにとって意義深い経験であったと思います。あなたがたが言われたように、このような経験をうまく記述する適当な言葉を見つけるのは、難しいことでしょう。

もちろんポールの達成を認め、彼の人生の再出発におけるおふたりの貢献を過小評価するのは、簡単なことです。しかし、それには反対です。なぜなら人が踏み出す一歩はいつも、当人に見えるものでなければならないからです。

決して安全な航海ではありませんでした。時には、あなたがたもポールが怖じ気づいて後戻りしようとしていると思われたでしょう。そんな時でもあなたがたは彼の新しいイメージに影がさすのを許さず、彼と一緒に絶望するのを拒絶してこられた。これは、彼が絶望に背を向け続けるのに役立ちました。

ご自身たちを含む環境で親にとって大変難しいことをあなたがたは実行しなければならなかった。ポールが人生における新しい方向性を示しはじめたとき、あなたがたは彼より先を行かないように熱狂や奨励を控えなければならなかった。一時でもその誘惑に負けそうになると、あなたがたはすぐ状況を理解され、素早く彼の後ろに立ちました。そして、そのとき、自己批判もかわしました。

先日、あなたがたの許可を得て、多くのカウンセラーが出席したセミナーで、私たちの面接のビデオの一部を提示しました。これは、多くの関心を引きました。彼らは、あなたがたがご自分の経験を生き生きと記述されるのを聞き、喜んで自らの経験を共有して頂けたことに感謝していました。たくさんの熱のこもったコメントや多くの質問がありましたが、多過ぎて私には記録しきれませんでした。そのなかにあった質問は、以下のようなものです。ポールの援助においてどうやって有益なアイデアを知ったのか？　親戚の人たちや友人があなたがたの新しいアプローチをやめさせて、その代わりに彼らの常識を迫るプレッシャーに対してどのように抵抗したのか？　ポールのような若者の援助法についてあなたがたが学んだことで、あなたがたと同じような状況で悩んでいる親にも共有できることは何か？

これらの質問は、あなたがたに答えて下さるよう強いるものではありませんが、すこし考えてもらえませんか。

次回の面接を楽しみにしています。

よろしく
M・W

ポールの人生の進展が、私たちの面接の唯一の焦点ではなかった。ローズとハリーは、問題が彼らの人生に要求してくる他の側面を同定し、それらに対して抗議する多くの一歩を踏み出すことになった。彼らは、そうした一歩が問題を解決していくと認めていたため、両親としての自分たちの新しいつき合い方を十分考え、ポールの引退からの逃走について、より希望的になった。彼らにとって、かなり不自然だと思われることをしなければならない時もあった。彼らは、ポールの先を越さないように注意しつつ、自分たちの希望を維持するよう奮闘しなければならなかった。しかしながら彼らは、彼の後ろに控える立場を取ることに成功し、新しい一歩に対して準備ができているかどうかを問う質問を彼に続けさせた。

一〇カ月以上かかって、ポールは引退から逃れ、再登校の実験を始め、親友を作り、ソーシャルネットワークにも参加するようになり、新しい未来へ向かうことになった。他の家族は、彼のことを気にかけなくなり、しばらく棚上げされていた自分たちの人生について対応できることになった。

より多くの聴衆を集めること

私（ホワイト）は時折、人々の人生で目に留まった新しい発展と、それに関連した理解を要約する目的で、手紙を出す。それはユニーク・アウトカムに関して生まれた新しい意味が特に消え入りそうに思われるときや、新しいストーリーが古いストーリーの影に入り込む危険にさらされていて人がそれを見失うことが懸念されるときに、積極的に適応される。

次に紹介する手紙も、マリーンとディックとの面接においてそのような目的で書かれたものである。マリーンが大きな州立精神病院の家族療法部門へ紹介されたとき、彼女は二七歳だった。その時点で彼女には、うつ病と不安神経症、それに神経性食思不振症や過食症、そしてその他の形をとる自己虐待に彩られた九年間の現病歴があった。この期間、彼女は強制入院を含むさまざまな治療を受けていたが、そこには拘留も含まれていた。

初回面接に現れたマリーンはとてもひ弱そうで、やせ細っていたので、私たちは、彼女が生き延びていること自体に驚いた。彼女の身長は五フィート一〇インチ（一七五センチメートル）以上あったが、体重は四〇キロ（八八ポンド）以下だった。彼女は腰を下ろそうとはせず、面接室の隅に猫背で立っていた。彼女は面接の間中、手を握りしめたり、腕をからだの前で何度も組み直したりと、ひっきりなしにからだを動かしていた。面接に対しては明らかに神経質で、話をしようとはしなかった。彼女は消化不良で、腸のグルグルなる音がよく聞こえてきた。ディックがどうやって彼女を面接に連れてこれたのか私たちにはわからなかった。

マリーンの承諾を得て、ディックは、背景情報を提供した。マリーンは児童思春期に驚くほどの身体情緒的虐待の犠牲となり、それは主に父親から受けたものであったが、隣人や片方の祖母からもひどい扱いを受けていた。そこには性的暴行も含まれていた。部分的には、彼女の母親に責任があった。マリーンはクズ以外の何者でもないと言われ続け、父親は、娘の邪悪さを叩きのめすのだと言って、自分の仕打ちを正当化していた。
マリーンは一七歳のときにやせ症になった。そして、（ペンパルとして）文通していたディックと二四で結婚した。ディックは彼女のことをとても心配していたが、彼女の人生を援助できると確信していた。しかしながら、彼の精一杯の努力にもかかわらず、マリーンの神経性食思不振症やうつ病、それに不安神経症は執拗なものだとわかった。

二、三回、私たちは一緒に面接し、自己嫌悪がマリーンを指導していることが同定されたので、自己嫌悪を外在化し、その影響をマッピングした。すると、マリーンとディックの二人にとってのユニーク・アウトカムはいくつか見つかった。面接の間中、マリーンが腰を下ろすことはなかった。しかしながら、第二回面接の終了間際、ディックにコメントをささやくことによって彼女は面接に参加し、それを彼が中継ぎした。

これらのユニーク・アウトカムは、マリーンが父親の彼女への態度から距離を置き始めていることを意味していた。そして、自己嫌悪の将来が少し揺らいできたことを示している。認められてきた進展を要約し、ユニーク・アウトカムにまつわる意味の遂行を励ますために、手紙が送られた。

ところが突然、ディックは次の面接をキャンセルしたいと電話をしてきて、マリーンがもう面接には行きたがらないのだと話した。彼女は、自分のために時間を浪費させたくないと考えていた。私は、そんなことはないと反論したが、マリーンは説得されなかった。

二年後に、フォローアップのために私は、ディックに電話をした。マリーンはあまり良い状態とは言えなかったが、まだ生きていた。彼女は電話に出ようとはしなかったので、ディックに彼女によろしく伝えてくれるよう頼まざるを得なかった。ところが翌日、ディックが電話をしてきて、マリーンが面接する気になっていると言った。私は喜んで、ふたりとの面接を至急調整した。

マリーンは未だにとてもひ弱そうに見えたが、面接の間は、座っていようと努力した。私は以前マリーンが面接を続けることを難しくさせたのは何か、そして今となってまた始めようという気にさせたのは何かと訊ねた。

ディックの中継ぎで得られた彼女の答えは、自分が「それだけの価値がある」とは思っていなかったから、であった。私は、当時自分の言ったことが彼女をかなり動転させたのかと心配になり、それについて話してくれるよう彼女に頼んだ。しかし、それは私の誤解だった。彼女は自分を「クズ」だと信じていたので、自分が私たちの注目に値する人間ではないと考えていたのである。

マリーンが再度、面接の予約を取る気になったことや、席に着くことを自らに許したことは、本当に重要な進展を示していた。この状況を私が理解できるよう助けてくれとディックとマリーンに頼むと、マリーンが彼女に対する父親の態度から距離を置く一歩を踏み出したこと、そして自分自身との新しくより受け容れやすい関係を築きつつあることが、わかってきた。彼女が静かに座っていること自体が、それを例証していた。「椅子を汚すのは目に見えているから、彼女には座る値打ちはない」という父親の考えに彼女が服従しなくなっていたのである。

第二期面接の初回から数カ月がたった。以下に紹介するマリーンとディックへの手紙が、その要約である。

親愛なるマリーンへ

最近の面接が楽しみです。事実、あなたが自己嫌悪と神経性食思不振症に対抗して踏み出す一歩を目撃するのは、とても胸のすく思いです。この手紙は、面接の振り返りを要約するとともに、私たちの好奇心を満足させる質問も含んでいます。

私たちは、あなたが自分の人生に関心を抱き始めた証拠にとても注目しています。あなたは自身のことを心配していますし、人生や将来を持つ資格が自分にはあるのだと初めて信じることができました。

あなたが自己嫌悪を弱体化したのでしょう。あなたが自分を打つことや拒否することも少なくなりました。これは、あなたが自分の側につく能力を示しています。

あなたが父親や祖母の態度から距離を置きはじめていることに自分でも気づいたというニュースは、とても素晴らしい。(これまであなたが受けてきた)他の誰かのために存在するトレーニングとか、あなた自身をも拒否することを目的とした訓練の後で、父親や祖母のあなたに対する態度を拒絶することは、特記すべきことです。

・あなたは罪悪感にさいなまれることなく、自分に謝罪することなく、そして自分を傷つけることなく、どうやってこの分離の一歩を達成したのですか?

・あなた自身を取り戻すこの一歩は、あなたのからだに対するあなたの態度をどのように変えましたか?

・これは、あなたのからだについての過去の他人の中傷を払拭したと思いますか？

これらの質問に答える義務はありません。それでも、もし考えるところがあって、それを私たちと分かちあうことに差し支えなければ、そうして下さると、私たちの理解にとても役立つことでしょう。

自己嫌悪の弱体化にあたって、あなたが古い自分のストーリーとはまったく異なった新しい歴史、および新しい未来につながる新しい歴史を始められたことがわかります。

あなたにお会いして、あなたの進展について教えてもらえることを楽しみにしています。

心からのよろしく
M・W

親愛なるマリーンとディックへ

一二月二二日の木曜日に、あなたがたの近況報告を聞けて、とても楽しかった。面接の簡単な要約があった方がいいね。

マリーン、あなたはあまり気づいていないようですが、前回の面接以後のあなたの進展ぶりは、私たちには明らかでした。あなたは、父親と母親のための人間でいる訓練から逃走する第一歩を大きく踏み出しました。その代わりに、あなた自身でいる新しい方法を探し始めたのです。

あなたは、自分の感情を隠し続けることに抗議し、あなたに代わって物事を決めようとする他人に抗議してきました。その代わり、以前は隠されていた感情の多くを表現する方法を発見し、自分の意見を述べるためのあなた自身の声に気づきました。あなたは、面接の終わりに、自分のサインの重要性について私たちの注意を向けさせました。このことで、私たちは、あなたの進歩についての見立てに自信を得ました。私たちはさらなる発展のニュースを楽しみにしています。

ディック、あなたがマリーンに代わって物事を決める誘惑に負ける可能性について示された理解は、とても印象的でしたし、将来そのような誘惑を減らす可能性をいち早く同定されていることにも感銘を受けました。それによって、マリーンが自分自身になる計画をあなたが支持しているのは、明らかです。マリーンの感情表現や意見を明らかにすることと関連して、あなたに訪れることになった不快感をあなたが予見できること、そしてこれこそあなたと彼女の関係、そして彼女の人生におけるとても大切なブレークスルーだとあなたが気づいていることが、私たちにもわかります。

マリーンの庭の新芽に見られるのと同様、あなたがたの人生や人間関係における新しい成長も目につきます。

次の面接を楽しみにしています。

よろしく

M・W

親愛なるマリーンとディックへ

先週の木曜に、あなたがたに会えて本当に楽しかった。この手紙は、私たちの過去二回の面接の要約です。それぞれに記します。

(1) 前々回の面接

私たちは面接中、マリーンとディックの関係同様、ふたりの人生においても大変重要な発展があったことに気づきました。

マリーンは、ふたりの関係において自分がより強い声を持っているのに気がつきました。彼女は、自分の感情や意見を彼に対して、より有効に、より直接的に表現するようになっており、この進展を喜びとして理解しています。そうすることによって彼女は、自分のアイデンティティを見つける仕事、つまり何が自分に適していて、何が適していないかとか、何が自分にアピールするもので、何が自分にはアピールしないのかといったことを理解し始めたのです。

これは、マリーンが自分自身を以前より信頼するようになってきたこと、そして自分自身の考えをより評価するようになってきたことを私たちに語りました。そして、彼女が食べ物やガーデニングへの興味を復活させたという事実は、彼女の人生が生き生きし始めたことを私たちに語ります。マリーンは自分の「女性が芽吹くのを感じて」、それを喜んでもいますが、これがディックの性的な期待を誘うのではないかと恐れてもいます。

ディックはといえば、マリーンの意思決定代行習慣に直面しています。実際に、この習慣が彼の人生に及ぼす影響は二五パーセントまで減りました。彼は、マリーンの経験を十分理解しない習慣をも弱体化し、その代わりに話を聴く力を増やしつつあります。

古い習慣の支配から逃走し、人間関係の新しい可能性に貢献することで、ディックは（自分も含め誰も予測することのできなかった）柔軟性を自分のなかに感じています。このように、ディックが自らの人生に介入する能力を増したことは、明らかです。

マリーンとディックの関係が、絶望に支配されることはなくなりました。二人の関係を絶望から引き離すとき、彼らは自分たちのコミュニケーションや問題解決能力における発展の出現を目撃しています。

この面接の終わりに、ディックとマリーンは、お互いが親密になり過ぎることで、この段階を急いで突破するのは賢明ではないであろうこと、そして彼らが完全に準備ができたと感じるまで性的関係を結ぶべきではないことに同意しました。

(2) 前回の面接

前回の面接でマリーンとディックが明らかにした事実には驚きました。ふたりがいくつかの新しい一歩を踏み出すことは予測されましたが、今回と前回の面接の間に彼らが達成したことは期待以上であり、全体を理解するには、それなりの時間が必要でした。

ふたりは自分たちの違いを以前よりオープンに議論していますが、深刻な口論に至ることはありません。このことは、ふたりの関係における問題解決能力の発展を反映していると思われます。よりバランスのとれた人間関係が生まれたことがわかるのは、マリーンが自分はディックの役に立っていると実感していて、ディックもマリーンの助けを受け容れる余裕があるからです。これは、ディックが近頃職場で感じているプレッシャーについて相談することからも特に明らかです。
マリーンは、自分らしくあることに向けて、さらなる一歩を踏み出しました。彼女は、そうすることが自分の母親にとって心地よいものではないという事実にもかかわらず、それを進めたのです。これらの一歩は、マリーンが自身との新しい関係をどのように受容しはじめているか、そして彼女が自身との関係を拒絶することからどのように身を引いているのかといったニュース——彼女がいかにして自己否定的人間ではなく自己容認的人間になったのかというニュースを私たちやその他の人々に提供します。これらの一歩は、マリーンが自分をどの程度幸福に値する人間だと感じているかをも反映しています。
ディックは、聴く力を他の人間関係でも発揮しはじめ、彼は容易に、自分とマリーンの両方の経験をよく考えるようになっています。彼は、マリーンの意思決定代行習慣を放棄する一歩も踏み出しています。自分たちが「今、つらい時期を乗り切って」いるのだと考えているとディックが言うように、彼は自分が今している仕事の有益さによく気づいています。

私は、これが私たちの過去二回の面接の妥当な要約であればと願っています。また、あなたがたにお会いして、おふたりの人生と関係におけるさらなる発展を聞かせて頂くことを楽しみにしています。発展は、あなたがたが自分たち自身について理解された最近の発見に基づいていることと思います。

よろしく
M・W

マリーンはこれらの手紙を大切にし、何度も読み返した。彼女はほとんどの手紙に自ら返信を書いた。彼女はそのなかで、幼児期や少女期の虐待経験を証言している。

マリーンは父親が彼女の人生に対して未だに影響力を持っていると感じていたけれど、それを弱体化できることに喜びを感じている。最近初めて、彼女は母親の要求を拒み、その過程で罪悪感に打ちのめされることがなかった。彼女は、もう自分をクズだと言ったりしないし、握りこぶしで自分を打つことも止めた。蛋白質も少し多く摂れるようになったし、自身の声でより力強く、直に話ができるようになった。

ディックとマリーンは、ふたりの関係をかなり前進させた。彼らは自分たちの葛藤について自由に話し合い、より親身になって互いの経験を聴いている。

私たちが共同している仕事は、現在進行形である。私はマリーンとディックに、議論を要約した手紙と彼らの経験についての簡単な記述をこの本に載せることを提案した。彼らはそれを良いアイデアだと考えた。特に、彼らが自己嫌悪の影響から自分たちの人生や人間関係を自由にする葛藤において孤独を感じるときには、そう思われた。この記述をこのように出版することは、自己嫌悪が課してくる孤立をなしくずしにするための次の一歩となる。それに加え、彼らは、これらの詳細を明らかにするなかで、人生を取り戻そうと葛藤しているのは自分たちだけではないことが他の人々にも理解され、そうした人々を援助することになるかもしれないと考えている。

つまり、あなたがた読者は、ディックとマリーンの新しい意味の遂行と新しいストーリーの表現のための聴衆として集められているのだ。聴衆になることによって、あなたがたは、この新しいストーリーの生き残りに貢献する。そして、マリーンとディックが、この遂行についてのあなたがたの経験に十分な興味を抱くとき、あなたがたはこの新しいストーリーの仕上げにも貢献している。あなたがたは、彼らの葛藤についての自らの体験を彼らに書く用意さえあるかもしれない。[1-2] 彼らは返事を期待されない限り、どのような反応をもらうにしろ、とても興味を抱くことだろう。彼らは、近いうちに行わなければならない差し迫った仕事に十分な力をすべて注ぎ込むことが必要だとはっきり気づいている。

セルフ・ストーリー

私（エプストン）はしばしば人々に、自分自身のストーリーを記録するよう誘う。慣例上、その明らかな目的は、彼らのストーリーを他の人々にも聞けるような形式にすることである。いろいろな媒体が使え、ビデオテープ、オーディオテープ、推薦状、さまざまなジャンルのストーリー、私的な手紙、それに電話などがある。これらの記録の物語構造は、多くの心理療法の物語の形式である「悲しい話」ではなく、「サクセス」ストーリーの様式を取ることが多い。

もし個人が、現在の状況は自らの好ましい個人的資質の働きを示すものだという見方を何とか呈

[1-2] マリーンとディックへの手紙は以下の住所に送って下さい。c/o Michael White, Dulwich Centre, 345 Carrington Street, Adelaide, South Austria, 5000, Australia

示できるなら、それはサクセスストーリーと呼ばれるだろう。もしある個人の過去および現在が著しく暗澹としたものならば、彼にできる最善のことは、自らの身の上に生じたことには自分は何の責任もないことを証明することである。これには悲しい身の上話という言葉が相応である。

（Goffman, 1961, p. 139／邦訳一五九頁を一部改変）

「サクセス」ストーリーを書くことは、人／家族の治療に対する関係と同様、人ないし家族の問題に対する関係をも変容させる。人々が問題から距離を置けるようにする効果があり、問題が再浮上したときには、自身同様、他人にも「相談」できるようになる。自身に相談するよう人々を援助指導するなかで、このようなストーリーの記録に価値を発見できたのは、幸運の賜物である。私は過去に、記録をこのように利用した症例を報告している。手に負えない食事の問題をもつ子どもを抱えたN家である（Epston & Brock, 1984）。N家は、問題をなんとか解決した方法について議論した録音テープを、同様な問題を抱えた家族にも聞かせることを承諾した。[13]

同様な問題を抱えた家族が新しくやってきたとき私は、初回面接の後で、この録音テープを渡す。普通、次回面接までに問題が解決されるほどの相当な衝撃がもたらされる。

しかしながら、N家は後に三回の危機を迎え、相談機関に連絡を取った。妊娠の発表、母親の入院、そして母親の退院時であった。その都度、家族は自分たちの録音テープを聞き返すようアドバイスされ

［13］この録音テープ評については、Meadows, 1985を参照。

た。この三回の電話以外連絡はなく、その都度、問題は解決された。

他の人の「サクセス・ストーリー」や推薦状を振り返ることも劇的な効果を持つので、私はさまざまな媒体を使って、そのような作品のライブラリーを作り続けている。以下に、そのような例をいくつか紹介しよう。

ジェリー

ジェリーは一〇歳だったが、盗みをしていて、その回数も多かったので、事実、何人かの「叔母さんたち」と一緒に暮らすように仕向けられていた。このような措置は、彼が彼女たちをだまして大金を巻き上げるやいなや、すぐご破算となった。しかし、治療において、彼は再び誠実さの名声を取り戻すことになった。

ジェリーは、自分の「ストーリー」を作るのに、散文ではなく詩を選んだ。

カエルのフレディ

フレディ、彼は泥棒で
正直なカエルではなかった。
家族は困り果てて
悲しむ。

お手上げ、誰もが。

ある日、カエル・クリニック
そこは親切で溢れてた。
ひとつ教わったのが、
正直で
誠実になる方法。

そうすると、盗みもいつしか止まった。
正直さこそが
なすべきことだから。
なぜならフレディは信じられたから。
家族も悲しみ忘れた。
フレディがみんなを喜ばせたから。

フレディ、わかるよ。
ボクもそんなふうだったから。
ボクの人生はなぜだか、

もめごと
だらけだったから。

今では、ずっとましで、
ベストをつくせるけど、
いつでも、しあわせで、
これからもそうでありますように。

デーン

私（エプストン）が九歳のデーンと彼の両親に会ったのは、弟のブラディが生まれて一〇週間後だった。デーンのかんしゃくはそれまでも問題になっていたが、この時は、ずっとこじれていた。学校でも滅茶苦茶だった。からかわれるのに我慢ができず、ものすごい勢いでいじめ返したり、噛みついたりした。しかし、何回かの面接後、デーンは自制的になり、両親は、弟が眠りにつくと「特別の時間」をデーンに用意した。ところが、六歳のローガンとブラディの二人が短期入院になると、デーンは再びかんしゃくを起こす気分屋になった。私たちは、このことについて話し合い、前回の解決はどのようにデーンを精神的にあれほど強くしたのかといぶかった。なぜ今回は前の解決法がうまくいかないのか誰にもわからなかった。デーンは、自分のストーリーを書いてみるよう言われた。

注目のすすめ

昔、ジョンという少年がいた。彼が精神的にタフだったのは、みんなに注目されていたのと、いろんなところへ行ったことがあるからだった。ある日、母親がティムという赤ちゃんを産むと、ジョンの強さはだんだん萎んでいった。両親は彼を見なくなり、かんしゃくが戻ってきた。彼はケンカをしだし、人々を傷つけ、あとで後悔はするものの相手に謝ろうとはしなかった。かんしゃくが増え、手伝いは減って、見返りにお金ばかりをほしがった。

両親は、自分のことばかりをせがむ彼にうんざりした。それでもティムが二歳になってすこし自立すると、両親はジョンに目を向け、外にも連れ出すようになった。するとジョンは、また力を取り戻し、ケンカしたり他人を傷つけることをやめた。彼がケンカやいやがらせをしなくなったので、両親は「友だちをお茶に呼んでもいいよ」と言った。

ジョンは、大きくなったように感じて、幸福だった。そして、誰かが自分のことを思っていてくれさえすれば、強さは保てることがわかっていた。

新しく主導権を握ること[14]

一三歳のジェイは、頭痛と腹痛を理由に小児科医から紹介されてきた。頭痛のせいでベッドで横にな

[14] ジェイ・ハークネスとデイヴィッド・エプストンの共同執筆による。

る日が三週間続いていた。ジェイは、自分の人生が受け入れられず、「気分がコントロールされ」、学校や家で遮られたり邪魔されるたびにかんしゃくを起こしていた。彼は、創造的なアイデアが浮かぶようにと戦略的に部屋に引きこもっていた。彼が引きこもれば引きこもるほど、まわりの人々は彼の人生に立ち入り、彼の代わりに主導権を握ることになった。ジェイがすごく有能な少年であるのは、明らかだった。

チーム[15]は、次のメッセージ／手紙を読み、ジェイと一一歳になる妹のマルジー、それに彼の両親であるブレアとジャニスに送った。

親愛なるジャニス、ブレア、ジェイ、それにマルジーへ

ジェイ、私たちは君のことをとても心配しています。大人になると、人生は簡単には行きません。戦略的ひきこもり習慣は君をだまして、借り物の人生（つまり、君の両親によって主導権を握られる人生）へと引きずり込むのではないだろうか。君の年頃だと、たとえ両親がどんなによいアイデアに溢れていたとしても、創造的な少年なら、両親の指導なんて受けたくないというのが本音だと思うね。君はむしろ「発見による学び」に同意するだろうけど、それが「指導による学び」よりはるかに難しいことは警告しておこう。私たちに理解できなかったのは、君が引っ込んで裏道を歩くことで、自分の人生をだましとる方法です。欲求不満が不思議じゃないのは、君が心のどこかで、人生がひと

[15] 上級家族療法トレーニングチームは、ソーラブ・ガンドミ、レスリー・マッケイ、ウォリー・マッケンジー、リンゼイ・トンプソン、トリッシュ・ドゥビリイエ、クリス・ワレイン、ルイーズ・ウェブスターからなる。

りでに通り過ぎていくのに気づいているからです。たぶん、これが、君が気分とか受動性というものに弱い理由でしょう。リンゼイの見立てでは、君の創造性はあまりに制限されていて、両親や妹が警戒を怠れば、「みじめ大好き同好会」の罠にはまるだろう。あなたがたもジェイの気分変動と一緒にいることで罠をかけられ、むなしい希望のなかでひきこもる日が来るのではないかと心配です。罠が、君の家族にツケとしてまわってくるのです。ハークネス家が無思慮にも、気分変動の肩を持ち、手助けをするほど、ジェイは自ら人生の責任を放棄し、自身で人生を発見していくことも忘れ、人生を逃げていくものとして経験するのです。

皆、同じ疑問を抱いています。ジェイにできるのだろうか？ まだ、発見されてはいないけれど、頭痛を吹き飛ばす方法は、きっと君の能力の適切で印象的な証拠になるだろう。方向さえ決まれば、しめたものだ。私たちには答えることができず議論となった問いは、これだ。ジェイに準備はできているか？

ルイスによれば、ジェイが気分によって誤って方向づけられる代わりに、自身で人生を方向づけるまで、物事はこじれざるを得ないそうです。その間どんなアドバイスがあるかと訊ねると、彼女は三年寝太郎を提案しました。もしジェイが自らの成長を眠り飛ばすなら、彼は立派で快適にできることでしょう、と。以下の理由により、他の誰もが彼女の示唆に反旗を翻しています。

(1) ジェイ、もし君がリップ・ヴァン・ウィンクル［訳注／アメリカ版「浦島太郎」。］になったら、手遅れになる前に目を覚《おぼ》ましますか？

(2) リンゼイは、君の創造性がつぼみのうちに摘み取られることを心配しています。

(3) 両親のエネルギーは、君に直接的な人生を与えたいという創造的探究心からほとばしるのでしょう。ジャニスとブレア、誰もが、借り物の人生よりも自前の人生の方が好ましいことに同意しています。

ジェイ、君に用意ができたことを証明するために、チームは以下のように示唆します。

これから次に会うまでのあいだに、もし君に準備ができているなら（くどいようだけど、私たちは君の能力には疑いを抱いていない）、君に対して主導権を握ったり指導を与えるママやパパなしで（自己否定的ではなく）自己容認的なライフスタイルに向けていくらか接近できるでしょう。たとえば、頼まれないのにボートを洗うとか。ジェイ、君は自分の主導権の一つひとつをみんなリストに掲げるべきだ。そして、それを両親に漏らしちゃいけない。ジャニスとブレア、あなたがたは、ジェイが主導権を握るのを観察して、それを秘密のリストにして取っておくべきです。

トリッシュは、彼女が最近アルバート・アインシュタインの自伝を読んだことをあなたがた全員に知らせたいようです。アルバートは、両親から家の手伝いを頼まれたときに、言い訳をして断ったことはなかったそうです。

ジェイ、君は、どのようにして引きこもりの借り物人生に抵抗する決心をしたのか、そしてどのようにして自分で舵を取り発見していく自前の人生を選んだのかを含む、君の歴史を書くことに同意するよね。

私たちは、君の近況報告を楽しみにしています。

よろしく。
D・E

私たちは、二カ月後に再会した。次に、チームによる要約を紹介する。

親愛なるジャニス、ブレア、ジェイ、そしてマルジー

あなたがた、ブレアとジャニスがそうだったように、チームもビックリしました。ジェイ、私たちは君に能力があることを知っています。でも、私たちは、君に準備ができているかどうかはわかりません。ただ、私たちが、君のスピードに対して心づもりができていなかったのは確かです。君はまるで、百メートル競走のスプリンターのような勢いで、人生を進めている。ジェイ、君は、言うまでもなく、帰宅して、物事を考え直し、自身の結論を出し、それから走り出した。チームは、私が面接をテープに録音しておいたことを喜んでくれました。なぜなら、チームのメンバーは、君のペースに付いていけなかったようだし、もっとはっきり言うなら、君のやっていることに目が眩んだのです。私たちが年のせいでノロノロしているのか、それとも君が飛ばし過ぎているのか、どっ

ちなのだろう。人生はマラソンのようなものです。残りを走り切るにはエネルギーが必要。人生を百メートル走者のように駆け抜けることはできません。君が自分のペースを見つけない限り、チームの大方のメンバーは、君が自分に負けるか、君自身を傷つけることになるのじゃないかと心配しています。君が完全にカムバックしたわけではないと言っているのではありません。もし君が進行方向を改めなかったなら、トラブルに巻き込まれ、ゴタゴタした人生を送ったことでしょう。私たちは、速過ぎもせず遅過ぎもしない長距離走のペースについて、君に考えてほしいのです。レスリーは、君がもうすでにそれを始めているという事実を、私たちに知らせました。彼女は「確かに、彼は全速力で走り出したけど、今は快適で維持できる自分なりのペースをつかんでいるわ」と言ったのです。私たちは彼女の意見について考え、最終的にはそれに同意しました。レスリーは、君が少し速めに走って、その後、スピードを落として、自分に合ったペースを見つけるだろうとも考えています。もし、ときどき君が無理をしたとしても、彼女は驚かないでしょう。彼女は、君がうまくやるだろうことを知っているのです。

私たちは、君が時間をやりくりする専門家になったことは認めますが、これは君の求める仕事の方向性ではないのではないかとも考えています。

チームは、君が「カムバック」・ダイアリーを提出したらすぐに、それをチェックできるように、勉強会の時間を空けておくつもりです。私たちの何人かは、午前中にいろいろなことをまとめてするのが好きです。ルイスにも、君に話しておきたいことがありました。三年寝太郎に投資しなくてよかった、と。

よろしく。
D・E

ジェイは自分の「カムバック」・ダイアリーを書き上げるために、面接の録音テープを手渡された。私は、それを四カ月後に受け取った。

ボクは、新しい主導権を握りました。今年の二学期の真ん中あたりで、人生なんて基本的に自分の手をすり抜けていくものだと気づきました。ボクは、いろんなことをしました――ヨットに、乗馬、才能教育コースやライティング・コースへの参加、学校対抗リレーに、柔道教室等々。でも、これらはどれも他人に主導権を握られていました。

ボクは、両親をいろいろ頼りにしました。入会のことだけではなく、たとえば車で送り迎えをしてもらったり等々。そうした活動の間はどーんと落ち込むわけだけど、それは時間が空いたときで、自分の仕掛けに置き去りにされていたのです。いろんなよいアイデアを思いついたけれど、本質的なもの（動機と言うんでしょうか）が完全に欠けていたのです。

ボクは基本的に、「気分変動」と呼ばれるものの奴隷でした。ひっきりなしの中断のせいで、毎日がいつの間にか過ぎていきました。たとえば、学校から帰って来て、テレビを見て、何か読んで、といった具合に。やっとやる気になったかと思うと、邪魔が入る。たとえば、観たいテレビ番組とか。そんなふうにして、ボクの甘さにコントロールされてしまうんです。これに気がついて、欲求不満になりました。欲求不満はすぐ怒りに変わり、ボクは、その怒りを他人に向けるんです。怒りとそれを他人に向けることによって、ボクは学校で拒否され、家ではかんしゃくを起こしました。そして「戦略的引きこもり」（基本的に何もせずに一日の何時間をも過ごす）がやってきたのです。よいアイデアに関して言うなら、それらはとても生産的だったけれど、結局、ボクにはできないことだったので、欲求不満が募るだけでした。

こんな状況は初めてでした。基本的には、中間学校の二年のときに、こんなふうになってしまったんだけど……何がそれを引き起こしたのか、よくわかりません。けれど、すぐに、救いがあることに気づきました。オーガナイズすることです。問題の核心が調べられると、ボクが草原の草をところどころ食べて歩く羊だと判明したのです。ボクは今年の初めに、このことに気がついてはいたけれど、七月二一日、レスリーセンターの予約日の翌日までは、何もしませんでした。

ボクは突然、自己改革には簡単な方法がないことに気がつきました。厳しい道しかないって。ボクは、一日の予定を完全に立て直しました。たとえば学校の用意に二時間割いていたのを、わずか一〇分に短縮しました。他の日課も同様です。そうしておいて、他の活動、たとえばジョギングやバイク・ライディングなどを始めました。そのせいで時間は食いますが、うまく行っています。この結果、時計の時間によって細切れにされなくなったと同時に、自分が有効に使える時間が増えました。

この直接の結果として、気分変動は減って、やさしくなりました。文句をタラタラ言うこともなくなりました。ボクは時折、何かに困ったり、じらされると、それをこらえきれずに小賢しいコントロールをしながらうめいていました。その他、たとえばよい仕事を仕上げる最終的な努力をすることの大切さまで学びました。

でも一番よかったのは、人と仲良くすることを学んで、前よりも幸福になれたことです。ボクは、気分が変わりやすいのを治す新しい方法を見つけました。たとえば、もし問題があれば、それを書き留めるのが一つの解決法になります。問題を頁の右側に書き、解決法は左側に書くのです。基本的に解決法を理解していても、解決法を書き留めると、それが実行しやすいものに思えてきたり、問題の領域から踏み出すことができたり、問題の外側にいる人間としての見方を身につけることができるのです。大いに助けになるのは、こんなようなことです。

自分の一日を十分オーガナイズして、ものごとに対して哲学的アプローチを取ることで、一日の時間を十分使うことが可能になり、ボクは、以前はできなかったことも含め、書きものをしたり、芸術やヨットにもっと時間を割くことができるようになりました。ボクは今、研究課題に取り組んでいますが、それは、ボクの学校の勉強にも役立っていて、主導権について言えば、ボクのレポートは前のものに比べたら、いきなりすごいものになっています。

ボクは今では、自分の人生を十分楽しんでいると言えることを誇りに思います。ボクは以前より、ずっと強くて、はっきりした意見を持つ、成功に満ちた、動機をもった人間になりました。でも、ボクを一番幸福にしているのは、(どこかの宗教や団体によるとんでもない宣言みたいだけれど) 自分自身の調和なのです。

君自身に相談すること

ジェイ・ハークネス

トレーシー・マリーは四年ぶりに私（エプストン）に電話をしてきた。彼女は二〇歳になっていたが、ここ三カ月ほどうつ状態で、そこから逃れられないと語った。私が彼女のことを容易に思い出せたのは、彼女が私の最も貴重な「コンサルタント」の一人だったからである。彼女の相談業務はアドバイスの手紙という形式を取っていて、彼女自身が逃れることのできた問題に巻き込まれた人々にその手紙を送るのは、私の担当だった。彼女の手紙は、以下の通り。

こんにちは。

私の名前は、トレーシー・マリーです。私もあなたと同じ問題を抱えましたが、デイヴィッドの助けで、それを乗り越えました。

両親はずっと前に別れましたが、それまで父親は母親をよく殴ったものです。離婚後一年しても父親はしょっちゅう電話をしてきたので、私は悪夢を見たり、眠れない日が多くなりました。デイヴィッドは、「幸せな」ビデオを心のなかで（映写機のように）上演することで、嫌な考えに心を閉ざすよう勧めました。私は、この「フィルム」をデイヴィッドに手伝ってもらって作り上げ、自由に上演できるようになりました。

それは、一、二週間はうまくいったのですが、「フィルム」に飽きて、作り替えました。時々、一人で家にいると、父親がやってくるかもしれないという嫌な考えが浮かびました。（実際彼は二、三回来たことがありますが、それは偶然でした。）けれど、精神的にも身体的にも、彼に勝つことができました。ただ、戦いが妙に生々しいと、私の心はそれに捕らわれてしまい、「フィルム」を上映することができません。読書やレコードを聴くことさえできないのです。そういうときは、友だちに電話をして、可能なら外出しました。

自分の家の問題については、冗談めかして以外、友だちには決して話しませんでした。ある友だちにそれを話せるようになったのは、つい最近のことで、本当の助けとなりました。友だちが信頼されて役に立っていると感じてくれたせいか、ふたりの関係も良くなりました。

今や、父親への恐れと憎しみの段階は過ぎ、長い間、彼にも会っていません。私を大いに助けてくれたのは、自分が父親を憎むのは間違いではない、彼はそれに値するのだという認識でした。憎しみは人間の持つ感情の一つに過ぎず、私たちは、それに人生を奪われることのないよう、それをコントロールすることを学ばなければなりません。

私のお勧めは、外へ出て、友だちと楽しく過ごすことです。あなたの人間関係を台無しにしてはいけません。あなたにも話のできる特別の友だちがいることを祈ります。もしいなければ、私に電話をして下さい。聞くことくらいなら私にもできますから。

私の話はこれくらいにしましょう。あなたが早くハッピーになることを祈っています。

愛をこめて

何年かぶりに彼女と会うのは、とても楽しみだった。彼女は、自分が友だちにも家族にも「意地悪」になったと語った。彼女は再度、不正に胸を痛めていた。これは、一八歳になる弟のティムが母親の甘さにつけ込んでいることと関連していた。トレーシー・マリーは弟のつけ込みに対して母親に注意を促してきたものの、彼女は「母親の愛」の名の下に、いかなる行為にも出なかった。トレーシー・マリーは怒ってティムに憎しみを向け、自分のベッドルームに引きこもったが、「私の心がうずく」ことで頭は一杯だった。

トレーシー・マリーと母親は今や、ティムに対する彼女の「憎しみ」と「母親の愛」を対抗させる立場にいた。これは二人の間のもつれとなり、トレーシー・マリーは「ママに対する敬意の念を失い、彼女に噛みつき、盗む」と同時に「ママを愛していたので罪悪感を持つ」ことになった。そして、彼女が「ひとりごとで言うのは……憎しみの対象を父親からティムに変えただけなんだ……一方、罪悪感が言うには、ティムにもう一度チャンスをやるべきだ……これは果てしなく続く——まるで自己懲罰のように。私は謝罪をしつつ、そこから立ち去る」。私は、彼女にこう訊ねた。「君は、ティムのつけ込みと君のうつのどちらを母親が選ぶかテストしているのかな？」彼女は頷いた。「そうです」。

私は彼女の友だちのことを聞いてみた。彼女は一年前に高校を卒業したが、自宅で家事手伝いをしていた。一方、七人の親友は皆、進学や仕事のために海外へ行くかオークランドを離れていた。私は、トレーシー・マリーと三週間後に会うことにした。

私は、彼女の「コンサルタントの手紙」を見つけ出し、次のメモを同封して送った。

親愛なるトレーシーへ

私も一筆啓上することにしました。君のアドバイスほど良いものが書けるとは思わないけどね。自分自身のアドバイスを受けることで、君はセルフ・カウンセラーになる。そうすれば、君のカウンセリングに箔がつく。ところで、君の信頼していた友だちの多くが海外へ出発したせいで、君は強さを失った。一方、君は他の人を信頼するほど、自分を信頼していない。君が抱いている心配事は、感受性が上がると、ぶり返すものだ。

万が一、君のうつが退去しなければ、君の手紙を何度も何度も繰り返して読むことだよ。トレーシー・マリーには、彼女の話が理解できる。

君に値する幸福が訪れることを祈って。

D・E

トレーシーは、次の面接をキャンセルすると電話してきた。彼女によると、帰宅して「すべてをママと話し合う」と、それで母親と弟に対する心配が解決したように思えた。彼女は、何人かの新しい友だちを信頼し始めてもいると報告した。そして、彼女のうつ状態は消えていた。

完璧の呪いからの解放[16]

キャロラインは私に電話をしてきて、一一歳になる娘マリッサについて彼女とトニーが抱いている問題についてしぶしぶ話した。マリッサは何年も、宿題への入れ込みようが半端ではなかったが、最近は、どうにもならないところまで来ていた。マリッサは宿題のために、平日は一日六時間、週末には一日七時間を自分に課していた。彼女のすることはすべて完璧でなければならなかった。キャロラインはマリッサからその完璧度の確認を求められていた。もしキャロラインがそれを完璧にこなさなければ、マリッサは、母親が専念するよう彼女に蹴りを入れたり、ののしったりした。私（エプストン）は、呪いと診断した。「完璧思考の呪い」。私は、誰かが呪いを解くことに挑戦しなければ、マリッサは一生、この呪いを掛けられたままだろうと言った。私は、自分の好みとしてはマウント・エデン・ガオル（オークランドのエデン山にある刑務所。パノプティコンである）に五年の方がいいと述べた。それなら、時間さえたてば、終わるからである。終身刑のような呪いに解放はない。

私は、キャロラインとトニー、および彼女たちの子どもたち、マリッサと九歳のマイケル、それに四歳のシェーンに会った。キャロラインなりトニーが、ふたりの心配事を描き出そうとするといつも、マリッサはそれを訂正した。つまり、私がマリッサの訂正を認めるまで、彼女は訂正をし続けるのである。私は、どちらかというとぶっきらぼうに、両親の意見に興味があること、そしてマリッサに質問が

[16] キャロライン・ストーレイ、トニー・ストーレイ、およびデイヴィッド・エプストンによる共同執筆。

あるときは直接彼女に質問することを告げた。以後、彼女の参加はとても限定的になった。私は、ホームワーク・ライフスタイルというアイデアと、そのために必要とされるサポート・システムのことを紹介し、こんな質問をした。誰がホームワーク・ライフスタイルに燃料を与えるのか？ 誰がマリッサのホームワーク・ライフスタイルを奨励し／投資し／物資補給を行うのか？ 私はキャロラインに強制労働させられたことがあるかどうか訊ねた。そのとき、彼女は質問に答えられなかった。

初回面接の最後に、私たちは、以下の同意を得た。

(1) トニーは、キャロラインがもう娘の宿題には責任がないこと、そして彼女はもうマリッサのホームワーク・ライフスタイルを支持しないという声明文を用意する。さらにトニーは、マリッサの宿題に責任を取ることを表明し、彼女のホームワーク・ライフスタイルを自分なりに支持する。キャロラインと一緒に、事務弁護士のオフィスへ行って、彼の計画を公認してもらう。そして、マリッサにそのコピーを渡し、彼女に説明する。

(2) キャロラインは、公立中央図書館へ行き、独立宣言の載っているアメリカの歴史の本を見つける。そして、それを自分自身の境遇に合うように書き換える。

(3) トニーとキャロラインは、問題からの逃走術を議論するために、毎晩、秘密でエスケープ・ミーティングを開く。交代で、互いに議事録を取り合い、次回の面接の前に私に提出する。

私たちは、彼らが乗り出そうとしている行為の革命的性質や、革命がどのように「ディナー・パーティとは異なるか」についても話し合った。彼らは、自分たちには準備ができていること、そして彼らの家庭生活のなかで受け入れられない条件に対しては反抗できることを私に請け合った。

数日後に、キャロラインは、私に以下の手紙を送ってきた。

金曜の朝の面接後、午後三時になって初めて、自主性のない精神が生まれた理由がわかりました。それをあなたと分かちあいたいと思います。あなたには新しいことではないかもしれませんが、私にはまったく新しいことだったのです！

簡単に書きましょう。私は四人姉妹の長女として、農場で育ちました。両親は大変忙しく、私は、母親がそれほどきちんとしていないと思っていたので、多くの責任を引き受けていました。妹二人は、私よりもそれぞれ八歳と一〇歳年下だったので、彼女たちの弁当を作り、朝食を食べさせ、髪をお下げに編んでやり、洋服を縫い、家を清潔にし、庭の草を刈り……一番下の妹のときは、小学校に上がる前に読むことも教えました。徹底してやりました！　そして私は大変褒められました。母親は友だちに言いました。「キャロラインが本当の母親よ。彼女は私の右腕なの云々」。つまり、これが私の得意なことだったのです。その後、私は九年間小学校の教師をしました。また仕えたのです。ここで、子どもに仕える技術が与えられました。マリッサが課題に興味をもったときには、とても嬉しくて、彼女を支持しました。……その頃、トニーは飲酒問題（昨年まで継続）に苦しんでいて、金曜の朝から日曜までは酔っぱらうか二日酔いで眠りこけていたので、役に立ちませんでした。それで、私は自分の愛情と関心を子どもたちに捧げたのです。私は未だに、このことで問題を感じていますし、トニーの社会化に関しては心許ないものです。彼はどうして酔っぱらうのでしょう？　私はどんなふうにしたら彼を家に連れ戻すことができるのでしょう？　でも、これは別問題です。

友人たちも、私の自主性のない精神を強化してきました。私たちが子どもたちのために何をしているかという会話のなかで、私は言われます。「キャロライン、あなたはなんて良い母親なんでしょう」。もし彼女たちが、私が苦しんでいることさえ知ったならば、そんなことは言えないはずです。マリッサの先生にしても、去年の終業式でこう言いました。「マリッサの成績には大変満足しています。そうでしょ、彼女のペースは落ちないんですよ」。私は自分の返事を覚えています。「彼女に勉強を止めさせられないことが問題なのです。それに付随して、私にいろんな要求をつきつけてくるのも大問題です」。先生はポカンとしていました。通信簿からもおわかりのように、オール五が維持されなければならなかったのです。

以下に示すのは、キャロラインとトニーが寛大にも出版に同意してくれた日付のついたエスケープ・ミーティングの議事録である。

一三日（金）

デイヴィッド・エプストンとの面接については何も言いませんでした。マリッサは一日中宿題をやっています。七時になると、あたかも現実が彼女にもわかり始めたかのように、彼女は私（キャロライン）を部屋の隅に押しやり、叫びました。「これにサインしないつもりなの。宿題を手伝ってくれたら、もう二度と聞かないって約束するから」。彼女は怒りでヒステリックになり、私に何か言わせようとしました。私は彼女をきつく抱いて、言いました。「私は私、それはそれよ！」私は泣きそうでしたが、泣きませんでした。その夜は、参加予定の集会があったのです。いつもなら、力尽きて人に会えそうにないと、集会には出られないと電話したものです。しかし、私の問題について知っている女性もいて、デイヴィッドとの面接の成功について知りたがっていたので、私は本当のことを打ち明けることにしました。何年も押し隠してきたのに。彼女たちは皆、とても支持的で、マーガレットなどは私が二、三日ひとりでいたければ、ワイウェラにある彼女のコテージを使うよう申し出てくれました。その夜は、全員からの暖かい言葉で終わりました。私は、少なくとも最初の一歩は踏み出したので良い方向に向かうだろうと話しました。

私が帰宅すると、マリッサが私のベッドで眠ってもいいかトニーに訊いたことを知りました。トニーは、「ダメだ。今夜は私がママと眠るんだ」と言いました。彼女は自分の部屋のベッドにもぐり込みました。

一四日（土）

目を覚ますとすぐに、マリッサがやって来て、言いました。「ママ、店に連れてってくれる？課題のためにダンボールが要るの」私は答えました。「私はあなたの宿題とは何の関係もないわ」彼女は言いました。「あら、まだ、そんなこと言うの」。私は、ドミニオンロードの店へ行かなければばならないので、ダンボールを買いたいならお金をあげると言うのはよかろうと思いました。マイケルは、ポリッジのなみなみ入ったボウルをテレビのある部屋に持って行くと言ってかんしゃくを起こしたので、私は言いました。「ダメよ、私はあなたにそんなところへ持って行って欲しくないの。カーペットにこぼすに決まっているじゃない」。彼は耳を貸そうとはせず、自分のしたいようにしました。それで、私は彼からボウルを取って、犬の皿にぜんぶ空けました。彼はとても怒って、私を叩き、テープカッターで私を脅しました。それで、彼のお尻をピシッと打つと、彼は寂しそうに逃げて行きました。彼はテレビをしばらく見ていましたが、自転車に乗ってどこかへ出かけ、友だちがプールへ行くのを見つけると、途中までついて行きました。マイケルは、その日、ずっと元気で楽しそうでした。

トニーと私は、マリッサがひとりで宿題ができるようになるにはどうすればよいかを考えるミーティングを開き、そこで私は、月曜にマリッサが彼女の課題をする用意ができているかどうかとても疑わしいとトニーに言いました。先生との懇談会で、もし宿題の締切に間に合わないようだと、点数が減点されると聞きました。少なくとも、私はマリッサに、この心配については一言も口にしませんでした。とても難しいことでした。私は、トニーが彼女のやり残したことをチェックし、それを仕上げるには何時間かかるのかだけ示してやればいいと思いました。トニーはこれに賛成しました。私は、トニーとマリッサが一緒に宿題をするようふたりを家に残し、ロッド・ハンセンのところへ一ブロックほど歩いて行きました。マリッサのホームワーク・ライフスタイルを支える責任から私を解放し、その責任をトニーに委託するための法的文書を作ってもらうためにです。ロッドは、もちろん二つ返事で承諾しました。

私が帰宅すると、マリッサは、私が何も言わずに外出したと言って、とても腹を立てていました。一時間ほどの外出だったと思います。それで、なぜ私がロッドに会いに出かけたのかを話すと、とんでもないことになりました！　彼女は私を口汚く罵り、一時間も暴力を奮いました。「大人なんか大嫌い。ママがそんなものにはサインしないとだけ言えば、世界中のお金を全部あげるのに。そんなことしないで、前のような幸福を約束するから。こないだ会った男が憎らしい。犬がいっぱいいる大きな家で大人になりたいわ。大人なんか要らない。パパじゃ、私の宿題の助けにならない。グズだから。ママが一番。自殺するから。ママは気にしないわよね。私のことをもう愛していないんだ。自分さえよければいいんだ」。

乱暴な言い方ですが、この頃、私は自分の内面的強さを感じます。そして、自分の行動を変更する気にならないのです。デイヴィッドは言いました。「これは革命になりそうで、革命はたいてい多くの痛みを意味していますが、あなたには革命の用意ができていますか？」。その通りです。

一五日（日）

私が起きる前に、マリッサは起きて勉強をしていました。マリッサは、おはようとも言いません。彼女は私に冷ややかな視線を向けています。それは望ましくはないものの、私は気にしません。居場所ができました！　マリッサは自分で朝食にシリアルを食べました。いつもなら、私に持ってくるよう大声でどなります。私はうろたえるのが恐くて、それに従うのです……

もう一人の友だちが、昨夜、スネルビーチの家を使うよう電話をしてきました。マリッサはその会話を聞いていて、言いました。「ママったら世界中に言いふらしているから、みんなが同情してくれるのね」。私は答えました。「いいえ、世界中に喋ったわけじゃないわ。あなたにも友だちがいるんだから、みんなに相談したらいいのよ」。返事はなし。

マリッサはフェルトペンをつかんで、キッチンの壁に〝ファック・ユー〟と書きました。本当に怒っていました。午前中に、私はアジャと一緒に壁をきれいにしました。彼女はそれが自分の仕事だと思っていたので、部屋をノックすると、すぐにそれを消し始めました。私たちのところに滞在中のフィルは、前の晩に彼女が消そうとしていたのを知っていました。一〇時頃、ナナがドアをノックすると、マリッサは例の落書きを隠そうとパニックになってキッチンへ駆け込みました。それを見たフィルは機転をきかせ、落書きは消してあると彼女に耳打ちしました。

ナナと話しているあいだにマイケルは、隣の家のオリーブの木は樹齢何年くらいかと訊ねました。マリッサは、「ママほど年はいってないわよ。ママほどの年寄りはいない」と言いました。彼女は私にあてつけたのです。私は無視しました。ナナが彼女を叱りました。

私は、午後に友だちを訪ねるので、マリッサに出かけると言いました。彼女は、「私も一緒に行きたい」と言いました。しかし、今度は私が言いました。「ダメよ、私はひとりで行くの」。普段なら、「いいわよ」と言ったものです。

私が帰宅したとき、トニーとマイケルはチェスをしていましたし、シェーンは隣の家族と散歩に出かけていました。マリッサは宿題をしていました。一日中、彼女は私に冷たい視線を浴びせていましたが、私は気にしませんでした。夕食の後に、彼女はもう一度腹を立てて息巻きました。私ではなく、彼女が例の話を蒸し返したのです。「あんなものにはサインしてほしくない。ママは私たちの幸福な家庭を台無しにする。ママがサインしなければ、私のお金を全部あげる。あんなものにサインするなら、テレビを売った方がましよ。あなたは、すべてをダメにする。あんな男には二度と会いに行かないからね。あいつが憎い」。トニーの娘のマリリンが来るまでの一時間、彼女は私を口汚く罵り、暴力も奮いました。彼女はベッドにこっそり逃げていくと、二度と出てきませんでした。彼女が眠りにつくと、私は部屋に入りおやすみのキスをしました。

マイケルも別なことで怒っていました。彼はとても怒りっぽいのです。昨日の繰り返し。今回、彼はテレビの部屋へ豆料理の皿を持って行きたがりました。私は言いました。「ダメよ、こぼしたらカーペットが汚れるじゃないの」。彼は私を攻撃し、物を投げつけました。また、フェルトペンです。彼は豆を食べようとせず、しばらくふくれていましたが、ベッドへは機嫌よくもぐり込みました。

一六日（月）

マリッサは、キッチンにいた私のところに来て、言いました。「ママは私をムカつかせる」私はただ、「まあ」とだけ答えました。彼女は宿題の続きをするために部屋を出て、自分で朝食を取りました。普段なら、こう叫んだものです。「ママ、朝ご飯作ってよ！」そして、私が従うのです。

私は外に出て、調理実習のために庭でパセリとエゾネギを摘みました。私がティッシュペーパーで卵と一緒に包んでやると、彼女はそれを丸めて、容器のなかに入れました。ありがとうはありません。彼女は遅刻しそうだと言って、トニーに学校まで送ってくれるよう頼みました。普段は私の仕事です！　私が「行ってらっしゃいのキスは？」と訊くと、彼女は歩き去りましたが、二、三分して戻って来て、私にキスをしたので、私も彼女にキスしました。

私はこの議事録を手にすると、次の返事を書いた。

親愛なるキャロラインとトニーへ
あなたがたの進歩の記録にとても感謝します。あなたがたのこんなにも早い進歩を誰が予測したことでしょう？　マリッサのホームワーク・ライフスタイルは主たる支えを失い、彼女に対する影響もいくらか失われるものと期待しています。そうなってこそ初めて、彼女は、完璧性に同意しない人のなかにも友だちを作ることができるのです。
キャロライン、あなたは手紙のなかで、最も適切に、他人に仕えることのトレーニングの様子を説明しています。来週か再来週には、他人のために生きることを考え直し、もっと自分自身のために生きることを考えるでしょう。あなたの人生は与えるものでした。そろそろあなたが何かを手に入れ、他人があなたのために何かをしてくれるべき時ではないでしょうか？
私は、あなたがた二人が家族と人生における革命の主導権を握った勇気に対して敬意の念を表したいと思います。もちろん簡単なことではないでしょうが、あなたがたがお考えになっているよりは、ずっとやさしいでしょう。そして、私はあなたがたのお子さんたちが新しい体制の下ではるかに幸福になるものと信じています。

また、お便りください。

よろしく

D・E

この後のエスケープ・ミーティングの記録は、キャロラインの独立宣言と共に送られて来た。

一六日（月）

今夜、マリッサはひとりで宿題をやっています。いつものようにダイニングのテレビの前ではなく、ラウンジでやっています。

彼女は、トニーに修正液を買ってきてくれるように頼みました。私は、もし彼女が修正液やダンボールやのりを必要としたら、彼女の四ドルのこづかいの中から払わせるのがよいとトニーに話してありました。トニーは言いました。「今、店に行くついではないよ」。六時に彼は、ちょうど帰宅したばかりでした。「いくらするの？」と訊かれると、「二ドル」と答えましたが、「どのくらいもつの？」と訊かれると、「六カ月」と答えた後で、すこし考えて「四カ月」と修正しました。実際には、二月初めに封を切ったボトルが底をついていたのでした。彼女は、それ以上せがみませんでした。

マリッサはひとりで宿題をやっています。夕方の五時からずっと続けていて、今八時になりました。一〇時までやるつもりです。

私たちは、週末に家族で出かけることに決め、マリッサが先に宿題をできるようにこの計画を彼女に前もって知らせておくべきかどうかを話し合いました。私は、前もって知らせることはフェアだと思いましたが、トニーは反対でした。彼は、そうするのがホームワーク・ライフスタイルに迎合し過ぎだと感じていました。

一八日（水）

昨日、彼女は宿題をするために七時に起きて朝食をとり、歩いて学校へ行きました。トニーが彼女の課題のために必要な修正液と雑誌を届けました。トニーが帰宅したときマリッサは彼に礼を二度言いました。私は、彼女を放課後、演劇クラスまで送って行きました。そして、迎えに行くと、彼女は、クラスが終ってみんなが寂しがっていて、自分も本当にクラスが楽しかったと言いました。彼女は、六時から一〇時まで宿題をやりました。トニーは、たいていの晩は同じ部屋にいることにしました。

マリッサはトニーに先生からの伝言を見せましたが、それには「これを宿題としてやってはいけません。なぜなら、あなたは身動きがとれないようだから」とありました。

今朝、私は失敗しました。彼女が昨晩、朝早く起こすように私に頼んでおいたのに、私が彼女を起こしたのは七時だったのです。彼女は「朝ご飯を食べる時間がない」と言いました。

目覚まし時計を買ってやるべきでしょうか？　トニーは「そんな物はいらない。もし朝早く起きたいのなら、夜早く寝ることを学べばいいんだ」と言います。このことについては今日、彼がマリッサと話す予定です。

一九日（木）

今日、マリッサはテレビの前で宿題をやっている。マイケルもそこにいて、彼女が座っているカウチをモゾモゾ動かしていたかと思うと、ついにはケンカを始めた。私が割って入り、彼女にテレビの前では宿題をしないように言った。それで、彼女はいったんポーチに宿題を持ち込んだが、結局、マイケルのベッドを占領した。その後、キャロラインがノートを引き出しから取り出そうとして、それがないのに気づいた。彼女はすぐに、マリッサの仕業だと思った。マリッサは自分がやったと白状し、ノートは燃やしたと言ったが、それは嘘だった。彼女は「二度と取り戻せないわよ」と言った。そうこうするうちに、マイケルが眠くなったので、彼女は宿題を自分の部屋へ持って行かざるを得なくなった。私は彼女の宿題を取り上げて、言った。「君がノートを返すのなら、宿題を返してあげてもいい」。彼女は言った。「宿題のことなんて知らない、ノートは戻ってこないわよ」。私は怒って、彼女を叩いた。今から思うと、私は彼女にもっとよく考えるチャンスを与えるべきだった。ノートがドアの外にあることは、じき判明した。それで、私は彼女に宿題を返した。その後、彼女は灯りを消して、ベッドで眠った。そしてキャロラインは、彼女と楽しくおしゃべりをし、マリッサは彼女に抱きついた。私は彼女におやすみのキスをして言った。「叩いて悪かった」。すると彼女は「もう許している」と言った。

キャロラインは、翌月の六日付けの独立宣言も同封していた。

ある者が問題を解決しなければならなくなる場合がある。そうした場合、そのような行為に出ざるを得なくなった理由を、公に表明することが必要であろう。

すべて人間は平等につくられており、一定の権利を与えられている。これらの権利のなかには、生命、自由、そして幸福の追求が含まれている。これらを確保することが不可能となるような介入が行われたときには、そのような誤りを改変し廃止し、人々の安全と幸福とに最も役立つと思われる原理や権限組織に基づいて、新しい体制を作ることは人の権利である。

しかし、権力の一連の濫用と剥奪が行われたときには、そのような行為を止めさせ、新しい秩序のバランスをつくることは、私の権利であり、また義務でもある。私は、娘の要求する秩序に苦しむ患者であり、これを変えようとして家族療法家の助けを求めることを決心した。

この状況を証明するために、ここに事実を提示しようとするものである。私はマリッサの宿題を見てやるのに忙しく、自分のためにはほとんど時間を割くことができなかった。彼女の勉強が途中で中断しないように、彼女が飲み物や食べ物を欲しがるときには、いつも持っていってやらなければならなかった。彼女は常に完璧であろうとしたため、何度も書き直しをし、ダラダラと紙を使うので、ものすごい量の紙を買い与えねばならなかった。私は、彼女が宿題を成績の評価に間に合うように仕上げられるかどうか監視する責任を持たねばならなかった。椅子の肘掛けから落ちた本さえ拾わなければならなかったのだ。マリッサが優秀な成績を維持できるように、私は何時間も彼女の課題を手伝った。放課後、私は正しい文献を見つけるために、図書館を三カ所も回ったことがある。マリッサと外出するのは私にとって難しく、リラックスできなかった。というのは、彼女は楽しむことができず退屈だと文句を言い、宿題をしたいと言って、私が望むよりずっと早く家に帰りたがるからだ。私は、彼女が宿題をするのを夜遅くまで手伝わねばならず、彼女が宿題を仕上げられなかったときは、朝早くに彼女を起こして、泣いている彼女を慰めたものだ。もし私がうまくやれなかったときは、自責の念を感じた。私は、彼女の攻撃性や弱い者いじめ、それにもし弟のマイケルがたまたま宿題を放りっぱなしにしたり彼女が座っている椅子をグラグラさせたときには、彼に対する彼女の優位を目撃しなければならなかった。私は、彼女のために作った食べ物について彼女が好き嫌いを言ったり不平を言うのをなんとか我慢しなければならなかった。「私はそんなサンドウィッチなんか食べない。サンドウィッチが入っていた袋のなかはパン屑だらけじゃない」。私はいつも「ママ」で始まる絶え間ない要求を聞かなければならなかった。「ちがう」とはっきり言われることになってもほとんどすべての要求に答えねばならなかった。もしマリッサの要求を満たすのに時間がかかり過ぎることがあれば、私は彼女のぞんざいな態度も我慢しなければならなかった。たとえば、裏のドアが開いているのに表のドアをノックしていて、不機嫌な顔とメッセージ「私が帰ってくる頃には、棚の上にキーを戻しておけるはずよ」に出会うときなど。私は、彼女の絶え間ない情緒的要求も満たしてやらなければばならなかった。時に彼女がかんしゃくを起こした後は、慰めてやらなければならなかったのだ。私が友だちとする会話について、彼女がいちいち訂正するのにも我慢しなければならなかった。

以上の理由ゆえに私は、自分の独立と安全、そして幸福に対して権利を持つこと、そして他人に仕えるよりは自分のために生きていく考えでいることを、ここに宣言し、完璧性の呪いからマリッサを解放する。

キャロライン・ストーレイ

私たちは約束通り、一カ月後に会った。マリッサはサングラスをして現れ、私との会話には入らない気でいた。しかしながら、キャロラインとトニーは、初回面接後に起こった出来事について興奮しながら話した。以下に、その面接の会話の抜粋を示す。

エプストン――トニーはどうですか？　どのように革命を経験されたのですか？　あっという間でしたね。ライフスタイルが二日間で反故にされたのだから。どんな経験でしたか？

トニー――まあ、キャロラインと同じです。二、三度は腹が立ちましたが、そうですね、本当に怒ったんですけどね、でも二、三日したら、過ぎたことに思えました。それで、物事はすっかり変わりました。

エプストン――他の人たちにもよくわかるように、そのときの様子を教えてくれませんか？

トニー――私は、あのこと（聞き取れない）……彼女がちっとも変わらないことに、すごく不満を感じていたんです。

エプストン――同じ変化にもかかわらず、それにお父さんたちが気がつけるように、彼女はどんなふうに少しだけ変わったのか説明してくれませんか？　あなたは、彼女の変化にどのようにして気づいたのですか？　それは、彼女の振る舞い方ですか、それとも彼女がそういうふうに見えただけですか？

トニー――そうですね、最近、彼女はよい子に見えますね。怒ることもなくなったし、物事をよく受け入れますよ。つまりですね、もし誰かが彼女に何かを頼むとしても、以前よりずっと素直にそれを受け入れるんです。大まかに言って、彼女の態度と行動はずっと良くなった。

……

エプストン――トニー、あなたとキャロラインがマリッサの宿題習慣と忙しく戦う必要のなくなった今、おふたりにとって物事はどのように変わりましたか？

トニー――私たちはよい関係にあります。

エプストン――緊張が走ることはあるでしょ……

キャロライン――トニーと私が他人から距離を置くことになりました。というのは、思うに、私が誰かに巻き込まれそうになるのを彼が断ち切ろうとして間に入ってくれるんです。

トニー――そうだね、お互いに喧嘩するのを止めたね。

エプストン――そんなふうに宿題習慣があなたたちを支配していた、両親を引き裂いていたんですね。

それで、あなたがたは、もう二度と宿題習慣によって引き離されることはないんですね？

キャロライン――トニーがそういったことをすべて私に言うんです。こっちへ来て一緒に、このテレビ番組を見ようとか。

エプストン――そうやって、キャロラインをあなたの人生に少しずつ取り込もうとなさっているんですね？

キャロライン――前はそんなんじゃなかったんです。私がフラフラしていましたから……ここ数カ月はトニーの言うことを聞いている時間なんてなかったんです。私はただ疲れ切っていました。

エプストン――例のことがある意味でキャロラインとあなたを引き離していたので、今、あなたがたは徐々に結ばれつつあると感じていますか？

トニー――そうですね、私たちは、ずっとリラックスしています。私はそう思います。

キャロライン――そうね、ずっといいわ。

……

エプストン――それから、もう一つ教えてくれませんか。あなたが独立を宣言することは、あなたの成功にとって、大きな意味を持ちましたか？

キャロライン――私は、あれを書くことよりも読むことの方が役に立ったと思います。というのは、いずれにしても、独立についてはずっと考えてきていましたから。ですからたぶん、もうそこにあったんですよ。私は、自分があれをうまく書けたかどうかはわかりませんが、あれだけのことを書き留めるのは私にとって大切だったと思います。どうして最初にここへやって来たのか、ただ、それを思い出すだけのためにもね。

キャロラインとトニーは、「先生、お願い……私はベストを尽くしました」という記事のなかで、品の良いユーモアを示している。それは、ドロシー・コープによって書かれ、「ニュージーランド・ヘラルド」に発表された。コープはこう書いている。

課題がやって来た。そして、どれくらい両親たちが課題を愛したことか。図書館へ子どもたちを連れて行き、百科事典をめくり、情報と写真を探す。「君の息子のこないだの課題はどうだった？」が、同じクラスの子どもをもつ友人のあいだの共通の話題になった。「私はAを取ったよ」「そりゃ、素晴らしい。僕たちは残念ながらB＋だったけど、その週は何回も話し合ったよ」「そうですか、あの週は私が風邪をひいてね。カールには一週間、課題の提出を延期させたよ」。放任主義の両親だけが子どもだけに課題を任せておけたのだった。

彼らは、これが他の家族にも役立つだろうと考えたが、事実、それは重要なことになった。私は一カ月後に、マリッサが勉強について悩んだり宿題をやり直しては消したりをしていないか知るために電話をした。彼女と弟の間はうまくいっていた。キャロラインは、懐疑心を克服するのは難しいと思っていたものの、今では、もう少し早く行動すればよかったと後悔していた。マリッサは「あんなもの」にサインをしたことに文句を言わなくなり、キャロラインは自分がいつサインをしたのか思い出せなかった。夫婦関係は改善し、家族は今や遠出もできるようになり、先月は二度も遠出していた。何週間かして、相談の末、キャロラインはジョーンズ家のコンサルタントをすることに同意した。キャロラインは、ジョーンズ夫人と会う約束をし、自分たちの家族の革命について話すことにした(Epston, 1989を参照)。

九カ月後に、キャロラインは以下のように要約した。

マリッサがどんなふうだったか、どんなにひどい状況だったかを思い出すのは難しい。その変わり方は信じられないほどです。彼女はまだ宿題をしますが、もし仕上げられなかったとしても、どうということはありません。以前は彼女を一一時前にベッドに連れて行くのは無理で、朝七時には目が覚めて泣き出すのでした。彼女はもう神経質ではありません。彼女は弟ととても仲良くなりました。ふたりは一緒に座って話したりしながら多くの時間を過ごします。私がマリッサのことで彼女たち全員をあなたのもとへ連れて行ったので、ふたりは仲間だと感じています。彼女たちの友情はゆっくりでき上がっています。以前、マリッサは弟にも私にも憎しみを感じていて、宿題が間に合わないようなときは私を非難しました。弟はそのことで非難されることはありませんでした。その後、彼女は父親に自分の憤りを向けましたが、今は大丈夫です。今では、私を罵る代わりに、物事を受け止めることができます……私は、もろい地面を踏み固めなければならなかったのです。彼女はとても、とても変わりました。彼女はずっとリラックスしていて外交的になりました。彼女は友だちを作って、泊まり掛けで出かけたり、学校のキャンプにも行きました。以前はいつもと違うものを食べるのが嫌で、そういったことは一切しなかったのです。彼女は、私がいつも近くにいるかどうか気にしていたものです。彼女は、何年もしていなかった遊びをするのに大忙しです。彼女はやっと、人並みの生き方ができるようになり、人間らしくなりました。彼女は前より明らかに幸せです。以前は、彼女は心配事で一杯で、よく泣きましたし、よくかんしゃくを起こし、疲れ切っていました。彼女は、もう自己批判的ではありません。当時、彼女について正しいものは何もなかったのです。彼女は、バスルームで足とサンダルを過剰に洗うのも止めました。ただ、それは止まったのです。素晴らしいことです。最初の二、三日は信じられませんでした。でも、すぐに、すべてのことが軽くなったのです。それ以来、私は人生の別の問題にも直面することができるようになりました。私は、マリッサの問題の影に隠れていたのです。私は、彼女が家に帰りたいと言って、人前で私を蹴飛ばし始めるのが嫌で、外出が怖くなりました。今では、その反対です。彼女は外に出かけたがるのです。

　トニーと私の関係も改善しました。私たちは以前、マリッサの問題のことで互いに非難しあったものです。私は友人とも連絡を取りました。以前は、彼女たちから隠れていたものです。

キャロラインは心配事について学校に連絡をした。その結果、マリッサは学校の年度末の賞授与式で、ステージの上に呼ばれ、彼女の「クラス活動における控え目な参加と他人を大切にすること」に対して特別賞が与えられた。マリッサは慎んでそれを受賞した。

第四章
対抗文書

Counter Documents

White | Epston
Narrative Means to Therapeutic Ends

私たちの世界において、もし言葉が人々を定義し構成する活動のまさに中心的役割を果たしているとしたら、そして、もし書き言葉がそこでより重要な貢献をしているとしたら、そのとき、近代の文書について考察することや、人々の再記述におけるその役割について考えることが、必要となる。

近代文書の増加とその重要性の上昇は、人々の価値に関する多様な決定がますます文書に頼るようになってきている事実に現れている。たとえば求人において、人は面接前に文書の標準実践によって評価されるので、応募者の価値についての総合的決定状況は、人々との面接ではなく書類選考の段階に存在する。それゆえ、文書は人々の人生にとっても影響力を持つに至り、多くの状況において人々より優先され、人々を排除することになる。

職業上の規律・訓練（＝専門）領域において、文書はいくつかの目的を果たすと見なされるが、それは文書の当事者と書き手の「自己」を少しも示すことがない。ほとんどの職業的文書において、当事者は、それを提出する本人か評価のためにそれを提出された人であり、文書の書き手は、専門知識の特殊な領域にふさわしいレトリックに熟達した人である。書き手は、専門知識の特殊領域の特性と考えられているかそれによって発明された記述用語を、自由に駆使する。これらの記述用語が文書の「当事者を特定化する」。

これらの文書は、書き手や当事者から独立した存在となる。「カルテが語ること」に関する精神科臨床についてのリサーチにおいて、ハレ（Harre, 1985）は、精神科文書（もっとはっきり言えば、カルテのこと）が、それ自身の人生を持つに至る方法に関連して、こう述べている。「カルテは、社会において存在と軌道を持つことにより、すぐに当事者の手の届かないところへ逃げて行ってしまう」（p. 179）。

カルテの人生は「再転写」の過程を進むのだが、この過程において患者の経験は特定の目的に当てられ、専門知識の領域へ運ばれる。患者の言葉は「公用語」に転写され、問題の日常的記述は正しい診断へ（「みじめだ」から「情緒低下」へと）転写される。遂には、患者の経験は、もともとの提示における原型を留めなくなる。この再転写過程のわずか二つのステップ、つまり患者に関するコンサルタント間の手紙の交換に関連したステップを研究するだけで、ハレが観察したのは、

……カルテの軌道に二つの転写過程が挿入されると、ある種のずれが起こる。そこでは、訴えの意味が本質的に失われるのである。二つの転写の後で患者の言葉に戻ると、もともとの訴えの形跡を同定することが、しばしば困難であることがわかる。（Harre, 1985, p. 179）

当事者の自己の記述と提示における近代文書の役割に加えて、おそらく多くの状況においてより中心的になるであろうもうひとつの役割がある。それは、書き手の自己提示である。文書はレトリックによって体裁を整えられるが、このレトリックが読者のなかに「与えられた状況における書き手……の人格とモラルについてのある種の印象」を確立する（Harre, 1985）。それゆえ、文書は、特別な規律・訓練によって確立された道徳的基準に沿った書き手の価値を提示し知らしめるための媒体なのである。そして、そうすることにおいて文書は、当事者の人生を形作ると同様、書き手の人生をも形作るのである。

科学的な規律・訓練においては、レトリックが、対象から距離を置いた客観的見方の保持を印象づけることで、書き手の価値を確立する。ここでは、事実の適切な収集に関する適当な知識（たとえば個人の内

面に問題を捉える精神科的記述収集）、および「診断上の眼識」を提示することが、その職業コミュニティの眼に耐え得る評価の達成に対して決定的なものとして機能し、書き手の「名誉の要求」を満たす主要な機構となる。

けっして、精神医学のみが、人々の再記述と書き手の道徳的価値の提示のためにカルテを導入した規律・訓練の場ではない。専門領域のすべては、自己提示を要求してきたのであり、フーコー（Foucault, 1979）によれば、すべての規律・訓練の興隆と大々的な成功は、評価の実践（規格化する視線）、そして人々の服従を可能にする文書化によって、完全に促進されてきたのである。

問題となるアイデンティティを人々のせいにして、そういった人々を大衆から隔離する歴史を研究するなかでフーコーは、「分断する実践」と「排除の実践」の出現について言及した（Foucault, 1965, 1973）。この分析の下では、カルテのような文書が近代的な「排除の儀式」[1]のなかで果たす大変重要な役割について考えることができる。

しかしながら、人々の再記述に関する文書を採用する文化実践のすべてが規律・訓練の文脈において同様なことをするわけではないし、これらのすべての実践が文書上の当事者について「台無しにされたアイデンティティ」イメージを提示することで人々を周辺化するわけでもない。人々の特別な知識や能力を強調する仕方で人々を再記述して特定化する能力を持つ実践は、より大きなコミュニティにおけるのと同様、ローカルで庶民的なオルタナティヴな知のなかに位置している。賞の授与は、このような実

［1］ガーフィンケル（Garfinkel, 1956）の「降格儀礼を成功させるための条件 Conditions of successful degradation ceremonies」とゴッフマン（Goffman, 1961）の『アサイラム』pp. 117-156（邦訳九八 - 一五六頁）を比較せよ。

践の一例である。

オルタナティヴな文書と関連した実践は、カルテと関連した実践とは対照的である。カルテが職業的専門家を読者として限定するのに対し、賞が授与されるというニュースは広くコミュニティに知れわたる。カルテが、排除の儀式において（たとえ中心ではないにしても）重要な役割を果たすのに対して、賞は、ブライアン・ターナー（Turner & Hepworth, 1982）が「内包の儀式」と呼んだものとしばしば関連する。トロフィーとか認定書のようなさまざまな種類の賞は、オルタナティヴな文書の例だと目され得る。[2] そのような賞は、人がコミュニティにおいて新しい地位を獲得したことの印となることが多く、新しい責任と特権が課せられることになる。これらのオルタナティヴな文書は、多くの読者を集め、新しいストーリーの遂行に聴衆を集める潜在性を持っているので、それらはマイアホッフ（Myerhoff, 1982）が定義的祝祭と呼んだものの範疇に入ることであろう。

私はかつて、そのような遂行を「定義的祝祭 Definitional Ceremonies」と呼んだ。それらを私は、さもなくば獲得されない解釈を聴衆に向けて宣言することを特別に意図した集合的自己定義だと理解した。（Myerhoff, p. 105）

多くの読者を抱えることと聴衆を集めることは、新しい意味の生き残りと地固めだけではなく、既存

[2] しかしながら、私たちは、これらでさえも優勢な知と関連して特殊化され得るものだと理解している。

の意味の改訂という作業にも貢献する。

当事者である人が重要な書き手となっている文書もある。そのような文書においては、当事者が彼女自身の特定性に貢献する上で中心的役割を果たしている。そうすることによって、彼女は、自分の人生の構築における自らの参加を意識することになる。そうなると、人が人生や人間関係を形作ることに介入する能力を持っているという感覚同様、個人の深い責任感が導かれ得る。同様な特性を、マイアホッフ（Myerhoff, 1982）は、カリフォルニア州ベニス市の年老いたユダヤ人コミュニティにおける自己提示的で自己構築的活動に言及するなかで、以下のように観察している。彼らは、

……自分たち自身を想像力で生み出す責任を当然のこととしているが、真正さと完全さを維持している。そのような人々は、自分自身の眼と、誰であろうと彼らを見ている者の眼に映る自分たちのイメージに対して権力を行使している。時に、イメージは、コントロール可能な人生の一部に過ぎないが、コントロールするのはやさしいことではない。それによって、個人の力が現実化し、意識して作業することの喜びと理解が生まれるのである。（Myerhoff, p. 100）

認定書

以下の頁に、新しいストーリーを祝うさまざまな文書を紹介する。たとえば、私たちが賞を授与する人々と共同制作した賞も、その一例である。読者は、これらの賞が進歩していくのに気づくだろう。というのは、後の認定書ほど、それを授与される者とそれを目撃する聴衆のために、現在進行中の意味の遂行がより明らかに誘導されるからである。多くの機会において、賞を授与された者は、治療には登場しなかった聴衆を熱心に集めた。たとえば、子どもたちは恐怖克服認定証を学校へ持って行ったし、怪物手なづけ者と恐怖捕手協会のメンバーの助けが必要となりそうな他の子どもや、すでにそのメンバーになっている子どもが誰なのか探そうとしたのである。

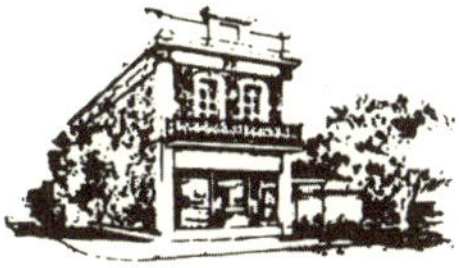

Dulwich Centre

345 Carrington Street,
Adelaide, South Australia. 5000
Phone: (08) 223 3966

ダルウィッチセンター
5000 南オーストラリア、アデレード、
ケアリントン・ストリート 345
電話 (08) 223-3966

怪物手なづけ者と恐怖捕手
資格認定書

ここに、________________が、怪物手なづけと恐怖捕獲のトレーニング・プログラムを修了し、現在、怪物手なづけ者並びに恐怖捕手として十分な能力を有し、恐怖で身動きのできない他の子どもたちに援助の手を差し延べることが可能であることを認める。

19____年____月____日

サイン：________________

オーストラリア怪物手なづけ者と恐怖捕手の会
会長　**マイケル・ホワイト**

スニーキー・ウィーを
やっつけた認定書

この認定証は、スニーキー・ウィーを然るべき場所にうまく封じ込めた功により、＿＿＿＿＿＿に授与される。

＿＿＿＿＿＿は、スニーキー・ウィーにひと泡吹かせたのである。スニーキー・ウィーは、当人を役立たずだと思っていた。今や、当人が、スニーキー・ウィーを見捨てたのである。当人は、スニーキー・ウィーにやられる代わりに、栄光に浸っている。

＿＿月＿＿日に授与

サイン：＿＿＿＿＿＿＿＿

Michael White

スニーキー・プーの支配を
はねつけたことについての認定書

この認定書は、スニーキー・プーの支配から人生を取り戻した功により、__________に授与される。今や、スニーキー・プーは、__________の支配下にあり、当人はスニーキー・プーを元の場所に封じ込めておけるのである。

スニーキー・プーは、__________の人生を滅茶苦茶にしており、頼んでもいないのに待ち伏せしては、しばしば彼を辛い目に合わせた。スニーキー・プーは、自分が__________の遊び相手だと当人に信じ込ませるべく、罠を掛けた。

今や、__________の人生は秩序を与えられ、スニーキー・プーは当人を辛い目に合わすこともできず、当人を騙すこともできない。どうやって__________が、スニーキー・プーの支配から自分の人生を取り戻したのか知りたい者は、当人に質問することができる。

おめでとう、______________！

1989年__月__日に授与

サイン：______________

Michael White

集中力認定書

この認定書は、集中力を手にし、それに磨きをかけた功により、＿＿＿＿＿＿に授与される。これを達成するにあたり、当人は、以前より自分としっくりきていることに気がついた。

＿＿＿＿＿＿は、とても上手に集中力を磨けたので、自分でも驚いている。他の人々もまた、＿＿＿＿＿＿が自分自身のために集中できる程度を知って驚くなら、この認定書を読み上げることで、人々は何が起こったか容易に理解することだろう。

＿＿月＿＿日に授与

サイン：＿＿＿＿＿＿＿＿

Michael White

かんしゃくからの逃走認定書

この認定書は、__________がかんしゃくから逃走したことを皆に知らせるものである。かんしゃくは、人をイライラさせ、当人はその他の人々に本当に迷惑を掛けていた。

__________は、どうやってかんしゃくにとても重要なレッスンをしたのか、人々に喜んで語るだろう。今や、かんしゃくが当人や他の者に迷惑を掛けることで、当人が耐え忍ぶことは何もないことを、かんしゃくは知ることになった。

__________のために万歳！

____月____日に授与

サイン：______________　______________

マイケル・ホワイト および ______________

Michael White

罪悪感からの逃走認定書

この認定書は、罪悪感に対する＿＿＿＿＿＿の勝利のために与えられる。

罪悪感が当人の人生において優先権を持っていない今となっては、当人は自身の人生において自分自身に優先権を与えることができる。今や、当人は、罪悪感の人ではなく、自分のための人となる自由を手にしている。

この認定書は、＿＿＿＿＿＿や周りの人々に、以下のことを思い出させるために交付される。当人は他人の人生に対して過度な責任感をもつ役割を辞退し、並びに他人に代わって人生を背負い込み、自分の人生を脇へ押しやってしまう他人からの誘いに対して、毅然とした態度を取ることができる。

＿＿月＿＿日に授与

サイン：＿＿＿＿＿＿＿＿

＿＿＿＿＿＿＿＿

サイン：＿＿＿＿＿＿＿＿

Michael White

悪習慣に対する勝利の認定書

この認定書は、人を苦しめる悪習慣を巧みに止めた功により、
＿＿＿＿＿＿に授与される。

＿＿＿＿＿＿は、今や、悪習慣に勝利する術を熟知しているので、悪習慣から逃れるのに助けを必要とする子どもは、誰でも、彼に助けを求めることができる。

＿＿＿＿＿＿がこの認定書のそばを歩く時はいつでも、自分自身を誇りに思うであろう。他の人々がこの認定書のそばを歩く時はいつもで、当人がいかに巧みにやり遂げたかを理解するであろう。

おめでとう＿＿＿＿＿＿！

＿＿月＿＿日に授与

サイン：＿＿＿＿＿＿＿＿

Michael White

証人：＿＿＿＿＿＿＿＿

＿＿＿＿＿＿＿＿

物語としての家族

専門知識資格

ここに、本年度、＿＿＿＿＿＿が、子どものニードと子どもたちの未来を豊かにするための要件に関する専門知識を手にしたことを宣言する。上記の者が成功するために、逆境に直面して多大な努力を要したことは、幸運にもその達成の証人になったすべての人々の知るところとなった。

＿＿＿＿＿＿が自分自身のアドバイザーになった事実は、当人が自身の智恵を十分に発揮することができるような、自分自身との関係性を求める地点に当人が到達したことの先触れをする。

この資格は、＿＿＿＿＿＿の業績に対して授けられる。その結果、自分の専門知識獲得の成功の証人になれなかった人々は、＿＿＿＿＿＿家に認められている変化を理解するかもしれない。

この資格は、＿＿＿＿＿＿が他人からの以下のごとき質問に答える準備ができており、それらに喜んで答えることも知らしめる。

「あなたが、自分のアドバイスをより多く採用することができると感じているのを知って、とても驚きました。自分の古巣に戻ってきて、どんな感じがしますか？」

「自分自身の権威を信じるようになって、他人の権威より自分を頼りにするのは、どんな感じですか？」

「今や、あなたは人生において、自身の問題解決能力を活かす機会に恵まれていますが、これは、あなたの家族の将来について、どんな変化をもたらすでしょうか？」

この資格は、＿＿月＿＿日から有効となる

サイン：＿＿＿＿＿＿＿＿　サイン：＿＿＿＿＿＿＿＿

Michael White

専門知識資格

この認定書は、自分自身の人生を取り戻すことに成功したことで、
＿＿＿＿＿＿＿に授与される。

上記の者は、人生が声のものであると声によって信じ込まされそうになったが、自らの人生を取り戻した。

この資格を必要とする者はすべて、どのようにして＿＿＿＿＿＿＿が、声に「ひと泡吹かせた」のか興味を持つことだろうが、当人は今や、それについて答える用意もできている。

声がこの認定書を読むときはいつでも、彼らは自分たちが「死にかかっている」ことを理解するであろう。

サイン：＿＿＿＿＿＿＿＿＿

………………

サイン：＿＿＿＿＿＿＿＿＿

Michael White

（チームのために、チームに代わって）

宣言

独立宣言[3]

ダニエルは一四歳だが、一〇歳で気管支喘息になった。それは最初、運動誘発性発作だと思われたが、一九八四年九月に初めてオークランド・ホスピタルを受診すると、慢性不安定性喘息と診断された。彼は、一カ月間入院し、その後は、小児喘息外来でフォローされた。しかし、一九八六年の九月にダニエルは突然、命にかかわるほどの喘息重積状態で入院となった。両親と家庭医の最大の努力にもかかわらず、喘息は十分管理できず、一九八七年四月には家族療法が開始された。慢性喘息に対する薬物投与量としては、年齢的に最大量に達していた。皆の心配は、喘息がコントロールされずに、彼が再度、生命を脅かすほどの発作を起こすのではないかということであった。いかなる代償を払ってでも、これは回避されなければならなかった。

ダニエルは年よりもずいぶん幼く見え、直に質問されるのを奇妙に感じていたため、そのような場合、母親か父親に助けを求めた。喘息をどんなふうに理解しているのか訊ねると、彼は、その質問に当惑し、自分が何も知らないことを認めざるを得なかった。たとえば、「喘息ウォッチングが一〇〇パーセント

[3] インネス・アッシャー（オークランド大学小児科講師）とデイヴィッド・エプストンの共同執筆による。

とすると、君が何パーセント見つけて、両親が何パーセント見つけるの？」という相補的質問にダニエルは答えられず、両親に質問を振った。私は彼に、自分自身の答えを見つけるまで考えてみるよう言った。最終的に、彼はまごついたように頭を振った。その答えは両親にとってあまりにも明らかだったので、笑いが起こった。「私たちが九九パーセントの喘息を見つけ、彼が一パーセントです」。それで私は両親に、ダニエルは、人を信頼して、人を疑わない、自然にふるまう性格かと訊ねた。ふたりは、そうだと答えた。

私は、喘息を（ひねくれていてずるがしこい）トリックスターとして外在化し、彼の喘息経験について質問した。そのなかで彼は、自分のことを不注意で、無防備で、罠にかけられた人として記述した。彼は自らの状況の不正に気づき、この会話にとても積極的になった。彼は、喘息に苦しんだことのある姉（タラ、一二歳）から発作の対処法を教えられて、自分が何をすべきかわかったという。私は、彼女のアドバイスに「気持ちのコントロール」とラベルを貼り直した。

ダニエルの両親は、彼がピークフロウ値［訳注／呼気の速度。気道の状態を把握するための指標］を規則正しく記録しないことと怠薬するのが不満だと述べた。質問で明らかになったのは、両親が確実性を求めれば求めるほど、ダニエルは両親により多くを頼らざるを得なかったということだ。しかしながら、彼の生命が危険にさらされ、両親がリスクを冒して何かできることはほとんどなかった。次の手紙は、これまでにない重要性を持つことになった喘息管理に要求される事柄も含めて、新しい記述を要約している。

親愛なるジャッキー、アーサー、そしてダニエルへ

ダニエル、君の喘息は特別ひねくれていてずるがしこいみたいだね。それとは対照的に、君はオープンで、自然にふるまい、人を疑うことなく信頼する少年のようだ。病気の時すべきことは、喘息をやっつけることなんだけど、君は元気がいいと、守りを解いて、警戒をさぼるようだ。だから、喘息が忍び寄っていると気づいた時には、もう君の腕はつかまれている。つまり、罠に掛かっているんだ。君のママとパパが一生懸命、喘息を見張らなくてはならなかったのは不思議じゃない。ダニエル、君の喘息との戦いは、まるでハーフ・タイムでゴールを一〇本決めるようなものだ。だから、君の気持ちのコントロールが手遅れだというのも驚くに当たらないんだよ。「なかに入って、腰かけて、リラックスして」守りの態勢を整えても、間に合わない。タラの教えがうまくいくのは、君が喘息に充分注意しているときだけなんだよ。君はそれを両親まかせにしたけど、君自身が注意して見張っていることが必須だ。喘息の接近を知るための、君の主たる手段は、ピークフロウだ。

私たちは、次の行動計画に同意した。

(1) ダニエル、君は喘息のことを忘れて日常生活に戻る代わりに、もっとずるがしこくて注意深くなることに同意した。もう一つの可能性は、喘息にあまりひねくれないよう言い聞かせて、君の成長にもっと敬意の念を払わせることだが、それは得策じゃない。喘息は汚い手を使うから、もし頼りのプレドニン［訳注／副腎皮質ホルモン剤。副作用が問題。］量を減らしたいなら、君は喘息に対抗するトリックを用意して、トリックスターにトリックを掛け直すことを勉強しなくちゃならない。ダニエル、

君は、喘息のやり口と手段を学ぶためにスパイを出すことに賛成した。これは、もちろん、最初の一歩だ。君が考えたベストな仕方は、以下の通りだ。一日に六回ピークフロウを測ること、そして、君しか知らない秘密のノートに自分のスコアを注意深く記録すること。冷蔵庫につけた表は取り外さなければならない。ジャッキーとアーサー、もしあなたがたが心配なら、ダニエルはあなたがたがノートをチェックしても構わないと言っています。ダニエル、君も喘息のカムバックに備えて、喘息のトリックをメモしておくべきだよ。もし君が失敗したら、ダニエル、君の両親が引き継がなくてはならないからね。

(2) この実験にはもう一つの側面がある。ダニエル、君は、自分で薬を飲むことに責任を持つこと、そして、それに当たって君は、人を信頼する性格にもかかわらず、両親を頼りにしないことを承知した。この実験の目的は、君が友達（薬）——もちろん、喘息の敵にあたる——についてもっと勉強することだ。

(3) 君は、自分でアッシャー先生に予約をするべきだよ。君の仕事は、プレドニンや他の薬に頼ることの副作用について彼女に質問することだ。先生のところへ行く前に、質問を忘れることのないように、自分で質問リストを作っておくんだ。

グッドラック！

D・E

ダニエルの母親が病院へ急患で運ばれたため、両親は一カ月後の面接に参加できなかった。悲しいことに、彼女は生命を脅かす病気を患っていると診断された。彼女は今や、戦うべき病気を抱え、私たちは電話で話し合った。しかし、ダニエルは、アッシャー先生のところでもらったパンフレットでいっぱいのビニール袋を下げてやって来た。彼は三日間の入院はしたものの、喘息についてはるかによく学んだようにみえた。彼は、薬を内服する責任を充分果たし、熱心にピークフロウを測定記録していた。

親愛なるダニエルへ

ダニエル、君は喘息について確かによく勉強しているね。自分でも言うように、「薬が何をしているか、よいリラックスとは何か、つまり、良い呼吸ができるようにさせるものについてよく理解している」。私にとって、君が読んでいる本を見て、君が喘息エキスパートとしてのキャリアを踏み出したか考えるのは、興味深い。もし君が、デニス・ゴードン[4]に会うなら、この方向で、さらに一歩か二歩進むことになるだろう。ダニエル、もし君が喘息についてさらに詳しくなったら、喘息も君をバカにはできないと思うよ。

ダニエル、君は入院期間を二週間から三日間に縮めた。忘れずに定期吸入をしたんだね。ダニエル、君が言うように、君はゲームにフル出場して、喘息に勝ち越した。君が喘息を監視するから、「君の両親の心の重荷が下りた」。喘息は、もう君をビックリさせることはできない。君は、喘息に

[4] オークランド公立病院の喘息教育者。

とっての君のイメージをこう語った。「あいつは用心している。あいつをだますにはもっとうまくやらないと」。もちろん、君はそれに対抗して、いつでも奥の手をだせるようにしとかなくちゃね。君は秘密の日記をつけてきた。「ボクは、あいつ（喘息）を油断しないで警戒できるから、あいつのやり口もマッピングできるんだ――そうすれば、あいつがどこまでやるのかわかるわけだ」。それに君は、ピークフロウの最高／四七〇を出した。君が自信たっぷりになるのも無理もないよ。「ボクは速攻だったね――二週間の入院が三日で済んだんだから」

でも、間違いなく喘息はまだ、二、三のトリックを用意しているだろうから、君は用心しないといけない。

心に留めておいてほしいのは、君のパパとママは君の言行一致をとても喜んだということだ。

君の示唆した実験は以下の通り。

(1) 喘息についての知識をもう少し集めて、喘息のやり口と手段について学ぶこと。

(2) 喘息ウォッチングと薬の内服について、現在のレベルを維持すること。

(3) 大発作でなく、小発作ですむように、リラックスする実験をすること。

(4) 最終的には、喘息の暗号を解読できるように、もっと地図の読み取りをすること。

君とまた会うのを楽しみにしています。今まで「すごく」「たくさん」「七〇パーセント」といった具合に君は自分のプライドを高めてきたと言ったね。それ以上によくなれるかい？

ダニエルと父親、それに私の三人は六週間後に会った。ダニエルのピークフロウ読み取りが落ち込んだときにも、彼らは「危機計画」にしたがってうまく対応していた。ダニエルは自発的に、喘息に関する科学プロジェクトを思いついていた。以下の手紙が面接の要約である。

親愛なるアーサー、ジャッキー、そしてダニエルへ

ダニエル、君は、かたきにあたる喘息のトリックにいつも用心を怠らない。そうすることによって、君は、ピークフロウの「落ち込み」に気づくことができたし、すかさず正しく測定して、コントロールができなくなる前に文字通りそこから抜け出すことができた。アーサー、あなたは「すかさず吸入をするよう」、「プレドニンを飲むよう言いましたが、そうすることで彼の自主性を押さえつけないように、指図はすぐに止めました」。ダニエル、君は、喘息ウォッチングを続けたし、アーサーは、「監視には加わらないことにした」。ダニエル、君は、喘息エキスパートとしてのキャリアをのばし、知識も豊富になったと感じている。以前、君は喘息イノセントだったのに。君が喘息のリサーチを計画しているのは、とても良い動きだね。学ぶべきことはまだまだたくさんある。君の喘息についての専門知識には、すでに、以下の事柄が含まれている。

(a) 何が喘息を起こすか、知っている。

(b) 何が喘息を防ぐか、知っている。そして

(c) 喘息のトリックについて知っている。

君は、喘息の知識を五〇パーセントも増やした。君は、「ママやパパにもそんなにたよる必要がなくなって」ずっと大人になったと感じている。アーサー、あなたがダニエルも今では「宿題をよくやるようになった」と指摘したとき、私は少しも驚かなかった。彼は自分自身を監督していた。彼は監督される人から、自ら監督する人になったのだ。ダニエル、君が自分に与えているアドバイスは、とても印象的だ。「やらなければならないことだから、やったんだ」。ダニエル、君の喘息の動きについての「地図の読み取り」は、うまくいっている。喘息が大発作を起こそうとする前に、君はもう喘息を捕まえているんだ。私が最後に君に会ってから、君の自信が二〇から三〇パーセント増えたからって不思議ではないよ。

ダニエル、君は、以下の課題を実行する責任を当然のことのように認めた。

(1) 君の姉さんのリラックスのアイデアを試してみること、そして

(2) 図書館へ行って、アメリカの歴史本を探すこと。独立宣言の文を見つけて、喘息の支配からの君自身の独立宣言を書くこと。

私は、あなたがた全員にまた会えるのを楽しみにしています。ジャッキー、私はあなたに会えな

くて残念でした。私はあなたの病気からの回復を心からお祈り申し上げます。そして、あなたの勇気にも謹んで敬意を表します。

D・E

私たちは、六週間後に会った。私の同僚のパレイレ・ファアータ[5]がこの面接に同席した。ダニエルがのめり込んだ喘息プロジェクトの結果は素晴らしく、学校のコンクールに提出されることとなった。一度だけ短期入院があったが、わずか四日ですんだ。ピークフロウを読むことに、そして学校の勉強に責任を持ち続けていた。最も重要なことは、彼が「独立宣言」課題をやってきたことだ。この課題には、原典を読み、解釈し、それを自分の個人的状況に当てはめて考えることが含まれるので、元来、非常に手のかかるもので、多くの忍耐が要求される。彼がそれを声に出して読むと、文書自身のレトリックが彼を取り込んで、彼の語りのもつ押しの強い調子に私は思わず引き込まれた。以下に、その面接を記述する手紙を提示する。

親愛なるダニエル、ジャッキー、そしてアーサーへ

ダニエル、君は、喘息エキスパートのキャリアを十分に積んだ。君の喘息プロジェクトはかなりの水準に達したので、学校科学展に出品された。君の喘息知識は、以前は表面的だったが、今では、

[5] レスリーセンターのセラピスト。

「深みのある」ものになったに違いない。プロジェクトのおかげで、君は集中的に知識を手に入れ、間違った知識を訂正する機会も得たのだから、君が考えているより多くのことを実際に知っていると思う。これは、時間がたつにつれて、君にもわかるはずだ。

君は一度、四日間の入院をした。でも、覚えていなくちゃならないのは、これまでは二週間入院していたことだよ。これは、六五パーセントの改善だ。アーサー、あなたはおっしゃいましたね、「それは、私たちに、こっそり忍びよって来ました——二、三日調子を崩したかと思ったら——すぐに手がつけられなくなりました」。ダニエル、君は六五パーセントの改善理由をこんなふうに言った。「前は、それ（自分の喘息）を自分で見張ろうとしなかったから」。アーサー、あなたはダニエルが「守りを解くことが多すぎる」とおっしゃいます。そうでしょう、完全な者などいませんから。

ダニエル、君は喘息についての新しい知見を報告した。「時々、ボクは、実際に良くなる前に、良くなっていることがわかるんです。『正常な生活』に戻りたいと思って初めて、喘息に立ち向かう気になるんです」

ダニエル、私は君に以下の質問を自問して欲しかった。「喘息はボクの脳ミソを縮めたのか？　喘息よりボクの方がずっと強くなったという賞讃の声を、喘息はボクに聞かせたくないのか？　ボクは、縮小と自己拡張のどっちが好きなのか？　どっちがベストなキャリアなのか？　喘息は、縮小人と自己拡張人のどっちが好きなのか？」

私は、君の独立宣言にとても感動したので、コピーを一部同封した。本当は額に入れて、君のベッドか机の上に飾っておくのがいい。そうすれば、君がいつでも見られるから。

ダニエル、君のお父さんによれば、君は、宿題と喘息の両方において、自己監視コースを取り続けているそうだね（「彼は宿題を一生懸命やりますよ」）。

私は君が次の質問を自問してくれることを望む。「もし君が喘鳴がくるのを待ってリラックス法を練習したとしたら、上手になると思うかい？　もしサッカー・チームが大きな試合に出られることになってから練習を始めたとしたら、大勝すると思うかい？」

パレイレは、彼の脳ミソは膨らまなかったけれど、彼の心は一杯になったことを、君に知っておいて欲しいと言っていたよ。彼は、君自身についての新しい学習を分かちあってくれたことに感謝していると伝えてくれとも言った。彼の心を一杯にしたのは、君の独立宣言のなかにあるすべての希望と信念だった。

早々

D・E

独立宣言

人類の歴史において、人は、喘息の束縛を断ち切り、地上各人のあいだにあって自然の法や自然の神の法によって本来当然与えられるべき独立平等の地位、つまり喘息を監視することなくすべての他人同様の立派で有能な人生が保証されなければならない。われわれは、次の真理が別に証明を必要としないほど明らかなものであると信じる。すなわち、すべて人間は平等につくられている。すべて人間は創造主によって、誰にも譲ることのできない一定の権利を与えられている。

これらの権利のなかには、生命、喘息とすべての邪悪なものからの自由、そして幸福の追求が含まれる。そこで、医師と薬はわれわれを保護すべく存在する。人々は、医師を選ぶ権利、他の治療法を試みる権利を有するが、功を奏している、長期にわたって確立されてきた医業、薬やその他のものにおける、革命的変化は控えるべきである。しかし、医師、薬、それにその他のものが無効であるならば、人々はそれらを放棄する権利を有しており、もし喘息が邪悪なものであるならば、それを葬り去る権利を持つべきなのである。それゆえ、私は宣言する。私は、喘息を葬り去り、私自身の支配の下に生き、喘息が正しいと見なすことではなく、私にとって自分が正しいと思うことを選択する。そして、私は喘息が選択したことで私に不自由なことは一切しないであろう。喘息は悪事を働き、われわれに多大な面倒を掛けるのである。

それゆえ、私がこの瞬間から喘息の支配から逃れ、そのすべての拘束から解放されるだろうことは、喜ばしいことである。

ニュージーランド、＿＿＿市にて

一九八七年＿月＿日に宣言された

ダニエル・ブラディー＿＿＿

この宣言は、彼の母親ジャッキー・ブラディー＿＿＿

と父親アーサー・ブラディー＿＿＿

を証人とする。

ダニエルと彼の父親と私は、九週間後に再会した。ダニエルは、喘息による縮小と自己拡張との間のジレンマに直面し、自分のライフスタイルとして後者を選んだ。この面接で、彼は「患者」の地位を捨てることになり、喘息に支配された他の少年少女のカウンセラーの役を引き受けることになった。

親愛なるダニエル、ジャッキー、そしてアーサーへ

ダニエル、君は喘息エキスパートのキャリアを続けていることだろう。君の喘息プロジェクトについて質問する人たちがいて、「たいてい、ボクが答えている」。そして、君のママとパパは君の喘息ウォッチングを信頼しているので、君を残してクライストチャーチへ旅行に出た。そのとき、君とタラは喘息に立ち向かい、大勝利を収めた。大昔だったら、君はすぐあきらめて降参してしまっていただろうにね。でも今では、その代わりに、「ボクのノートを見ながら」君は「しなくちゃいけないことをチェックして、すぐにそれをやる」

自己拡張か、縮小ライフスタイルのどちらを選ぶかに関して、君は自己拡張を選んだようだ。その証拠が以下の通り。

(1) 両親が遠くにいても、君は喘息に対して防御態勢を取り続けた。

(2) イースト・ベイの校内マラソンで、アーサー、あなたは、ダニエルが「すこしゼーゼーしてい

たものの、走り続けて――ゼーゼーしながら走り通した」こと、そして、そうすることによって、一分二二秒も自分のタイムを縮めたと報告した。

⑷　君は体力もついてきて、背が三センチ伸びて、体重も一キロ増えた。

六カ月前の君に対するアドバイスは、以下の通り。

⑴　「ノートを作るのが一番大切だ――あとは自分でやること」アーサー、あなたは、ダニエルがノートをつけているだけじゃないとおっしゃった。彼は「解釈もしているんです」

⑵　「喘息について学習し、研究すること――ボクはゼーゼーしながら走り通すことも学びました」

⑶　「早めに行動すること」、そして

⑷　「自分自身についても学習すること」と言う。そして君は「自分自身でやり続けることによって」それを手に入れた。

ダニエル、君はカウンセラーになる準備ができているんじゃないかな。適性検査をするから、以下の質問に答え、回答を書いて、返送してくれれば、審査しよう。

⑴　君と両親の――どちらがより良い喘息ウォッチャーか？

⑵　若者たちは、喘息の支配下に生きるべきか、あるいは彼らの人生における喘息の優勢に対抗し

て独立宣言をすべきか？

⑶　もし若者たちが、喘息は何に匹敵するのか知りたがったら、どのように知ることができるか？

アーサー、あなたは、ダニエルがいきなり成長したことに気づきましたね。「彼は、ひとりでやるんです——いろいろなことをずっとうまくこなします——今では昼食も自分で作り——新聞は取りに行くし、自転車は自分で修理します」。私も、彼が一挙に成長したことに気づいています。

ダニエル、もし君が喘息に完全降伏していたとしたら、君は、拡張人間というよりは縮小人間に、強い人ではなく弱い人に、独立した人間ではなく依存的な人間に、希望に満ちた人というよりは失望した人に、自分のことを誇りに思う人ではなくていじけた人に、情報通じゃなくて物を知らない人に、そして、成熟していく人じゃなくて未完成なままの人になっていただろうね。私には、ダニエル、君が喘息の支配下からどんどん自由になっていくのが、はっきりわかるよ。

反喘息カウンセリングを、三カ月に一回のペースで開くのはどうだい？

よろしく

D・E

ダニエルが家族療法に紹介されて一一カ月がたった頃には、彼はうまく喘息をコントロールできるようになった。生命を脅かすほどの発作はもう起きなくなった。彼は、突然の発作で二回ほど入院したが、入院時の喘息発作の程度は、紹介前の二回の発作に比べて軽いものであった。ダニエルは、何回かは喘息発作を自宅で止めていて、入院を必要としなかった。母親が病気であるというひどいストレス下においても、彼は素晴らしい態度で、喘息調査に臨んだ。

ダニエルは、何度も発作を繰り返す慢性発作に対処するなかで、これらの発作を止め、その状況をコントロールしていく能力を確実に向上させたのである。

自己証明

ルイスと家族との初回面接で、私（ホワイト）は、彼女と話すのにとても手こずった。彼女の引きこもりは大変なもので、会話に誘おうとすると、そのたびに涙を流すのだった。面接への積極的参加などまったく期待されていなかったにもかかわらず、彼女はインタビューが進むにつれて、ますますつらそうに見えた。他の家族は、ルイスの苦痛は私の責任ではなく、はじめての状況では、これがいつもの反応なのだと述べた。

ルイスは、何年か前に、統合失調症の診断で私のもとへ紹介されてきた。彼女は一六歳で人生から引退していた。自宅から出ることはめったになく、しばしば苦痛を感じていて、両親がいつも十分に元気づけてやらないと絶望的になり、強迫と「声」[6]に苦しんでいた。家族の心配について訊ねると、家族が

[6] 専門家の間では「幻聴」と呼ばれているものである。

ルイスの診断と予後について詳しく知っていることがわかった。彼らはいくぶん暗いイメージを抱いていた。誰もがルイスの統合失調症のことを真剣に悩んでいた。私は、家族に統合失調症を外在化する質問を始め、直近の心配事にそれらを関係づけるよう励ました（White, 1987を参照）。

面接が終る頃、ルイスはいくらか落ち着き、統合失調症が彼女の人生に与えた影響について最小限のコメントをした。チーム討論[7]のための休憩のあと、私は自分たちの観察の一部を家族と分かち合うために部屋に戻った。ルイスが統合失調症に負けず、面接の会話に再度参加したことについての賞賛に、特別な関心が集まった。それが彼女のなじみのない場所（ぐらつく地面に立っているような状況）で起こったという事実から考えると、なおさら顕著なことに思われた。どのようにそれを達成したのかと質問されると、彼女は、これが重要な達成だと気づいて驚いたようだ。

このユニーク・アウトカムがルイスと彼女の家族にとってターニング・ポイントとなったのは、それと関連した意味の遂行に家族が参加したためである。彼女たちの人生における新しい発展のためのドアは、今、開けられたのである。数回の面接のあいだに、ルイスと他の家族は、彼女の人生についての新しい説明の発展、そして人間としての彼女と彼女の人間関係についての新しい記述に参加するよう誘導された。この後は、彼女は昔の引退から逃走し、人生への渇きを覚えた。彼女が友人の輪を広げ、「ボランティア」を始めると、彼女への投薬量は最小限にまで減量された。

過去二、三年間、ルイスがチームに連絡を取ったのはごく稀なことであった。しかしこの間、彼女は

[7] グレンサイド・ホスピタル家族療法部門。

苦痛を感じると電話をしてきて、声がまた自分より優勢になって、いろいろなやり方で彼女を脅しにかかると不満を述べた。いつも緊急に予約が取られ、たいてい次のことが判明した。第一に、ルイスは踏み出すには十分用意のできていない、むしろ無謀な一歩を踏み出そうとしたこと、第二に、「彼女を支えるほど十分崖が固くなる前に」彼女が崖の向こうへ踏み出そうとしたことであった。(崖のそのような強さは、ささやかなサクセス・ストーリーから生まれる。)

彼女がそのような無謀さによって最も傷つけられるのは、自分についてのユニークなストーリーの重要な側面を見えなくさせる特定の規格にルイスが服従するときである。このように問題となる特定の規格はしばしば「期待」や「野望」として覆い隠されているのだが、ルイスは実際そんなふうに思ってしまうのである。期待や野望が彼女のより良い判断力の上手を取る場合、彼女は自分の身体を、自分が思い通りにできない「物」として経験する。

ある危機に際して、彼女は私に電話をしてきて、自分が声のせいでここ二週間、とてもつらい毎日を送っていると言った。私たちは時間を調整した。待合室で彼女は泣きじゃくっていたが、面接室に入ると、彼女の苦痛はすこし和らぎ、質問にもいくつか答えられるようになった。そうだ、声が彼女を引き戻そうと私とチームについてひどいことを言ったにもかかわらず、彼女は面接にやって来れたのであり、彼女はそのことに驚いていた。そうだ、それは彼女が大切なこととして知っておくべき、自分自身に関するいくつかのことを語っていた。つまり、そのような不利な状況でさえも、彼女が声をやっつけたということ。そこなのだ、たぶん、私と同僚に評価すべきことを語ったのは。たぶん、彼女は声よりも強いのだと。

声がかんしゃくをやめると[8]、声がルイスにつけ込もうとするのは、彼女が野望に燃えて精力的に仕事の準備計画に取りかかろうと無理矢理自分を追い込むときであることが判明した。自分にこのような期待をかけることなく自分自身を評価することは、彼女に可能だろうか？「はい」このことを声にどうやって証明できるか彼女は考えただろうか？「はい」彼女は考えていた。この面接中、なぜ声はルイスを情け容赦なく咎めるのかと私が質問すると、彼女はこう答えた。「声の足元をすくってやったのです」、「私が彼らを追い詰めたのはあきらかで、声は藁をもつかむといったところなのです」

面接の終わりに、ルイスと私は共同して、以下のような「関係当事者殿」レターを書いた。

これはみなさんに、ルイスが今や自分自身を追求し、ものごとを自分自身で決定するようになったことを知らせるものです。彼女は自分自身の人生の指導者となったので、声の仕業によるかんしゃくが起きても、声が彼女を窮地に追い込むことはもうできません。ルイスはあきらかに声の上手を取っていて、声にお灸をすえるために必要なことを行い続けることでしょう。これは、声がもう彼女を自分の思い通りにしようとはしないということを意味しているのではありません。しかし、私たちは、書くことが声に対して防御壁となることを知っていますし、ルイスは声を愚かな物に変えました。ルイスは逆転して、声を退散させました。声は不合理にまでおとしめられ、想像可能な最も馬鹿げたことでさえほじくり出そうとするのでした。これは、ルイスの行動によって、声がそ

[8] 私はしばしば、幻聴を「かんしゃくを起こす考え」と呼んでいる。

の力をすでに奪われてしまったことの証となります。

さらに、ルイスは最近、声を分相応な場所に封じ込める新しい一歩を踏み出しました。ルイスが無理なことをしようとしたり、他人のことを考え過ぎたりするとき、声は彼女を罠に掛けようとすることがわかってきたので、彼女は自分のやる気に対して以下のことを教えたのです。つまり、彼女がマイペースでしたいことだけをしているとき、そして彼女が心配に対してもっと寛大になる決心をしたときには、彼女は自分自身を評価できるのだ、と。彼女は心配を分かち合うつもりですので、他人の仕事を奪うようなことはしません。今後、彼女は、ただ自分の分だけを心配するでしょう。彼女は、自分の助けを必要とする人々をとてもゆっくりでも助けることによって、彼女がまったく心配していないのだと声に信じ込ませる罠さえ使うかもしれません。

声が大きくなったり手に負えなくなったりするときはいつでも、ルイスはこの手紙を彼らの前に掲げることによって、声を思考に変えるでしょう。彼女はそんなときに容赦したりしません。


ルイスは、声を静かな思考に変えた面接から出発し、もし声が再び彼女につけ込もうとしたら手紙が声との戦いに役に立つと確信するに至った。二週間後にフォローアップ面接が予定され、そこでルイスは声が彼女をずっと尊敬していること、そして声と戦うのに彼女が手紙を使わなければならなかったのは、たった二、三回であったと報告した。声は即座に反応し、彼女をいじめるのを止めた。

ルイスは進歩を続け、危機を迎えることは減っていった。彼女がもう大丈夫だと信じたときに、チームはささやかなパーティーを開き、一緒に祝い、彼女に「特別な知識」の免状を授与した。

結論

私たちがこの本のために選んだいろいろなやりとり、手紙、文書、そして証明書が自ら十分に語るものと信じているので、結論は短くする。この選集は、広範囲にわたるさまざまな問題に対して文学的手段のもつ応用妥当性を示すために作成した。

ジェローム・ブルーナーは彼のケースを使って、新しい世界を作ることへの、つまり新しい可能性や新しい現実の創造への文学の重要な貢献に目を向けさせている。

> 芸術としての文学の機能は、ジレンマに、仮説的なものに、テクストが指示しうる可能世界の広がりに、われわれの目を開かせることだと、私は論じようとしてきた。より固定していない、より陳腐でない、より再創造されやすい世界を示すのに、私は「仮定法化する」という語を使ってきた。文学は、仮定法化し、見慣れぬものにし、明らかなものをより明らかでなくし、同様に知りえぬものをより知りえぬものにし、価値あるものごとをより理性や直観に開放する。この精神からすると文学とは、自由で軽やかな、イマジネーションの、それにまた理性の、道具だ。それは、長く暗い失意の時代にたいする、われわれの唯一の希望である。(J. Bruner, 1986, p. 159／邦訳二五四頁)

同様な趣旨の下、私たちは症例を通して、物語と文書の手段をうまく組み合わせた治療に人々の目を向けさせたいのである。私たちは、これらの手段が新しい見方を導入する際に大変有益な活動となることに気づいた。しかし、これらの手段はそればかりか、「可能世界の広がり」を広げることや、ストーリーを明らかにするという「再創造」において生きられた経験の生き生きとした側面を特権化することにおいて、そして人々の人生や人間関係の再著述において人々の協力を求めることにおいても、有効に機能する。

この本のなかで、私たちはささやかながら、物語手段が治療に貢献した例を提示した。そういった治療とは、自由を得るための道具であり、「長く暗い失意の時代」と戦う人々に多くの希望を与えてきたと信じている。

文献

Anderson, H., & Goolishian, H. A. (1988). Human systems as linguistic systems: Preliminary and evolving ideas about the implications for clinical theory. *Family Process, 27*(4), 371-393.（野村直樹・著訳『協働するナラティヴ』遠見書房、二〇一三）

Barlow, C., Epston, D., Murphy, M., O' Flaherty, L., & Webster, L. (1987). In memory of Hatu (Hayden) Barlow 1973-1985. *Case Studies, 2*(2), 19-37.

Bateson, G. (1972). *Steps to an ecology of mind.* New York: Ballantine Books.（佐藤良明・訳『精神の生態学［改訂第二版］』新思索社、二〇〇〇）

Bateson, G. (1979). *Mind and nature: A necessary unity.* New York: Dutton.（佐藤良明・訳『精神と自然』思索社、一九八二）

Brooks, P. (1984). *Reading for the plot: Design and intention in narrative.* New York: Random House.

Bruner, E. (1986a). Ethnography as narrative. In V. Turner, & E. Bruner (Eds.), *The anthropology of experience.* Chicago: University of Illinois Press.

Bruner, E. (1986b). Experience and its expressions. In V. Turner, & E. Bruner (Eds.), *The anthropology of experience.* Chicago: University of Illinois Press.

Bruner, J. (1986). *Actual minds, possible worlds.* Cambridge, MA: Harvard University Press.（田中一彦・訳『可能世界の心理』みすず書房、一九九〇）

Bruner, J. (1987). Life as narrative. *Social Research, 54*(1).

Burton, A. (1965). The use of written productions in psychotherapy. In L. Pearson (Ed.), *Written communications in psychotherapy.* Springs, IL: C. C. Thomas.

Cecchin, G. (1987). Hypothesizing, circularity, and neutrality revisited: An invitation to curiosity. *Family Process, 26*(4),405-413.

Chafe, W. (1985). Linguistic differences produced by differences between speaking and writing. In D. R. Olson, N. Torraru, & A. Hildycrill (Eds.), *Literacy, language and learning*. Cambridge, MA:Cambridge University Press.

Chatwin, B. (1988). *The songlines*. London: Picador.（北田絵里子・訳『ソングライン』英知出版、二〇〇九）

Durrant, M. (1985). Bowling out fears - Test victory for double description. *Dulwicli Centre Review*.

Durrant, M. (1989). Temper taming: An approach to children's temper problems-revisited. *Dulwich Centre Newsletter*, Autumn.

Epston, D. (1983). Cheryl-Anne's new autobiography. *Australian Journal of FamilyTherapy, 4*(4), 259-26l.

Epston, D. (1984a). A story in a story. *Australian Journal of Family Therapy, 5*(2), 146-150.

Epston, D. (1984b). Guest Address, 4th Australian Family Therapy Conference. *Australian Journal of Family Therapy, 5* (1), 11-16.

Epston, D. (1985a). A fair exchange. *Australian & New Zealand Journal of Family Therapy, 6*(2), 114-115.

Epston, D. (1985b). The family with the malediction. *Australian & New Zealand Journal of Family Therapy, 6*(3), 175-176.

Epston, D. (1986a). Writing your biography. *Case Studies, 1*(1), 13-18.

Epston, D. (1986b). Competition or co-operation? *Australian & New Zealand Journal of Family Therapy, 7*(2), 119-120.

Epston, D. (1986c, February). Counter-dreaming. *Dulwich Centre Newsletter*.

Epston, D. (1988). One good revolution deserves another. *Case Studies, 3*(2): 45-60.

Epston, D. (1989). Temper tantrum parties: Saving face, losing face, or going off your face. *Dulwich Centre Newsletter*, Autumn.

Epston, D., & Brock, P. (1984).A strategic approach to an extreme feeding problem. *Australian Journal of Family Therapy, 5*(2), 111-116.

Epston, D., & Whitney, R. (1988). The story of Dory the cat. *Australian & New Zealand Journal of Family Therapy, 9*(3), 172-173.

Foucault, M. (1965). *Madness and civilization: A history of insanity in the age of reason*. New York:Random House.（田村俶・訳『狂気の歴史』新潮社、一九七五）

Foucault, M. (1973). *The birth of the clinic: An archeology of medical perception*. London: Tavistock.（神谷美恵子・訳『臨床医学の誕生』みすず書房、一九六九）

Foucault, M. (1979). *Discipline and punish: The birth of the prison*. Middlesex: Peregrine Books.（田村俶・訳『監獄の誕生』新潮社、一九七七）

Foucault, M. (1980). *Power/knowledge: Selected interviews and other writings*. New York: Pantheon Books.（※本書自体の訳出はないが、その論考の多くは下記の文献に収録されている。蓮實重彥・渡辺守章・監修／小林康夫・石田英敬・松浦寿輝・編『ミシェル・フーコー思考集成Ⅳ［1976-1977］セクシュアリテ／真理』筑摩書房、二〇〇〇）

Foucault, M. (1982). The subject and power. In H. Dreyfus & P. Rabinow, (Eds.), *Michael Foucault: Beyond structuralism and hetmeneuties*. Chicago: University of Chicago Press.（山形頼洋ほか・訳「主体と権力」『ミシェル・フーコー――構造主義と解釈学を超えて』筑摩書房、一九九六所収／蓮實重彥・渡辺守章・監修／小林康夫・石田英敬・松浦寿輝・編『ミシェル・フーコー思考集成Ⅸ［1982-83］自己／統治性／快楽』筑摩書房、二〇〇一所収）

Foucault, M. (1984a). *The history of sexuality*. Great Britain: Peregrine Books.（渡辺守章・訳『性の歴史Ⅰ』新潮社、一九八六）

Foucault, M. (1984b). Space, knowledge and power. In P. Rabinow (Ed.), *The Foucault reader*. New York: Pantheon.（「空間・知そして権力」蓮實重彥・渡辺守章・監修／小林康夫・石田英敬・松浦寿輝・編『ミシェル・フーコー思考集成Ⅸ［1982-83］自己／統治性／快楽』筑摩書房、二〇〇一所収）

Foucault, M. (1984c). Nietzsche, geneology, history. In P. Rabinow (Ed.), *The Foucault reader*. New York: Pantheon.（「ニーチェ、系譜学、歴史」蓮實重彥・渡辺守章監修／小林康夫・石田英敬・松浦寿輝編『ミシェル・フーコー思考集成Ⅳ［1971-1973］規範／社会』筑摩書房、一九九九所収）

Garfinkel, H. (1956). Conditions of successful degradation ceremonies. *American Journal of Sociology, 61*, 420-424.

Geertz, C. (1976). From nature's point of view: On the nature of anthropological understanding. In K. Basso & H. Selby (Eds.), *Meaning in anthropology*. Albuquerque, NM: University of New Mexico Press.

Geertz, C. (1983). *Local knowledge: Further essays in interpretive anthropology*. New York: Basic Books.（梶原景昭ほか・訳『ローカル・ノレッジ』岩波書店、一九九一所収）

Geertz, C. (1986). Making experiences, authoring selves. In

V. Turner & E. Bruner (Eds.), *The anthropology of experience*. Chicago: University of Illinois Press.

Gergen, M. M., & Gergen, K. J. (1984). The social construction of narrative accounts. In K. J. Gergen & M. M. Gergen (Eds.), *Historical social psychology*. Hillsdale: Lawrence Erlbaum Associates.

Goffman, E. (1961). *Asylums: Essays in the social situation of mental patients and other inmates*. New York: Doubleday.（石黒毅・訳『アサイラム』誠信書房、一九八四）

Goffman, E. (1974). *Frame analysis*. New York: Harper.

Harre, R. (1985). Situational rhetoric and self-presentation. In J. P. Forgen (Ed.), *Language and social situations*. New York:Springer-Verlag.

Irigaray, L. (1974). *Speculum de l'autre femme*. Paris: Minuit.

Iser, W (1978). *The act of reading*. Baltimore, MD: Johns Hopkins University Press.（轡田収・訳『行為としての読書』岩波書店、一九八二）

Meadows, J. (1985). Video & Audio Review. *Australian & New Zealand Journal of Family Therapy*, *6*(2), 117-118.

Menses, G., & Durrant, M. (1986). Contextual residential care: The application of the principles of cybernetic therapy to the residential treatment of irresponsible adolescents and their families. *Dulwich Centre Review*.

Munro, C. (1987). White and the cybernetic therapies: News of differences. *Australian & New Zealand Journal of Family Therapy*, *8*(4), 183-192.

Myerhoff, B. (1982). Life history among the elderly: Performance, visibility and remembering. In J. Ruby (Ed.), *A crack in the mirror: Reflexive perspectives in anthropology*. Philadelphia: University of Pennsylvania Press.

Rabinow, P. (1984). *The Foucault reader*. New York: Pantheon.（※フーコーの二三本の論考からなる論文集であるが、邦訳は『ミシェル・フーコー思考集成』に収録されている。）

Ricoeur, P. (1980). Narrative time. *Critical Inquiry*, Autumn, p. 171.（原田大介・訳「物語の時間」海老根宏ほか・訳『物語について』平凡社、一九八七所収）

Spender, D. (1983). *Women of ideas: And what men have done to them*. London: Ark.

Stubbs, M. (1980). *Language and literacy: The socialinguistics of reading and writing*. London: Routledge, Kegan, Paul.

Tomm, K. (1987). Interventive interviewing: Part 11, Reflexive questioning as a means to enable self healing. *Family Process, 26*, 167-84.

Tomm, K.(1989). Externalizing problems and internalizing personal agency. *Journal of Strategic and Systemic Therapies.*

Turner, V. (1969). *The ritual process.* New York: Cornell University Press.（富倉光雄・訳『儀礼の過程』思索社、一九七六）

Turner, V. (1974). *Drama, fields and meta-phor.* New York: Cornell University Press.（梶原景昭・訳『象徴と社会』紀伊國屋書店、一九八一）

Turner, V. (1986). Dewey, Dilthey, and drama: An essay in the anthropology of experience. In V. Turner & E. Bruner (Eds.), *The anthropology of experience.* Chicago: University of Illinois Press.

Turner, B. S., & Hepworth, M. (1982). *Confessions: Studies in deviance in religion.* London: Routledge, Kegan, Paul.

van Gennep (1960). *The rites of passage.* Chicago: University of Chicago Press.（綾部恒雄・綾部裕子・訳『通過儀礼』弘文堂、一九七七）

White, M. (1984). Pseudo-encopresis: From avalanche to victory, from vicious to virtuous cycles. *Family Systems Medicine, 2*(2).（「偽遺糞症」尾川丈一、白川初美、福井尚和監訳『ナレイティブセラピー事例編／マイケル・ホワイト論文選集』亀田ブックサービス、二〇〇三所収）

White, M. (1985). Fear busting and monster taming: An approach to the fears of young children. *Dulwich Centre Review.*（「恐さをやっつけて、モンスターを手なづける」尾川丈一、白川初美、福井尚和監訳『ナレイティブセラピー事例編／マイケル・ホワイト論文選集』亀田ブックサービス、二〇〇三所収）

White, M. (1986a). Negative explanation, restraint and double description: A template for family therapy. *Family Process, 25*(2).（「否定的説明、抑制と二重記述」尾川丈一、白川初美、福井尚和監訳『ナレイティブセラピー事例編／マイケル・ホワイト論文選集』亀田ブックサービス、二〇〇三所収）

White, M. (1986b). Anorexia nervosa: A cybernetic perspective. In J. Elka-Harkaway (Ed.), *Eating disorders and family therapy.* New York: Aspen.（「拒食症」尾川丈一、白川初美、福井尚和監訳『ナレイティブセラピー事例編／マイケル・ホワイト論文選集』亀田ブックサービス、二〇〇三所収）

White, M. (1986c). Family escape from trouble. *Case Studies,* 1(1). (「問題から自由になった家族」尾川丈一、白川初美、福井尚和監訳『ナレイティブセラピー事例編／マイケル・ホワイト論文選集』亀田ブックサービス、二〇〇三所収)

White, M. (1987, Spring). Family therapy and schizophrenia: Addressing the 'In-the-corner lifestyle' *Dulwich Centre Newsletter.* (「家族療法と精神分裂病」尾川丈一、白川初美、福井尚和監訳『ナレイティブセラピー事例編／マイケル・ホワイト論文選集』亀田ブックサービス、二〇〇三所収)

White, M. (1988, Winter). The process of questioning: A therapy of literary merit? *Dulwich Centre Newsletter.* (「質問の進め方」尾川丈一、白川初美、福井尚和監訳『ナレイティブセラピー事例編／マイケル・ホワイト論文選集』亀田ブックサービス、二〇〇三所収)

解説

マイケルとデイヴィッド

『物語としての家族』再読

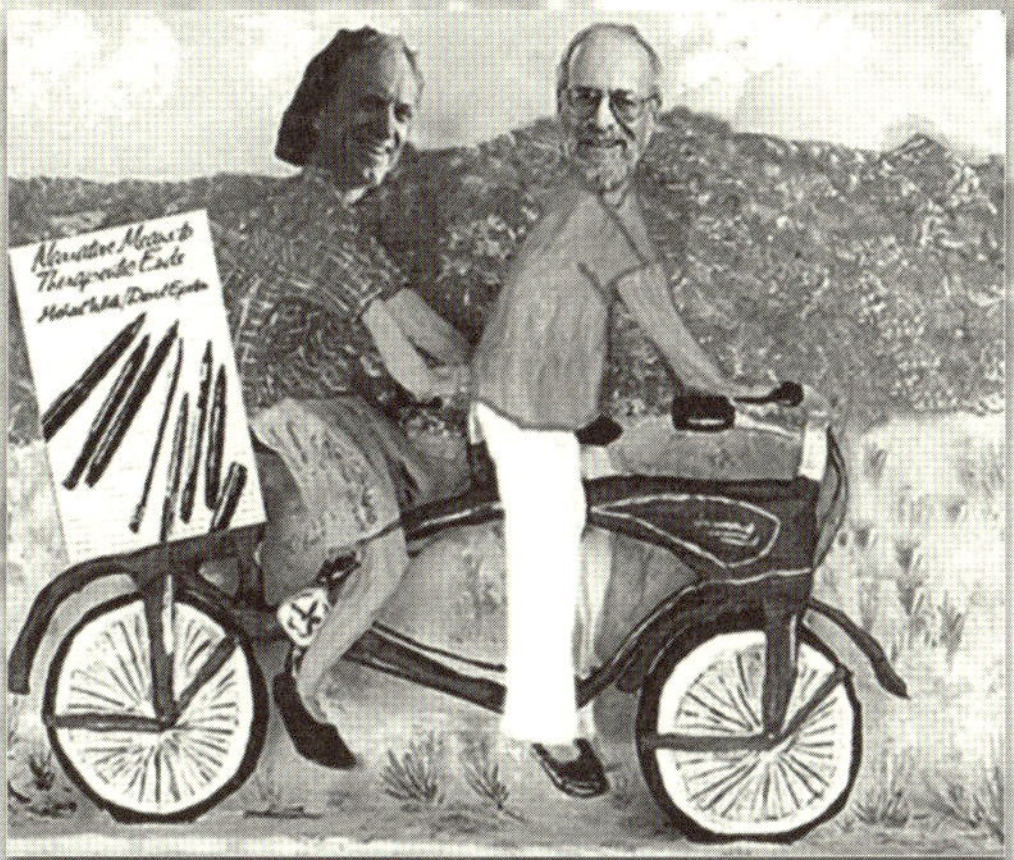

I　ふたりのはじまり

1944—1980

デイヴィッド

デイヴィッド・エプストンは一九四四年八月三〇日、カナダのオンタリオ州ピーターバラで、同胞二人の第二子長男として生まれ、そこで育った（表二）。子は親の背中を見て育つというが、父親はどんな人だったのか？　後年、「あなたの仕事に影響を与えたものは？」というテーマで特別講演を頼まれ、彼は自らの実践のこころ、つまりどのように訪問者を迎え、敬意に満ちた会話をするかという点において、自分が父親の弟子であることをようやく理解するに至ったと述懐している。「記憶の中の父親や母親は、出会った人々のことを話すときに必ず、何かしらその人たちの人生におけるすばらしい側面を盛り込んだ」。「父親の唯一の誇りは、人を喜ばす能力だった。相手を笑わすこと、しかも自分をだしにできればなおさらよかった」（Epston, 1991）。父親はもともとしっかりした腕前の電気技師であったが、脱サラして母親（妻）と「ナタリー」というランチバーを経営していた。店は目抜き通りの（町には三軒しかない）映画館の右隣にあり、ステンレススチールの台座の上で回転する一二脚の椅子が並んでいたが、その一角で父親はピーナッツをローストしていた。父親は月曜から土曜の夜まで週に八〇時間ほど働き、日曜は朝から晩まですべて子どもに捧げる子煩悩だった。

一方、母親についても実にユニークな人物像が描かれている。各面接を毎回手紙にして残すなどというデイヴィッドの超人的仕事に驚愕する読者も、「会話を拡げる」を読めば納得がいくだろう。手紙を書く遺伝子などというものを、つい夢想する。

表1　マイケルとデイヴィッド年表

	David Epston	Michael White
1944-1980	1944.8.30 カナダのオンタリオ州ピーターバラで同胞2人第2子長男として出生。 1963 カナダを出て翌年ニュージーランドに。 1969 オークランド大学卒業 1971 エジンバラ大学卒業 1977 オークランド病院 MSW	1948.12.29 アデレードで同胞4人第2子長男として出生。 1971 アデレード大学卒業 ヒルクレスト精神科病院 PSW 1976 アデレード子ども病院 MSW 1978 娘ペニー誕生
1981-1989	1981 第2回オーストラリア家族療法学会でふたりが出会う。 1981 レスリーセンター FT 1988 ファミリーセンター共同創設 FT	1981 第2回オーストラリア家族療法学会でふたりが出会う。 1983 ダルウィッチセンター共同創設 FT
1990	『物語としての家族』刊行	“Narrative Means to Therapeutic Ends”
1991-	1992 “Experience, Contradiction, Narrative and Imagination” 1996『ナラティヴ・セラピーの冒険』 1997『ナラティヴ・アプローチの理論から実践まで』 2004 “Biting the hand that starves you” 2008 “Down Under and up over” 2016 “Narrative Therapy in Wonderland”	1992 “Experience, Contradiction, Narrative and Imagination” 1995『人生の再著述』 1997『セラピストの人生という物語』 2000 “Reflections on Narrative Practice” 2004『ナラティヴ・プラクティスとエキゾチックな人生』 2006『子どもたちとのナラティヴ・セラピー』 2007『ナラティヴ実践地図』 2007 アデレード・ナラティヴ・セラピー・センター創設 FT 2008.4.4 サンディエゴで死去（59歳） 2011『会話を続けよう』『会話・協働・ナラティヴ』(2004年のハーレーン・アンダーソン、トム・アンデルセンとのワークショップ記録)

昨年になってようやく、なぜ手紙を書くことが自分にとってはじめからセラピーの延長としてかくも自然であったのかというミステリーを解くことができた。自分の育ったカナダの町を訪ねたときのことである。両親の親友であるドロシーに会った。彼女は、実家から一マイル離れたところに住んでいた。両親の思い出にひたっていると、突然、彼女が、私の母親からもらった手紙は今でもぜんぶ持っていると言い出したのである。私は、母親がドロシーに手紙を書いているところなど、生涯一度も見たことがなかったので、この新たな事実の発覚には、かなり動揺した。とどのつまり、毎日何時間も二人は電話で話していたし、そもそも隣人なのである。「知らなかったの？」と彼女は聞いた。「あなたのお母さんは電話の後で毎回、私に手紙を書いていたのよ！　書き留めておきたいと言ってたわ。話すだけじゃ足りないって」

私は、自分自身の母親について聞かされたことで衝撃を受けた。彼女がいかに電話での会話に全身全霊を傾けていたか、彼女がいかに深く自分の友達やその会話を大切に思っていたか。これは、まさに、私がセラピストとして、メモをとり、手紙をタイプすることと同じである。私も家族に完全な注意を払う。（Epston, 1994／邦訳一五一 - 一五二頁）

マイケル

マイケル・ホワイトは一九四八年一二月二九日、南オーストラリア州アデレードで、同胞四人の第二子長男として生まれた。父親は電気機械関係の工員として一生働き続けた勤勉実直な人だった。ホワイト家の祖先は一五〇〇年前に南オーストラリアのフォーベリーに移民したアイルランド系スコットランド人である。

彼は、人々のほとんどが労働者階級である地域の中の労働者階級の家庭で育った。それ以外の生活地域への接近は限られていたが、外の世界にはずっと深い好奇心を抱いていた。少年時代、よその世界を夢見る彼を、想像の翼で外の場所へ運んでくれたのが地図であったことが、『ナラティヴ実践地図』へとつながっている。そんな彼の思い出を以下に二つ紹介しよう。

当時、一〇歳の誕生日に、私は自転車を贈られた。この自転車ほどに多くの意味をもたらした贈り物は、これまで他にひとつもない。世界を訪れる手段をいくつか手にした今日でさえ、自転車のない生活は考えられない。地図に導かれ、弟や友だち、それに愛犬のプリンスと連れ立って、一日中、外の世界を乗り回したものだ。自分の暮らす地域の隣にある、魅了されこそすれ、その表面にさえ触れることのできない世界を。今でも思い出すことのできる不思議は、はじめて中流の人々の住む世界に乗り込んだときの感じである。五〇年代の「アメリカの夢」そのままの世界。それは、私にとって、ラジオや屋外の広告板、それに苦労してやっと手にした、わずかな雑誌を通して、ようやく馴染みかけていたものだった。

原世界を飛び出す最も重要な冒険は、一三歳で実現した。父が「イイ」車を買ったのだ。私たちは荷物を積み込んで、人生の休日へと乗り出した。南オーストラリアの南部へ、東隣のビクトリア州へ、そしてグレートオーシャン・ロードを通ってメルボルンへと至る全行程をキャンプしながら旅したのである。この旅で経験した世界の巨大さの前に、私は完全に無防備だった。そこで出会ったのは、私の想像をはるかに越えた地誌学的風景であり、人生領域であった。この冒険は今でも、心のなかに鮮やかに残っている。

毎晩、灯油ランプの下で、私は地図をめくった。それによって、その先の旅への期待は一段と高まり、休みの眠れなさもいや増したのである。毎日のはじまりに、到着目的地を決めた覚えはない。いくつか候補があったのみだ。目的地に至るルートさえ、前もって決められることは、なかった。主たる任務は、一番眺めの良い寄り道を発見すること。(White, 2007／邦訳五頁)

デイヴィッド

父親がデイヴィッドに『知識の書』全二〇巻を与え、法律を学ぶように説いたせいもあってか、高校生になる頃には彼が相当ブッキッシュであったのは確かだ。ピーターバラ図書館に足繁く通い、思春期の頃には成人コーナーへの出入りを許され、彼の大志はリーダース・ダイジェストの「言葉の力を上げろ」で二〇〇点満点を取ることになっていた。両親は、彼がペダンチックな子どもになるのを見逃してくれていたが、それを心配した教師が両親に「お宅のお子さんの本の虫加減は度を超えているので、クラスの笑い者になっていますよ」と忠告すると、父親は態度を一変させた。あの手この手を使ってデイヴィッドをいらつかせるようになったのである。彼は一九歳でカナダを出ると世界を回り、翌年、ニュージーランドにたどり着く。一九六九年にオークランド大学、一九七一年にはエジンバラ大学を卒業し、ニュージーランドでソーシャルワーカーとして働き始めている。

ちなみに、三〇も間近になった頃であろうかデイヴィッドは久しぶりに帰国し、(再び子どもの頃と同じように接してくれる)父親に対して積年の思いをぶつける。なぜ突然あれほど不合理なまでに敵対的になったのかと。父親は彼に詫びて、こう言ったという。「息子よ、あれはわざとやっていたんだよ。お前のことが本当に心配だったんだ。他人の意見をなんでもかんでも鵜呑みにするようだったからね。自分で考える人間になってほしかったんだよ。だからあんなことをしたんだ。腹が立ったのなら、本当にすまないことをした。悪かったな」。数年後、父親は自らの葬儀において、さらに息子を驚愕させる。父親のことを「天使」と呼んだ何人かの老人や、息子のことを「兄弟」と呼ぶ見知らぬ若い男たちが近寄ってきたのである。デイヴィッドはそのとき、自分の父親がいかに並外れた男だったか、そして自分が父親像に対抗する父親によって育てられたということも理解したという。

マイケル

彼の大学時代については、パートナーのシェリルが『ナラティヴ・プラクティス』のエピローグで、以下のように語っている。「ソーシャルワークと精神保健の分野は、わたしたちがそこに入った当時、極めて中流階級的な職業で、わたしたちはいつものやり方ではあまりうまく折り合いませんでした。わたしたちは厚かましく、騒がしかったのです。時にはちょっと下品だったとも言えるでしょう。そして、そこにはたくさんの笑いがありました」(邦訳一五〇頁)。

マイケルは一九七一年にアデレード大学を卒業すると、ヒルクレスト精神科病院でPSWとして働いている。その頃すでに、彼の関わり方が、通常の「専門家的」方法とは異なるものであったことを示す特別なストーリーがシェリルによって残されている。

マイケルは家から精神科病院まで、公園の中を歩いて通っていました。ある日、行きしなにボタンが落ちてしまい、ズボンがずり落ちてきました。ズボンを引っぱり上げながら歩くのは本当に厄介でしたが、なんとか病院にはたどり着きました。そして、サムの前に座ったのです。サムは、声が聞こえていたために閉鎖病棟に入っていた「患者」です。ワンウェイ・スクリーンの向こう側には、家族療法チームが座っていました。ふたりの会話はこんなふうに進みました。

マイケル――サム、起こってほしくないことが起きるんじゃないかっていう恐怖をもったことはある？
サム――もちろんあるよ。
マイケル――それじゃあ、君が怖がっていることについて悪夢を見ることがあるかい？
サム――うん、時々あるね。
マイケル――じゃあその悪夢が実際に起こる状況になったことはあるかな？　実現してしまったことは？　君が本当に心配していたことが本当に起こってしまったことは？
サム――うん、もちろんあるよ。言いたいことはわかるよ。何度もそんなことがあったからね。
マイケル――ところで、ズボンがくるぶしまでずり落ちる悪夢を見たことはある？
サム――あるよ！
マイケル――実は、ここに来る途中、僕にも起こったんだよ。ボタンがとれて、ズボンがずり落ちてきたんだ。
サム――［この時点で、サムはとても心配気になる］あぁ、それがどんなふうか僕にはわかるよ。初体験の最悪の事態を迎えることがね。それが起こりかねないと思っていたところで……実際に起こるんだ。それでどうしたの？
マイケル――うん、ひどかったよ。それに、まだボタンが見つかってないんだ。今もなんとかこうやって隠しているんだから。僕はどうすればいいかなぁ。
サム――病棟に戻ってピンを持ってきてあげるよ。

サムがピンを持って戻ると、そこで生まれた勢いと仲間意識に基づいて、面接は続きました。その間、スクリーンの裏にいたチームは、このやりとりに魅せられていました。それが通常の力関係をひっくり返したからです。声と共に生きていたその人が突然、セラピストの役に立ち、彼のズボンがずり落ちないように文字通り手を貸していたわけです。マイケルにとって、それは普通の、尊厳を与え、再び名誉を与える会話でした。しかし、当時の専門職文化には完全に反するものでした。「患者」の提案や考え、貢献を奨励し認めるのは、当時極めて型破りなことだったのです。（邦訳一五一 - 一五二頁）

マイケルがソーシャル・アクションに関わっていたのもこの頃である。

映画『彼女たちは、女の世界こそそれ、世界であり、そして、それ以上と識った』は、私が七三年と七四年にヒルクレスト病院で組織した多家族療法グループが発展したものです。そのグループは、病院の患者ないしは以前に患者だった人を家族にもつ人々から成り立っていました。一連のミーティングの最後に、グループの女性たちは、お互いを支持しあうために集まり続けることを決め、私にもミーティングに参加するよう頼んできたのです。決定によると、ミーティングは、グループの大半の女性の住む地区でもたれることになりました。そこは、貧しく設備の整っていない借家が並ぶ一画でした。そこの小学校の校長が、この考えにとても乗り気で、ミーティング用に教室を貸してくれることになったのです。

当初、グループは、とても厳しい生活状況に苦しむ、多くはその地区の母子家庭を援助するためにエネルギーを使いました。そして、その後、自分たちのコミュニティのニーズを主張する手段として、ソーシャル・アクションに出るようになりました。彼女たちは、きわめて闘志満々でした。たとえば、子どもたちのために小学校に歩道橋を架けるよう、その小学校の脇の車がびゅんびゅん走る高速道路を封鎖したりました。というのは、そこで子どもの事故が起きるのに、地域当局はなんの対処もしなかったからです。歩道橋は手に入れました。（Wood, 1991/White, 1995／邦訳九七‐九八頁）

デイヴィッド

一九七七年、彼はオークランド病院で家族療法家としての最初の仕事を得る。「会話を拡げる」には、その彼が手紙を書き始めた頃の様子がヴィヴィッドに描かれている。

私は一九七七年、ニュージーランドの児童精神科外来で家族療法家としての最初の仕事を得た。その医療現場には、ケース記録ないし「ファイルレター」と呼ばれる書類があり、想定される同僚や自分自身のために生まじめに書かれていたが、それはもちろん、患者と共有するためのものではなかった。クライアントの意味深い複雑なストーリーを不毛な医学的診断に還元する慣習的実践に、私はある種の嫌悪感を抱いていた。患者に手紙を書くことを誰かから教わったわけではなく、ましてや他のセラピストがそうしているという話などまったく聞いてもいなかったが、気がつくと私は、はじめて担当したクライアントの家族と面談した後に手紙を書いていた。自分にとってはまったく自然なことで、まるで私たちの会話をそのまま延長したような感覚であった。そして、その手紙のコピーを、通常の臨床評価の代わりにケースファイルにいれておいた。そこのタイピストは定年間近の非常に形式ばった女性で、はじめは私の異端のケース記録に不満を示していたが、いつのまにか私の最大の支持者となり、私の手紙は他のどの診断意見書よりもタイプするのが楽しみだと打ち明けてくれた。

　家族は私の手紙を受け取って驚き、そして喜んでくれた。私たちはその手紙を次の面接の最初に読み、話の出発点を知ることができた。手紙を持つことに全員が喜びを感じていたので、私は、面接の終わりに再び手紙を書くことを申し出た。その最初の手紙以来、私は何千通もの手紙を書いている。（邦訳一二八-一二九頁）

マイケル
一九七六年、マイケルはアデレード子ども病院にソーシャルワーカーとしての職を得る。ところが、七〇年代の末に彼の論文が「ファミリー・プロセス」で発表されると、それを聞きつけたとおぼしき精神科副部長が、摂食障害の若者を含む家族との面接を禁じた。もっと身分の高い専門職の仕事だというわけだ。しかし、マイケルは抵抗し、副部長は彼の部屋から椅子をすべて撤去する。マイケルと家族は床に座って面接を続けた。すると副部長は配置換えという多少洗練された手に出る。それが、遺糞症の子ども（しかも二年間の精神分析治療が失敗に終った例に限られる）との治療であった。これが、「外在化」が創案される上での決定的な出会い、つまり「スニーキー・プー」との遭遇に導いたのだから、人生万事塞翁が馬である。一九七八年頃の話だ。
　その頃の実践を端的に描いたのが、「ファミリー・システムズ・メディシン」に発表された、“Pseudo-encopresis”（1984）である。この人を喰ったようなタイトルは、精神力動論的理論家が教えるような「アンビバレントないし干渉的な母親によって引き起こされたケースに私は一度もお目にかかったことがないので、当然のこととして、自分が見ている子どもたちは遺糞症と診断されるべきものではないと想定することになった」と説明されている。訳すなら、うつ病による仮性認知症もにらみつつ、「仮性遺糞症」とでもするのがよいか。マイケルがデイヴィッドに語ったところによると、当初このプログラムは平均四回の面接で九九パーセントの成功率をたたき出したため、こんなことを書いたら気違い沙汰だと言われかねないと、同タイトルにしたのだ。この時点でマイケルの立つ認識論はマルヤマのセカンド・サイバネティクス、つまり逸脱増幅フィードバック（雪だるま式良循環）であり、MRIブリーフセラピーと共通している。リフレイミングさえ行われていない。たとえば、学校帰りに必ず起こるジェイソンの便失禁を両親は親に対するあてつけだとしていたが、マイケルは、ジェイソンが学校で我慢し続け家の近くでようやくほっとしたところでそれが起こるのだとする。「彼が便失禁に対して全責任があるわけではない状況において、エネルギーを使い果たした後でもうまく防御を続けられるはずだと考えるのは、理にかなっていないのではないか」。そして、「スニーキー・プー」が仮性遺糞症の外在化として特に説明なく紹介される。「スニーキー・プーによって制圧された経験において子どもと治療者がジョイニングするのは必須である。このジョイニングによって、競争の文脈、つまり子どもが症状と対抗できる文脈の確立が準備されるのである。子どもとのジョイニングの一つの方法は、症状に取り憑かれていた経験をもっと十分に同定できるよう本人を援助することだ。この情報は、家族からの情報とあいまって、スニーキー・プーの『裏切り者』という性格の証拠を提供する。その証拠によって治療者は子どもに自らの観察所見を披露する。『プーはもちろんこっそりやってくるから、君は気がつくとつかまっている』とか『スニーキー・プーは君にとって魅力的だが、心ならずも豹変する』」。本プログラムは、六から八週にわたる計三回（短時間面接を含めると五回）の家族面接と電話連絡からなるものだが、外在化によって家族のムードが一変するのはもちろん、さまざまに工夫されたプレイセラピー的感覚と敗北感に打ちひしがれた親に対するケアが行き届いている点で、実に温かい印象を残す論考である。投稿雑誌の性格もあるのかもしれないが、本論は、遺糞症の九割を占めるとされる便秘と溢流性失禁を伴うものは治療プログラムから除外されているし、プログラムには胃・回腸反射の利用が組み込まれていたりと、意外にバイオサイコソーシャルである。

一九七九年、オーストラリア家族療法学会は学会誌を創刊し、マイケルがその初代編集長に選ばれている。彼の任期は一九八四年までであったが、その「エディトリアル」では活発な議論が展開され、下記の三つの大きなテーマがあった（Denborough, 2009）。「オリジナル志向」（オーストラリアにオリジナルな家族療法はあるのか？）、「より広い社会問題の影響を考える」（「核の影」の影響についての議論）、そして「経験の政治学の吟味」（フェミニスト的議論の興隆）である。

II　ふたりの出会い
1981―1989

マイケルとデイヴィッドが初めて出会ったのは、一九八一年、アデレードで開催された第二回オーストラリア家族療法学会においてであった。これが、ふたりの友情と専門家的連合のはじまりとなった。たとえば、デイヴィッドがマイケルにマイアホッフの論文を渡したのが一九八三年で、フーコーの「権力／知」（英訳選集）は一九八五年だったという。

ふたりがいかに協力したのかは、シェリルによる回顧談「エピローグ――会話を続けよう」（『ナラティヴ・プラクティス』所収）にある。

一九八〇年代初頭にマイケルがデイヴィッド・エプストンと出会って生まれた彼らのパートナーシップは、楽しみと熱意が特徴でした。他の人たちが「仕事」と呼ぶ物事について明け方まで話をすることも、決して億劫がりませんでした。その当時わたしたちの家計は苦しく、長距離電話は高額でした。わたしたちはニュージーランドにいるデイヴィッドにマイケルが電話をかけるために、貯金をしなければなりませんでした。その会話はこんな具合に進みます。「まさかと思うだろうけど、今日僕がセラピーでどんな人に会ったと思う？　こんなことをしている子どもがいて、あんなことをしている親がいて、僕がしたのはこういうことで、こういうことを試して、うまくいかなかったのはこういうことで……」、かと思うと、「エピー、どうしても相談したいことがあるんだよ。僕の試したことは全然効果がなくて、また明日彼らに会わなくちゃならないのにどうしていいかわからないし、どうすれば何とかできるんだろう？」これはコラボレーションであり、友情関係であり、仲間関係でした。つまりマイケルには、電話をかけて、自分自身の未熟な誤りも希望も全部共有できる相手がいつもいたということです。それなしには、本書に掲載されている論文は存在しなかったでしょう。（邦訳一四九‐一五〇頁）

デイヴィッド

デイヴィッドはマイケルと出会った一九八一年、レスリーセンターへと職場を変えている。当時のデイヴィッドの仕事ぶりを端的に示しているのが、「オーストラリア・アンド・ニュージーランド・ジャーナル・オブ・ファミリーセラピー」の「ストーリーコーナー」欄に掲載された一連の症例であろう。これらはまだ未訳だが、デイヴィッドの初期論文集にはいくつか収録されている。タイトルを見ただけで雰囲気が想像できる。“You never said we were bad parents”（1985）“The family with the malediction”（1985）、“A fair exchange”（1985）、“Competition or co-operation?”（1986）、“The story of Dory the cat”（1988）、“Drugging a problem or finding a solution to it?”（1988）など。一九八八年には、現在でも続いているファミリーセンターをオークランドで創設することになった。

テクスト・アナロジーやナラティヴ理論に基づく治療を開発するようマイケルに勧めたのがデイヴィッドであったことは明らかだが、デイヴィッドの八〇年代の実践を最も美しく描いた論考が“Writing your history”（1986）である。その原注に「この発表はアデレードのマイケル・ホワイトとの一九八五年八月の仕事に多くを負っている」とあるように、本論はまさに『物語としての家族』前夜を捉えている。これは、“Family Therapy Case Studies”に掲載された症例報告である。イタリア生まれだが英語は完璧な女性マリサが、アッサーティヴ・トレーニング・コースに参加して、パートナーに自らの過去を語るよう求められて危機を迎えた。初回面接をまとめたデイヴィッドの彼女への手紙の冒頭を紹介しよう。

> 拝啓、マリサ。
>
> 同意を頂いたので面接の要約を書きますね。これにはいくつかメリットがあるのです。第一に、私のような実質的赤の他人に人生（それは搾取の歴史であることが判明しました）を語ることで、いくらかあなたが自由になるからです。人生についての話を語ることでそれは歴史になります。記録されることで、あ

なたは自分自身の未来をデザインすることが容易になります。第二に、あなたの話が記録されなければならないのは、あなただけのものとされずに、あなたの選んだ人々のもとにそれが届くからです。人々は、私がそうであったように、あなたが長い時間をかけて自身の不幸な環境によってどのように力強さを獲得したか、理解できるようになります。あなたを奴隷にしようとした試みが逆説的にも、自分自身になるのだというあなたの決心を固めたのです。これは、もちろん、あなたが高い代償を支払わなかったとか、苦しまなかったというわけではありません。あなたは家族の仕打ちをほとんど受け入れ、ドアマット・ライフスタイルさえ身につけたのですから。

あなたは子育てに厭きた女性と七二歳の「老人」とのあいだの二一番目の子どもとして生まれました。残念ながら、お父さんには、あなたを愛し父親として振る舞う時間は五年しか残されていませんでした。……

これは虐待され続けた女性の物語、そこにはユダとシンデレラのメタファーも採用される。デイヴィッドが直、リーグなどのアーカイヴスの仕事を展開していく萌芽がここにある。それにしても本論のエピグラフの見事なこと。デイヴィッドはフロベールの愛読者だったのか、それとも一九八四年刊行ジュリアン・バーンズの『フロベールの鸚鵡』（斎藤昌三訳、白水社）からの孫引きなのか、いずれであれ。

友人の伝記を書くときは、仇を討ってやるという構えでかからねばならない。フロベール
（エルネスト・フェドーへの手紙、一八七二年）

マイケル

マイケルは一九八三年、シェリルと共にダルウィッチセンターを創設し、家族療法家としての活躍の場を確保する。この頃から執筆活動も本格化させ、ワークショップや教育講演などのために家を空けることも多くなる。彼はもともと家庭人であったが、一九七八年に生まれた一人娘ペニーとのストーリーテリングのエピソードはまさにナラティヴ・セラピストにふさわしい。彼が子どもの頃、四歳下の妹に作って聞かせていたお話を娘にもせがまれてベッドタイムストーリーとなったという。「少女探偵マウス」、「猫が十四いる家のマウス」、「横丁マウス」、「山の手マウス」というシリーズで、どれも有能で問題解決能力の高い小さな少女マウスが主人公である。マイケルは次のように語っている。

教育のために遠くまで出かけるようになると、私は自分が出かけていく町に場面を設定したマウス・ストーリーを録音しておくことにした。私のいないあいだ、ペニーがそれを聴くことで、彼女が私の人生に触れ、わずかながらも私と一緒にいることを経験するだろうと信じていたのである。と同時に、出張にはテープレコーダーをもっていき、さらに次のストーリーを録音できるようにした。ペニーがみやげとして録音したストーリーをほしがっていることは、よくわかっていた。しかし、それ以上に(ずっとずっと大きなことに)、旅先でストーリーを録音することは、私の心のなかで執拗に続く、癒しようもない、離れていることの悲しみをやり過ごすのに大きく役立ったのである。あまりに遠くまで来たこと、ペニーから離れ、時にはシェリルからも離れ、さらには他の愛する人々からも離れていることによる感情。夜に、ホテルの自分の部屋でストーリーを録音することは、私が見つけ

ることのできる唯一の解毒剤であった。他の何も効き目はなかった。(White, 1997／邦訳二七 - 二八頁)

一九八九年には、その後の大きなテーマともなる「リ・メンバリングする会話」に関する論考が発表される。「再会――悲嘆の解決における失われた関係の取り込み」である。「再会」は一九九八年刊行の『ナラティヴ・セラピーの実践』に再録されて広く知られることになったが、実は、マイケルの八九年の論文である。クライアント、メアリーは四三歳で、彼女曰く「未解決の喪失」によって援助を求めてきた。六年前に、彼女の夫、ロンは急性心不全で突然亡くなっていた。然るべき時間内に死者を忘れることが正常であるという心理学言説にからめとられているメアリーに、ホワイトはこう対処する。「私が声にしたのは、そもそも別れを告げるというのは得策なのだろうか、ロンと再会する方がまだましな考えなのではないだろうかという疑問だった。さらに、私は、彼女が痛いほど感じている寂しさというのは、もしかして別れの告げ方が上手すぎたことを意味しているのではないだろうか、とも言った」こうして「あの人をすこし掘り出す」挑戦が始まったのである。これは、遺族にも適用されていた段階理論に対するアンチテーゼとしてのリ・メンバリングの実践であった。本論文がなければ、ロレイン・ヘツキの『人生のリ・メンバリング』(2004)やグレンダ・フレッドマンの『デス・トーク』(1997)に代表されるナラティヴな緩和ケア実践はあり得なかった。

III 『物語としての家族』を読む

1990

一九九〇年、遂に、ニューヨークの老舗出版社であるノートン社からふたりの“Narrative Means to Therapeutic Ends”が刊行される。これは、前年にダルウィッチセンター出版から刊行された“Literate Means to Therapeutic Ends”に「問題の外在化」(第二章)を追加したものである。しかし、この「文学手段」と「物語手段」のあいだの差は決定的であった。「ナラティヴ」は、九〇年代の家族療法界を一気に新しい段階へ牽引すると同時に、心理療法全般、さらにはさまざまな援助領域での応用が期待される実に大きなムーヴメントのキーワードにまでなったのである。一方、青線細罫のノートの上に八本のボールペンや鉛筆が無造作に並んだカバーが、口述一辺倒であった心理療法の世界に文書手段を導入する意気込みを明瞭に示している。裏返すと、カール・トムとビル・オハンロンの推薦文がある。米国人家族療法家には当時すでにアピールしたのかもしれないが、どちらも日本人治療者にとってはあまり聞き覚えのない名前である。ブルーの本体と共に、この本の若々しさを強調している。文献に心理学はほとんど上げられず、ギアーツなどの文化人類学に加えてフーコーが前面に押し出されているため、多くのカウンセラーは全体的理解を大いに阻まれることであろう。

さて、「はしがき」を書いているのは、カルガリー大学の精神科教授のカール・トムである。なぜ彼がここに抜擢されているのか？　シェリルが『ナラティヴ・プラクティス』の「追記と謝辞」全文を割いた、カールについての記述に明らかである。

マイケルの仕事に関する書をカール・トムへの謝辞抜きで完成させることはできません。私たちが初めてカールに出会ったのは一九八〇年代半ばで、彼はオーストラリアへの講演旅行中でした。この出会いが、長年の、そして変わることのない友情に火をつけたのです。カールはとても印象的な人でした。熟練した実践家であるのはもちろんのこと、彼は理論に対して熱烈な興味を持っていました。アイデアが私たちのあいだを行き交い、議論は白熱しました。彼はマイケルの仕事に好奇心をそそられ、カナダへ帰ってからはマイケルの声とアイデアが北半球でも共有されるよう、積極的に「スペースを開いて」くれました。マイケルはアデレードの若い労働者階級のソーシャルワーカーで、カールはカナダの精神医学のシニア・プロフェッサーだったことを考えると、これは桁外れのインクルーシヴな行為だったわけです。カールは、ワークショップの講師として招かれると、刺激的な仕事をしている人がいるから共同でスペースを使いたい、と主催者側に言いました。それがオーストラリアに住む名もない若者のことだったのですから、彼らはとても驚いたでしょうね！（C. White, 2011／邦訳一六九頁）

トムのはしがきは原書で四頁半ながら、ふたりの仕事の完璧な要約になっている。外在化と文書手段に多くが割かれているのだが、特にデイヴィッドの面接記録スタイルに触れている部分に着目しよう。「デイヴィッド・エプストンは特に、各面接を要約するルーチンの手紙の潜在的治療効果をとても強調している。彼は、ほとんどすべての面接後にクライアントや家族へ手紙を書くことを自らに課している。手紙のカーボンコピーがたいてい、彼の唯一の面接記録だ。そうすることによって、臨床「カルテ」は、家族とセラピストの両者によって確実に共有される。この実践パターンが、専門家とクライアントのあいだのより平等な関係を目指す大切な第一歩を構成する」。この「確実に」というなにげなく使われた副詞の理解度によって、ナラティヴ理解は決まるのではないかとさえ思えるほどだ。書面で記されることで面接が忘却の彼方に消えることを予防できるなどというケチな話ではない。そもそも書き方、つまりクライアントとの関係が変わるのだ。これを実感したければ、今なら、ハーレーン・アンダーソンの「あたかも症例検討会」において症例を提示してみるのが一番確実で即効性がある。

そして最後に書かれたトムの二つの問いは、今もみごとに健在である。「ドミナント・ストーリーがあまりに問題のしみ込んだものであるとき、私たちは、どのようにして人々に自由を与え治癒に導く個人的で集合的なストーリーの書き込みを可能にできるのか？　本書の出版によって、彼らはこの質問に関連した自分たちの発見を分かち合っている。私たちは、この探求に加わる用意がどの程度できているのだろうか？　そして、クライアントやその家族の人生を生き生きとさせるのに役立つ物語手段の技法をものにすることによって自身を力づける用意がどの程度できているのだろうか？」

次は、「序」である。マイケルが担当したがゆえに、当然、デイヴィッドの紹介に多くが割かれている。彼からナラティヴの探求を勧められたこと、そしてフェミニズム的発想がシェリルの影響であることが明記されている。

第一章「ストーリー、知、そして権力」。冒頭、「読者のなかには、近年の家族療法の論文を席巻した、権力についての論議に詳しい人もいるだろうが、まずは、その論議で明らかになった立場を簡略ながら紹介しよう。要約すると、権力など存在せず、それは言葉において構成される何かであり、権力の効果を経験している者は権力を「生み出す」のに加担していたのだという主張がある。

これに対して、権力は実際に存在し、他者を抑圧するために誰かの権力が揮われているのだとする立場がある。この論議は行き着くところまで行ったようにみえ、権力とその操作に関する私たちの考えをさほど進めるものとはならなかった」と書かれた部分が、八〇年代から一九九〇年にかけての家族療法家の問題意識を端的に示している。日本でも介入の恣意性に対して長く議論が続いていたように記憶している。

ここから、客観的現実を知ることの困難さを経て、解釈法へと進むわけだが、今回改めて本章を読んでみて、マイケルがベイトソンの何に注目したかを再認識した。「ベイトソンの著作によって、治療において一般的にほとんど無視されてきた次元である、時間の次元の重要性に、私の注意は向けられた」。システム論は空間論だから時間の次元は欠落していると思い込み、差異の知らせをパターン認識とのみ理解した人は多かったはずだ。対比によって二者択一を促進するものなのだと。「テクスト・アナロジーを思い描いているあいだに、私は、地図の概念と物語の概念のあいだに、考えの家族的類似性を認めた。しかしながら、物語の概念の方が、時間横断的に出来事の局在化を要求する点で、明らかに地図の概念より優位にある。物語は時間の次元を取り込んでいる」。ここに、マイケルをベイトソンからテクスト・アナロジー（ナラティヴ）へと一気に進ませた理由があったのである。

さて、本来なら、このまま第一章を読み継ぐのが順当なのだが、まずは表二をご覧頂きたい。新規な治療を世に問おうとすれば、その認識論、臨床理論、治療技術について明らかにすることが求められる。しかし本書は、そのようなモダンな様式を却下し、治療の実際（症例提示）のあいまに認識論を挿入する。全章を「ナラティヴ・セラピー

表２　『物語としての家族』内容構成

	第１章	第２章	第３章	第４章
認識論	アナロジー テクスト・アナロジー	責任 文化的文脈 パノプティコン	理論‐科学的思考様式 vs. 物語様式	
臨床理論	テクスト・アナロジーと治療 オルタナティヴ・ストーリーと文化的に有効な言説			(排除の儀式)(定義的祝祭)
治療技術	口述の伝統と文書の伝統	影響相対化質問 外在化すべき問題を決める ユニーク・アウトカム 人々の問題との関係を再考する	文書９種	認定書 宣言 自己証明

入門」という視点で再構成するのは著者らの意に反することではあるが、そうでなければ理解の困難な読者もいるだろう。よって読後忘却を条件に以下の文章はお読みいただきたい。

第一部　認識論
理論‐科学的思考様式 vs. 物語様式

第二部　臨床理論
テクスト・アナロジーと治療／オルタナティヴ・ストーリーと文化的に有効な言説

第三部　治療技術
影響相対化質問／外在化すべき問題を決める／ユニーク・アウトカム／人々の問題との関係を再考する
口述の伝統と文書の伝統／治療的文書／認定書／宣言／自己証明

第四部　認識論、再び
アナロジー／テクスト・アナロジー／責任

／文化的文脈／パノプティコン

　再構成版は、本書第三章の冒頭に置かれた、ナラティヴ・セラピーの認識論的枠組みのひとつ、ジェローム・ブルーナーによる理論‐科学的思考様式と物語様式の対比から始めたい。ナラティヴ・セラピーというと、社会構成主義、ポスト構造主義、テクスト・アナロジーなど難解な議論ばかりが目立つのだが、ブルーナーのこの対比は（心理学領域であることもあってか）一番とっつきやすいものだ。「経験」、「時間」、「言語」、「パーソナル・エージェンシー」、「観察者の位置」、そして「実践」の次元における理論‐科学的思考様式と物語様式の対比は、物語様式の治療を容易にイメージさせる。

　臨床理論に移ろう。第一章の中盤に、テクスト・アナロジーから導き出された、ナラティヴ・セラピーの臨床理論と言うべき記述がある。「人々が往々にして治療を求めてやってくるほどの問題を経験するのは、彼らが自分の経験を「ストーリーだてている物語」、そして／あるいは他人によって「ストーリーだてられて」いる彼らの物語が彼らの生きられた経験を十分に表していないときであり、そのような状況では、これらのドミナント・ストーリーと矛盾する彼らの生きられた経験の重要な側面が存在するだろう」

　ところで、上記臨床理論に基づく治療技術がどんなものとなったのか現在の私たちはすでに知っている。アリス・モーガンの『ナラティヴ・セラピーって何？』には一二の会話（表三）が提示されており、そのメタな会話とも呼ぶべきマイケルの「足場作り会話」（表四）も『ナラティヴ実践地図』には記述されているからだ。しかし、この一九九〇年の時点では、「外在化する会話」と「治療的手紙」が主たる治療技術である。

　まずは、第二章に記された外在化である。「問

表3　ナラティヴ・セラピー12の会話（Morgan, 2001）	
ドミナント・ストーリーを脱構築する	オルタナティヴ・ストーリーを分厚くする
外在化する会話	リ・メンバリングする会話
問題の歴史を明らかにする	治療的文書の活用
問題の影響を明らかにする	治療的手紙
問題を文脈に位置づける	儀式と祝典
ユニークな結果を発見する	会話を拡げる
ユニークな結果の歴史と意味を後づけることとオルタナティヴ・ストーリーを名づけること	アウトサイダー・ウィットネスグループと定義的祝祭

表4　足場作り会話地図（White, 2007）	
初級分離課題	人々が、世界の特定の対象や出来事を特徴づけるように励ます課題。
中級分離課題	それらの対象や出来事のあいだの絆や連関を確立するもの。つまり、連想鎖ないし「複合性」の発達において、世界の中の特定の対象や出来事を関係性に持ち込むよう人々を励ます課題。
中上級分離課題	連想鎖を振り返り、それらから特定の現象についての関係性や学習を引き出すよう人々を励ます課題。
上級分離課題	人生やアイデンティティについての概念を形成するために、人々の具体的な特定状況から理解や学習を抽出するよう人々を励ます課題。
最上級分離課題	この概念発達に基づく特定の行為の結果についての予測形成を奨励する課題、およびそのような行為を開始したり計画することを奨励する課題。

題が問題なのであって、人間やその人間関係が問題なのではない」という治療公理は、その前半で提示されており、「外在化する会話」を生み出すきっかけになった、「スニーキー・プー」のケースもそこにある。

難治性遺糞症とされた六歳のニックという少年にマイケルがどんな治療を行ったのか。どんな治療であれ、その問題が人々にいかなる影響を及ぼしたか訊ねるのは自然なことだ。しかし、このケースには一風変ったところがあった。家族によって、遺糞症という問題は、「スニーキー・プー」（ずるがしこいプー）と名づけられていたのである。そして、マイケルはそれをそのまま面接に持ち込んだ。「家族の人生や人間関係におけるプーの影響は？」そこで判明したのは、以下のようなことであった。プーはニックを他の子どもたちから引き離して、学校での勉強に影響を与え、彼の人生を台無しにしていた。プーは、母親であるスーの人としての一般的能力とよい親となるための容量について疑問を抱かせ、彼女を惨めにさせていた。プーの非協力的態度は、父親のロンを相当まごつかせていた。そして、その次の問いが決定的な違いを生むことになる。「プーへの家族の影響は？」これは当然ながら問題が擬人化されていたがゆえに促進された問いであろう。次のような答えが返ってきた。プーがニックを遊び相手にしようと企んでも、ニックはプーに「裏をかかれずに」済んだことが何回かあることを思い出した。スーは惨めな思いに抵抗してステレオをつけたことがあった。このような例外的問題解決体験は、「ユニーク・アウトカム」と呼ばれ、皆が注目すべきものとされる。二週間後、スーとロンは、プーの策略に乗らないという決定に「真面目に取り組んで」いた。

名前の問題はあまり深く議論されないものだが、この「スニーキー・プー」については余談めくが補足しておきたい。これは「くまのプーさん(Winnie-the Poo)」から連想されているはずだ。だから「うんちのプーさん」と訳すのも手だ。そして、その『くまのプーさん』の序文にはなんとも奇遇な記述がある。「……クリストファー・ロビンが、まえに、プーという名まえの白鳥をもっていたということ……彼も、動物園にいくと、北極グマのところへまいります。……このクマが、ウィニーという名まえでした。……でも、わたしは、おかしなことに、「プーのウィニー」という名まえは、ウィニーが、プーの名まえをもらったのか、プーが、ウィニーの名まえをもらったのか、わすれてしまいました。まえには、おぼえていました。でも、いまは、わすれてしまいました……」(邦訳三-四頁)まるで、症状と本人との重なりに瓜二つではないか。

第二章、冒頭にはこうある。「外在化とは、人々にとって耐えがたい問題を客観化ないし人格化するよう人々を励ます一つの治療的接近法である」。なんとシンプルな記述だろう。そして技法の話に移行していくわけだが、実は、この流れがうまく記述されていない。基本的には、影響相対化質問法、ユニーク・アウトカムの発見、「ユニークな説明」、「ユニークな記述」、「ユニークな可能性」、そして「ユニークな流通」に関連する質問と続くのだが、これは、後半の質問例を満載した、一九八八年の"The process of questioning: A therapy of literary merit"を併読しないとわかりづらい。

まず、「影響相対化質問法」については、こう記されている。「第一に、家族の人生や人間関係に対する問題の影響を記述することであり、第二に、問題の人生に対する、家族やその人間関係の影響を記述することだ」。この後半で、「ユニーク・アウトカム」が発見されるのであるが、一九八八年論考での物語様式への移行について、下記のブルーナーの引用がある。

文学的にすぐれたストーリーは、たしかに「現実」世界のできごとにかんするものだが、しかしそうしたストーリーはその世界を新しく見慣れないものにし、その世界を自明性から解放し、裂け目でいっぱいにする。しかもその裂け目は、読者が実在のテクストに応えて、バルトの言う意味での仮想テクストの作家に、つまり作者になることを求める。結局、実在のテクストをどうするか、自分のしたいように自分で書かなくてはならないのは、読者なのだ。

その仮想テクストは、独自のストーリーとなり、その新しさは、もっぱら読者の日常性の感覚との差異になる。フィクションの風景は、結局独自の「現実」を付与されることになる——存在論的な段階。ここで読者は、決定的な解釈的問い、すなわち「いったい全体それは何のことか?」と訊く。しかし、それが何か、というときの「それ」は、もちろん実在のテクストではない——いかにその文学的な力がすぐれていても——、そうではなくて、実在のテクストの影響の下に読者が構築したテクストなのだ。だからこそ実在のテクストには、読者が自分独自の世界を創造することができるような、仮定法性が要るのである。作者の読者への最大の贈りものとは、読者が作者になるよう援助することだと、バルトと同様に私は信じている。(J. Bruner, 1986, p. 24 & 37/邦訳三八、六一‐六二頁)

これは実に興味深い引用である。たとえば、職業作家の場合、読者として上記のような体験をすると、その後再び作者へと誘導される。「読んでいると小説を書きたくなる小説と、そうならない小説があるんですけど、ハーディを読むと書きたい気持ちがかき立てられるんです。……どうしてだろうって不思議に思うんだけど、たぶん「細部」じゃないかと思うんです。細部が心に残るんです。

細部って、人をかきたてるんです」（村上春樹×柴田元幸「ハーディを読んでいると小説が書きたくなる」三八八頁、トマス・ハーディ『呪われた腕』新潮文庫、二〇一六所収）。後半の説明がなんともリアルなのは、ナラティヴ・セラピーにおいて「ユニーク・アウトカム」を核にオルタナティヴ・ストーリーが練り上げられる過程が連想されるからである。

では、そのユニーク・アウトカム発見後の質問過程についての解説に付された、ブルーナーの引用を紹介していこう。まずは、ユニーク・アウトカムを引き出す質問については、これだ。

物語の様式の想像力に富む適用は、それとはちがって、みごとなストーリー、人の心をひきつけるドラマ、信ずるに足る（かならずしも「真実」ではないとしても）歴史的説明などをもたらす。それは人間の、ないしは人間風の意図および行為、そしてそれらの成りゆきを示す変転や帰結を問題にする。それは、時間を超越した奇跡を経験の個別例へと翻訳し、その経験を時間と場所のなかに位置づけようと骨を折る。（J. Bruner, 1986, p. 13／邦訳一九 - 二〇頁）

そして、「ユニークな説明」と「ユニークな記述」では、

ストーリーが同時的に二つの風景を構築しなければならないことにある。一つは行為の風景で、そこでの構成要素は行為の諸項、すなわち行為の動作主、意図ないし目的、状況、道具、「物語文法」に一致する何かあるもの、である。もう一つの風景は意識の風景であって、その行為にかかわる人々の知っていること、考えていること、感じていること、ないしは知らないこと、考えていないこと、感じていないことである。（J. Bruner, 1986, p. 14／邦訳二〇 - 二一頁）

続いて「ユニークな可能性」では、以下の引用がなされている。

彼らが自分独自の仮想テクストを構築しはじめるとき、それはまるで地図をもたないで旅に出るようなもので――にもかかわらず、彼らはヒントをあたえるかもしれない地図の蓄えをもっており、おまけに旅行と地図作製とについて多くのことを知っている。……やがてその新しい旅行は、いくらその最初の姿が借り受けたものであったとしても、独自性をもつようになる。（J. Bruner, 1986, p. 36／邦訳六一頁）

「ユニークな流通」については、一九八八年の時点で記述はない。ちなみに、ユニーク・アウトカムの語源は以下の通り。「問題の外在化は人々の人生と人間関係を形作ってきたドミナント・ストーリーから彼らを引き離すことを可能にする。そうすることにより、生きられた経験のうち、以前は無視されたものの生き生きとした側面、つまりドミナント・ストーリーの読みからは導き出されなかった側面を同定できるのである。私はゴッフマン（1961）に倣って、このような経験の側面を「ユニーク・アウトカム Unique Outcomes」と呼んできた」。

一方、文書手段については、第一章の末尾にごく簡単に取り上げられた後、第三章「ストーリーだてる治療」において、彼らの文書手段による治療の実際が圧倒的な質と量により開示されている。全九種類の文書形式で、計四六例（表五）のケースが並ぶ文書手段の実際は、「招待状」（三例）のように誰でも思い浮かべるまったく抵抗のない形式で始まるが、そこで提示される症例は性的虐待や生命の危機にある喘息児などかなり重いものであり、その展開に読者は目を見張ることになるだろう。一方、続く「解雇通告」（二例）や「予言の

30	159	グラハム	M	他者依存	③面接に同席しない人	M
31	161	ヒラリー	F	過剰責任	④聴衆集め	M
32	161	トニー	M	過剰配慮	④聴衆集め	M
33	163	モリー	F	摂食障害	⑤影響のマッピング	M
34	164	クリーブ+	家族	葛藤	⑤影響のマッピング	M
35	165	タミーとウェス	カップル	子育て	⑥歴史だてること	M
36	166	ジェニー	F	自己拒絶	⑥歴史だてること	M
37	168	ジェイク	M	他者非難	⑦権力の技術	M
38	169	スー	F	過食症	⑦権力の技術	M
39	170	レックス	M	うつ病	⑧人柄と人間関係の規定に対する挑戦	M
40	172	シェリーとケン	カップル	人間関係	⑧人柄と人間関係の規定に対する挑戦	M
41	174	ジュン	F	悪戦苦闘	⑨連想	M
42	175	フレッド	M	(足の痛み)	⑨連想	M
43	175	デニスとフラン	カップル	人間関係	⑨連想	M
44	176	ロナルド	M	?	⑩偶然の出会い	M
45	176	エリザベス	F	?	⑩偶然の出会い	M
46	177	ジェンマ	M	?	⑩偶然の出会い	M
47	180	テッド	17M	暴力	物語としての手紙	D
48	187	グレン	13M	盗み	物語としての手紙	D
49	193	キャロル	F	対親暴力	物語としての手紙	D
50	205	ジャネット	14F	自殺未遂、家出	物語としての手紙	D
51	208	ハリー	16M	引きこもり	物語としての手紙	M
52	221	マリーン	27F	うつ病	物語としての手紙	M
53	233	ジェリー	10M	盗み	セルフ・ストーリー	D
54	235	デーン	9M	かんしゃく	セルフ・ストーリー	D
55	236	ジェイ	13M	引きこもり	セルフ・ストーリー	D
56	245	トレーシー	20F	弟への心配	セルフ・ストーリー	D
57	249	マリッサ	F	強迫神経症	セルフ・ストーリー	D
58	288	ダニエル	14M	喘息	宣言	D
59	303	ルイス	F	統合失調症	自己証明	M

表5『物語としての家族』症例一覧

#	page	client(s)	age, sex	diagnosis	conversation, letter, etc.	M/D
1	059	ニック	6M	遺糞症	外在化（プー）	M
2	068	マジョリー	片親	かんしゃく	外在化（罪悪感）	M
3	069	メアリー	7F	睡眠障害	外在化（不安定）	M
4	072	ジム	M	統合失調症	外在化（統合失調症）	M
5	073	ジョー	16M	無責任	外在化（心配）	M
6	076	キャサリン	26M	不安抑うつ	挨拶のユニーク・アウトカム	M
7	078	ゲイル	F	統合失調症	外在化（声）／黙れ！	M
8	080	キース	M	DV	現在のユニーク・アウトカム	M
9	081	ネイサン	M	？	未来のユニーク・アウトカム	M
10	083	ブルース	M	統合失調症	ユニーク・アウトカム	M
11	086	アーロン	8M	かんしゃく	ユニーク・アウトカム	M
12	115	サリー	30F	性的虐待	招待状	D
13	118	ハル	13M	喘息	招待状	D
14	121	ジェーン	15F	不登校	招待状	D
15	116	ダニー	12M	親代わり	解雇通告	D
16	126	メアリー	24F	親代わり	解雇通告	D
17	121	アリス	16F	非行	予言の手紙	D
18	133	レニー	12M	エイズ恐怖	対抗紹介状	D
19	136	アイリーン＋	12F/M	双子のけんか	人物証明書	D
20	139	フレディ	M	非行	人物証明書	M
21	143	レイ	15M	悲嘆	特別な機会のための手紙	D
22	135	ジェリー	26M	DV	特別な機会のための手紙	D
23	138	マリオン＋	F	孤立	①面接後のアイデア	M
24	153	リックとハリエット	カップル	娘との交流	①面接後のアイデア	M
25	154	ダニー	M	親子の交流	①面接後のアイデア	M
26	155	ジュンとピーター	カップル	比較	①面接後のアイデア	M
27	156	エディス＋	家族	大げんか	②治療者にも助けが必要	M
28	156	グレースとアレン	カップル	葛藤	②治療者にも助けが必要	M
29	157	ゲーリー	M	場面緘黙、不登校	③面接に同席しない人	M

物語としての家族

手紙」（一例）、「対抗紹介状」（一例）、「人物証明書」（二例）、そして「特別な機会のための手紙」（二例）は、適応やタイミングの選択が難しい以上に、それが実践される文脈が用意されていなければならず、実践には思い切りも要求される。「短い手紙」（二四例）は、孤立して苦しむ人に向けられたもので、その短い手紙がボロボロになるまで携帯され続ける様は、実は最も鮮烈である。

さて、「物語としての手紙」（四例）は、手紙で症例報告を代替する実践を提示している。デイヴィッドの真骨頂とも言えるが、フルサイズの症例報告になっているので、まずはふたりの治療の全体を見渡したい向きには、たとえばキャロル（デイヴィッドのケース）やマリーン（マイケルのケース）がお勧めである。この節の冒頭にある文書を改めて読むと、いかにこれがナラティヴ・セラピーの核心に迫っているのかがわかる。社会構成主義をいかに熱く論じようともクライアント宛に手紙を書いたことのない治療者がナラティヴ・セラピストを自称するのか、とでも問いたげだ。再読されたし。

ストーリーだてる治療においては主に、生きられた経験を（一貫性と迫真性という基準で意味が生まれる）物語や「ストーリー」に変える目的で、手紙が使われる。それゆえ、専門家による文書の定型や文体を要求する慣習とは、かなり異なっている。私が「専門家的」な文書というのは、人間と問題についての専門家間のコミュニケーションのことである。典型的には、この種の文書の主人公となる人々は、たとえ彼らの将来がその記録によって形作られるとしても、それを見ることも許されていない。一方、ストーリーだてる治療においては、手紙（文書）は治療と呼ばれる現実を共に構成するものであり、治療に参加するすべての人々の共有財産となる。手紙は症例記録の代わりにもなる。手紙の作成に当たっては、人／家族が想像上の聴衆となるが、これとは対照的に、症例記録のためには、推測上の権威ある専門家が、見えない聴衆となる。多くの場合、症例記録は書き手の自己との会話である。私たちは、物語化する手紙の方が専門家的説明法よりも、より正確に「仕事」を提示すると信じている。そのような手紙を使うと、治療者は第一に、人／家族に対して、そして第二に、専門家コミュニティにおいても自らの実践をわかりやすいものにできる。これが可能になるのは、手紙やそれに含まれる情報が共有されるものであり、専門家的モノローグというよりダイアローグであり、さらに誰にでも見えるので、誰にでも簡単に修正され、(内容の信憑性について) 競われ、そして確認され得るからである。治療者は、人を惑わす排他的な専門用語の使い方をやめると同時に、会話のなかにすべての、ないしほとんどの人々を言語学的に含んだ言説を共同制作することも要求される。

最後の「セルフ・ストーリー」(七例) は、これまで書くのは治療者の側の作業だったのとは反対に、クライアントに自らの治療を書いてもらう文書手段である。ちなみに、このようなアプローチは、ニューヨークのアッカーマン研究所においてペギー・ペンによって探求されている ("Joined Imaginations" がその論文集である)。本書は、マイケルとデイヴィッドのデビュー本であり外在化が最も注目されたのであるが、第三章が本書の半分以上を占め、手紙が続々と並べられていることも驚きである。小説で言えば、「書簡体小説」だ。心理療法本においては破格のレトリックと言わざるを得ない。

さて、第四章は「対抗文書」とある。はて、なぜこれは第三章から独立しているのか？ 第四章は実際、文書の弊害についての記述で始まっている。人々を排除する、と。カルテを例に、再転写は患者の経験の原型を留めない、と。「文書は、当事者の人生を形作ると同様、書き手の人生をも形づくる」。そして、フーコーである。つまり、文書自体をメタな立場で考察しつつ、それに対抗する実践として認定証などの賞がオルタナティヴな文書として推奨されているのである。紹介されているケース二例ではそれぞれ、デイヴィッドが喘息児の喘息を外在化して「独立宣言」が書かれ、マイケルは統合失調症患者の「声」を外在化して面接の終わりに「関係当事者殿」の手紙が書かれている。なお、対抗文書は「定義的祝祭」の実践でもあり、その理論的背景にはエスノメソドロジーがあることも明記されている。

ナラティヴ・セラピーの実際に目を通した時点で、もう一度、認識論に戻るのが得策だろう。第一章のアナロジーについての見解、および第二章におけるフーコーの「パノプティコン」である。ここでようやく読むのであれば、その唐突さは多少なりとも軽減されるのではないだろうか。その認識論、特にフーコーとマイケルの面接技術のあいだの関連性が十分に論じられるのは、『ナラティヴ・プラクティスとエキゾチックな人生』(2004)の第五部「個人的失敗に対処する」まで待たねばならない。

ところで、旧訳の訳者あとがきでは、本書が登場した背景について、リン・ホフマンの論考やテリー・リアルの告白などを引きつつ、一九八二年の「ファミリー・プロセス」誌で始まった認識論の議論について書いた。ここでは、もうすこし広く文脈を捉えて、本書の位置づけをしておきたい。具体的には、家族療法がどのように展開したか考えてみるわけである。人によってさまざまな見解があるかと思うが、「家族療法の代表的論文を五つ上げてみてください」と問えば、それは具体的になる。私なら次の五本を上げる。

① Bateson, Jackson, Haley, and Weakland: Toward the theory of Schizophrenia, 1956

② Jackson and Weakland: Conjoint Family Therapy, 1961

③ Weakland, Fisch, Watzlawick, and Bodin: Brief Therapy: Focused Problem Resolution, 1974

④ Weakland: 'Family Therapy' with Individuals, 1983

⑤ White and Epston: Narrative means to therapeutic ends, 1990

言うまでもなく、これは私の家族療法観に過ぎない。私は、家族療法の最大の特徴が、その内部に自己批判する力を宿していることだと思っている。だから、上記論考にはそのような選択理由がある。

① 人々を理解するのに精神内界ではなくコミュニケーションに焦点を当てること、

② 家族全員を面接に集めて直にそれを観察すること、しかし

③ 家族内コミュニケーションのすべてが問題形成に重要ではないと判明するやそれを止めて解決努力が問題であると提唱したこと、

④ 面接にはクライアントひとりしか来なくても「家族療法」つまりシステミックな治療ができると提示したこと、そして

⑤ 治療メタファーをシステムからナラティヴに移行させたこと。

家族療法の歴史は、問題について真摯に取り組んだ人々の歴史だ。仮説をいつまでも仮説にしておかないことであった、と思う。これはデイヴィッドも支持してくれるだろう。なぜなら、彼はこう書いているからである。「私は常に、「問題」

概念を問題化することに興味を持ってきた。この大変な仕事を始めたのは、MRIの功績であり、ジョン・ウィークランドがその代表であることは間違いない」(Epston, 1993/1998／邦訳三七頁)

IV 『物語としての家族』前後

1991——現在

同書刊行の前後、一九八九年から一九九一年までのふたりの論考は、"Experience, Contradiction, Narrative and Imagination"(1992) に収録されている。そこには、マイケルの多領域にわたる仕事が収録されていると共に、デイヴィッドのかんしゃく発作に対する外在化についての実証的研究論考もある。一三一例のかんしゃく発作に適用され、再発なし／六〇例(四五%)、顕著な減少／五六例(四二%)、かなりの減少／一〇例(八%)、減少／二例(二%)、不変／二例(二%)、増加／一例(一%)という驚くほどの有効性である(Epston, 1989)。そのプログラムを記した手紙の実例を以下に紹介しておこう。ノイレーンという一五歳の長女のケースである。

皆さんへ

かんしゃく発作は、当事者の皆さんにとってさぞや悩みの種かと思います。それで私は、事態に役立つであろうかんしゃく発作プログラムを練る決心をしました。それに対してノイレーン、君は、もしも一カ月間かんしゃくがなかったら、僕と一緒にテープを作ることに同意してくれました。

(1) 母親と娘が年がら年中それなりの言い争いをするのは、よいことです。他にどうやって問題を処理できるというのでしょう?

(2) かんしゃく発作は幼稚なことです。かんしゃく発作というものは、「もしもあなたが私の望むことを私にさせてくれないなら」あるいは「もしもあなたが私の望むことをしてくれないなら、私はかんしゃく発作を起こします！」ということです。

(3) ノイレーンとお母さん、ふたりともが、かんしゃく発作よりも言い争いのほうが好ましいことを私に請け合ってくれました。

(4) 以下にやり方を示します。

［かんしゃく発作コントロールプログラム］

A お母さんは、大きなカードを四枚用意して、それぞれに以下の文句を書くこと。

(1) 私は、おまえのかんしゃく発作がやってきそうに思う。

(2) 録音前警告 No.1

(3) 録音前警告 No.2

(4) 録音前最終警告

B それなりの言い争いが一線を越すように思えたら、すぐさま、一枚目のカードを上げてください。もしもノイレーンが自分をコントロールしたら、彼女に感謝の気持ちを示して下さい。その後、もしも気持ちがあまりにたかぶっていたなら、言い争いを再開するにしろそのままにしておくにしろ、（たとえば一〇分間）時間を空けて下さい。もしも彼女が言い争いを続けるなら、一分おきに、次の警告カードを順々に上げて下さい。つまり、彼女がかんしゃくに行き着くまでには三分かかることになります。録音前最終警告の後、彼女のかんしゃく発作をカセットテープに録音しはじめて下さい。その場合、一言も口をきかないこと。つまり、その場からすんなり身を引いて、録音すること。

C　ノイレーンに、以下の手紙見本のコピーにサインさせて下さい。

親愛なるルイス、カール、デイヴィッド

皆さんにピーターを……（日付を入れよ）私の家にご招待したいと思います。ホイップクリームをのせたパンプキンパイを食べながら、聞いてもらいたいテープがあるの。来てもらえないのなら、がっかりだわ。

愛を込めて、ノイレーン。

D　必要であれば、ピーターにこの手紙を配ってくれるように、そして、いろんな調整をしてくれるよう頼みなさい。

E　ノイレーン、もしも君とお母さんが妥協点まで折り合えないような議論が起こって、レフリーが必要だと思ったら、僕のところへ電話を入れなさい。

かんしゃく発作なしの一カ月となるよう祈ります！　電話で、その結果を報告して下さい。

早々。

D・E

マイケル

『物語としての家族』以後、マイケルは飛ぶ鳥を落とす勢いで次から次へと新しいアイデアを臨床応用していく。そのひとつひとつは論考に結実していき、『人生の再著述』（1995）と“Reflections on Narrative Practice”（2000）の二冊に収録されている。モノグラフもコンスタントに発表され、同時代に生きる者にとってそれらをリアルタイムで読み継ぐことは何物にも代え難い刺激であり喜びであった。たとえば、『セラピストの人生という物語』（1997）では、三〇年以上統合失調症と闘い続けた母親が「パワー・トゥ・アワー・ジャーニー」グループの名誉会員に推挙された娘アイリーンの心揺さぶる話によって、脱中心化実践が具体的に表現された。また、『ナラティヴ・プラクティスとエキゾチックな人生』（2004）では、カウンセラーとしての理想をあきらめることなく悪戦苦闘するマックスによって、失敗会話地図へと導かれた。さらに、『子どもたちとのナラティヴ・セラピー』（2006）において、食事の問題を抱えたジェリーが着ぐるみを脱いでもマイケルから「だまされるもんか。子どもの皮をかぶったタイガーなんだろ！　助けてー！」と言われて笑いにつつまれる場面からは、「立場表明地図」や「足場作り会話地図」という発明が説得力を持った。そして、二〇〇七年刊行の『ナラティヴ実践地図』においては、マイケルの仕事が地図的思考によって総括され、ノルウェイの国際ナラティヴ・セラピー・アンド・コミュニティワーク・カンファランスでデイヴィッドが圧倒的な紹介講演で歓迎の意を表した。

デイヴィッド
マイケルが最新の社会科学発見を貪欲に自らの臨床に取り込むのとは対照的に、デイヴィッドの臨床スタイルは比較的安定したものに見えるが、それでも各種論考をまとめるには、『ナラティヴ・セラピーの冒険』（1997）と“Down under and up over”（2008）の二冊を要する。前者には、ステファン・マディガンとの摂食障害治療やアンチ・

アノレキシア／ブリミア・リーグの実践など共同研究への深化が認められる。他にも、多くのナラティヴ・セラピストとの共同作業が発表されており、一九九七年にはニュージーランドのナラティヴ・セラピストたちとの共同作業が『ナラティヴ・アプローチの理論から実践まで』にまとめられ、二〇〇四年には摂食障害に対するナラティヴ実践が“Biting the hand that starves you”として上梓されている。

マイケル
マイケルは二〇〇八年三月サンディエゴでのワークショップのあと、ロレイン・ヘツキやジョン・ウィンズレイドらと食事中に心筋梗塞を起こし、四月四日サンディエゴ病院で帰らぬ人となった。その前後の様子が、ロレインとジョンによって伝えられている。最後となったワークショップで参加者から、オルタナティヴ・ストーリーではなくなぜ従属的ストーリー subordinate story という表現を使うのかと問われ、彼は、従属的ストーリーは偶然、従属的になったものではなく、近代的権力操作の結果だからだと説明し、「規格化する判断」について話したという。また、面接中の記録について問われると、会話の中から語られたことを救出するために書き留めるのだと答えた。筆記は伝達なのだと。自分が相手の言葉の忠実な記録者であれば、あとで要約として読み返すこともできるし、手紙のなかでドキュメントすることもできる。特にベトナム退役軍人との面接が多いのは、現実に召還されはしなかったものの自分はその世代に属していたので、もしも召還されたならばカナダへ逃亡するか刑務所行きだったたであろうし、反戦運動にも深く関わったので、退役軍人のストーリーを聴く特別な責務があるからだという。聴く技術を修得したいのなら、人々の話した言葉をそのまま書き留めることだ。どんな気持ちかと問いかけるありきたりの治療実践が人々の気持ちを取るに足らないものにしてしまうのは、気持ちというものが経験から切り離して考えることなどできないからで、共感よりも共鳴を大切にすべきだという。

もうひとりのデイヴィッド

マイケルの死後、その文書管理人となったのが、デイヴィッド・デンボロウである。ダルウィッチセンターのライターであり、長年、マイケルの右腕として、そしてシェリルのサポーターとして同センターのあらゆる活動を組織化してきた若者だ。彼は、まず二〇一一年に遺稿集をまとめた。『ナラティヴ・プラクティス――会話を続けよう』(2011)、実に丁寧な仕事である。そして、マイケルの生前、ナラティヴの一般向けの本を書こうと言っていた言葉を彼に代わって実現する(Denborough, 2014)。マイケルには、序の走り書きさえあったという。この解説の幕引きに、それ以上のものはない。

本書は、人々の人生に新しいストーリーを押しつけたり、アドバイスを与えるものではない。読者が自分自身の人生を新しい目で眺めたり、それまではしばしばないがしろにされていた出来事の新しい重要性を発見したり、しばしばその価値を見出されなかった輝ける行為を見つけたり、そしてそれまでたいていほったらかしにされてきた風景における問題や窮状に対して解決を見つけるよう誘うものであってほしいのだ。……いかにして前進するかを知るためのオプションが、読者に提供されればと思う。(White, In Denborough, 2014)

——文献

Bruner, J. (1986). *Actual minds, possible worlds.* Cambridge, MA: Harvard University Press.（田中一彦・訳『可能世界の心理』みすず書房、一九九〇）

Denborough, D. (2009). Some reflections on the legacies of Michael White. *Australian and New Zealand Journal of Family Therapy, 30*(2): 92-108.

Denborough, D. (2014). *Retelling the Stories of Our Lives: Everyday Narrative Therapy to Draw Inspiration and Transform Experience.* W. W. Norton & Co Inc.（小森康永・奥野光・訳『ふだん使いのナラティヴ・セラピー』北大路書房、二〇一六）

Epston, D. (1986). Writing your history. *Family Therapy Case Studies, 1*(1): 13-18. Also in *Epston, D. Collected Papers.* Adelaide, South Australia: Dulwich Centre Publications, 1989.

Epston, D. (1989). Temper Tantrum Parties. *Dulwich Centre Newsletter,* Autumn. Also in Epston, D. and White, M. *Experience, Contradiction, Narrative & Imagination: Selected papers of David Epston & Michael White 1989-1991.* Adelaide, Dulwich Centre Publications, 1992.

Epston, D. (1991). Benny the Peanut Man. *Dulwich Centre Newsletter, 1*: 12-13.（「ベニー、ピーナツマン」『ナラティヴ・セラピーの冒険』第一章）

Epston, D. (1993). Internalizing discourses versus externalizing discourses. In S. Gilligan, R. Price (Eds.), *Therapeutic conversations* (pp. 161-177). New York, Norton.（「内在化言説 対 外在化言説」『ナラティヴ・セラピーの冒険』第三章）

Epston, D. (1994). Extending the conversation. *Family Therapy Networker, 18*: 31-63.（「会話を拡げる」『ナラティヴ・セラピーの冒険』第八章）

Epston, D. (2008). Saying Hullo again: Remembering Michael White. *Journal of Systemic Therapies, 27*(3): 1-15. Also in *Australian and New Zealand Journal of Famiy Therapy, 30*(2): 71-80, 2009.

Hedtke, L. and Winslade, J. (2008). Michael White: Fragments of an event. *International Journal of Narrative Therapy and Community Work, 1*: 73-79.

White, M. (1984). Pseudo-encopresis: From avalance to victory, from vicious to virtuous cycles. *Family, Systems, Medicine.* 2(2): 150-160.

White, M. (1988). The process of questioning: A therapy of

literary merit. *Dulwich Centre Newsletter*, Winter.

White, M. (1997). The Mouse stories. In C. White, & J. Hales (Eds.), *The personal is the professional: Therapists reflect on their families, lives and work*. Adelaide, South Australia: Dulwich Centre Publications.（「マウス・ストーリー」『セラピストの人生という物語』所収）

Wood, A. (1991). Outside Expert Knowledge: An interview with Michael White. *Australian and New Zealand Journal of Family Therapy, 12*(4): 207–214.（「専門家の知の外側で」『人生の再著述』所収）

※ホワイトとエプストンの、『物語としての家族』以後の代表的邦訳論考は以下の通り（原書刊行順）。

White, M. (1988). Saying hullo again: The incorporation of the lost relationship in the resolution of grief. *Dulwich Centre Newsletter*, Spring. In C. White, D. Denborough (eds.), (1998). *Introducing Narrative Therapy - Practice-Based Writings: A Collection of Practice Based Writings*. Adelaide, South Australia: Dulwich Centre Publications.（「再会悲嘆の解決における失われた関係の取り込み」小森康永・監訳『ナラティヴ・セラピーの実践』金剛出版、二〇〇〇所収）

White, M. (1995). *Re-Authoring Lives: Interviews and Essays*. Adelaide, South Australia: Dulwich Centre Publications.（小森康永・土岐篤史・訳『人生の再著述』ヘルスワーク協会、二〇〇〇）

Epston, D. (1996). *Catching up with David Epston: A Collection of Narrative Practice-Based Papers, Published between 1991 and 1996*. Adelaide, South Australia: Dulwich Centre Publications.（小森康永・監訳『ナラティヴ・セラピーの冒険』創元社、二〇〇五）

Monk, G., Winslade, J., Crocket, K., & Epston, D. (Eds.) (1997). *Narrative therapy in practice: The archaeology of hope*. San Francisco: Jossey-Bass.（国重浩一・バーナード紫・訳『ナラティヴ・アプローチの理論から実践まで』北大路書房、二〇〇八）

White, M. (1997). *Narratives of Therapists' Lives*. Adelaide, South Australia: Dulwich Centre Publications.（小森康永・監訳『セラピストの人生という物語』金子書房、二〇〇四）

White, M. (2004). *Narrative practice and exotic lives: Resurrecting diversity in everyday life*. Adelaide, South Australia: Dulwich Centre Publications.（小森康永・監訳

『ナラティヴ・プラクティスとエキゾチックな人生』金剛出版、二〇〇七）
White, M., & Morgan, A. (2006). *Narrative therapy with children and their families*. Adelaide, South Australia: Dulwich Centre Publications.（小森康永・奥野光訳『子どもたちとのナラティヴ・セラピー』金剛出版、二〇〇七）
White, M. (2007). *Maps of Narrative Practice*. W. W. Norton & Company, New York.（小森康永・奥野光訳『ナラティヴ実践地図』金剛出版、二〇〇九）
White, M. (2011). *Narrative Practice: Continuing the Conversations*. W. W. Norton & Company.（小森康永・奥野光・訳『ナラティヴ・プラクティス——会話を続けよう』金剛出版、二〇一二）

訳者あとがき

本書は、Michael White and David Epston, *Narrative Means to Therapeutic Ends*. W. W. Norton, New York, 1990の全訳である。

本書は一九九二年に金剛出版より拙訳が出て第四刷まで増刷となったが、当時四冊しかなかった参考文献の邦訳が四半世紀のあいだに二〇冊を越え、私の翻訳力も多少伸び、そして何と言ってもナラティヴ・セラピー自体の一応の完成を見た時点から眺めると以前見えなかったものも見えるという大きなメリットもあり、改訳の機会を与えられた。これを機に大幅な修正を加え、(特に症例の手紙の)読みやすさも追求するとともに、本書刊行前後について解説を付した。

一九七三年にピュリッツアー賞を獲得した児童精神科医、ロバート・コールズは、ポリオで両下肢の動きを失いつつあった一五歳の少年から、「これまで本当にあなたを変えたといえるような本に出会ったことはありますか? 頭から離れず、あなたも離したくないような本が」と問われ、こう答える。「あるよ」そして、続きを聞きたがっていることはあきらかな少年に向かって言う。「『パターソン』。ウィリアム・カーロス・ウィリアムズの長い詩だよ」(Coles, R., *The Call of Story*, 1989/pp. 31-39) 私がもし同じ問いかけをされたなら、やはり「あるよ」と答えただろう。そして、本書の名を口にする。ただし、私の場合(そして、コールズもいくぶんそうではないかと推測するが)、本の内容自体に加え、それを何とか咀嚼し自分の実践に組み込もうとする努力によって、自らの人生が動かされた。最初から惚れ込み、全貌を理解したわけでは決してない。何か私を捉えて離さない謎がそこにはあり、それを自分なりにわかろうとして読み継いでいる間に時間が過ぎたわけだ。より多くの読者が、このナラティヴ・セラピー最重要文献にじっくり向かい合われることを期待している。件の少年は、文学談義の思わぬ展開のなかで、こんな疑問も呈する。「もしもウィリアムズが医者の仕事でいつも目にしたものによって刺激されなかったなら、あれほどのことをなし得たのだろうか？　もしもマーク・トウェインが自分には語ることが山ほどあることを見つけるまで根っからの放浪者でなかったなら、あれほどのことをなし得たのだろうか？」マイケルとデイヴィッドの人生についても今、改めて思う。

一九九一年、Mental Research Instituteから帰ったばかりの私の翻訳企画を金剛出版に持ち込んで下さった石川元先生、それを快諾して頂いた当時の編集者、田中春夫さんには再度深謝したい。また、その後、同出版からのマイケルの翻訳を担当して下さった編集者の方々、そしてここ数年来ずっと仕事につきあってくれる高島徹也さんとナラティヴ支持者としての立石正信社長にも心からのお礼を申し上げたい。

２０１６年６月１４日
名古屋市にて
小森康永

索引

人名

事項

あ

や

ら

わ

［訳者］

小森 康永……こもり・やすなが

1960年 岐阜県生まれ。1985年 岐阜大学医学部卒業。同大学小児科に在籍。1995年 名古屋大学医学部精神科へ転入後，愛知県立城山病院に勤務。現在，愛知県がんセンター中央病院緩和ケアセンター長

著書 『ナラティヴ実践再訪』金剛出版，2008／『ディグニティセラピーのすすめ』（H・M・チョチノフとの共著）金剛出版，2011／『バイオサイコソーシャル・アプローチ』（渡辺俊之との共著）金剛出版，2013／『ナラティブ・メディスン入門』遠見書房，2015／『はじめよう！がんの家族教室』（編）日本評論社，2015

訳書 ウィンスレイドとモンク『新しいスクールカウンセリング』金剛出版，2001／モーガン『ナラティヴ・セラピーって何？』金剛出版，2003／ラッセルとケアリー『ナラティヴ・セラピーみんなのQ&A』金剛出版，2006／マリネン，クーパー，トーマス編『会話・協働・ナラティヴ』金剛出版，2015／デンボロウ『ふだん使いのナラティヴ・セラピー』北大路書房，2016

物語《ものがたり》としての家族《かぞく》［新訳版］

2017年3月1日 印刷
2017年3月10日 発行

著 者 マイケル・ホワイト／デイヴィッド・エプストン
訳 者 小森 康永
発行者 立石 正信
発行所 株式会社 金剛出版
〒112-0005 東京都文京区水道1丁目5番16号升本ビル二階
電話 03-3815-6661 振替 00120-6-34848
印刷・製本 三報社印刷株式会社

ISBN 978-4-7724-1544-6 C3011